Natürlich gesund mit Mutter Natur

Weißdorn
Algen
Schwarzkümmel
Weizengras
Hanf

tosa

Wir waren bemüht, die Inhaber der Coverbilder-Urheberrechte ausfindig zu machen. Sollten wir unabsichtlich bestehende Rechte verletzt haben, so bitten wir die Betroffenen, sich mit dem Verlag in Verbindung zu setzen.

Titel der Originalausgaben: *Lebenskraft tanken mit Weißdorn*, Klaus P. Waldmann, © 1997 Urania Verlag, Stuttgart; *Gesund und schön mit Schwarzkümmel*, Karola Berger, © 1998 Urania Verlag, Stuttgart; *Gesundheit und Wohlbefinden mit Hanf*, Gertrud Teusen, © 1999 Urania Verlag, Stuttgart; *Natürlich heilen und gesund bleiben mit Weizengras*, Klaus P. Waldmann, © 1998 Urania Verlag, Stuttgart; *Gesund und schlank durch Algen*, Karin Pahl, © 1999 Urania Verlag, Stuttgart
Der Urania Verlag ist ein Unternehmen der Verlagsgruppe Dornier GmbH

Covergestaltung: Joseph Koó
Druck: Delo tiskarna, Slovenia, 2004

Die Ratschläge in diesem Buch sind von den Autoren und dem Verlag sorgfältig erwogen und geprüft, dennoch kann eine Garantie nicht übernommen werden. Eine Haftung der Autoren bzw. des Verlags und ihrer Beauftragten für Personen-, Sach- und Vermögensschäden ist ausgeschlossen.

www.tosa-verlag.com

Inhalt

Natürlich heilen und gesund bleiben mit Weizengras 147

Gesundheit und Wohlbefinden mit Hanf 195

Klaus P. Waldmann

Lebenskraft tanken mit

Weißdorn

Herzproblemen und
Kreislaufschwächen mit dem
idealen Lebenselixier
vorbeugen

Einleitung

Der Weißdorn (*Crataegus monogyna* und *Crataegus laevigata*) war schon bei den Kelten bekannt. Die Druiden sammelten die Pflanze und setzten sie zu Heilzwecken ein. Welche Teile sie verwendeten, ist heute weitgehend unbekannt. Auch in den folgenden Jahrhunderten spielte der Weißdorn in der Volksmedizin eine wichtige Rolle. Wenn auch Berühmtheiten, wie Hildegard von Bingen, ihm jegliche Heilkraft absprachen, so wurde er doch von anderen Heilkundigen, wie Hieronymus Bock und Maria Treben, gegen eine Vielzahl von Beschwerden eingesetzt.

In der Volksmedizin kam der Weißdorn gegen ein weites Spektrum von Erkrankungen zum Einsatz. Er tauchte als Heilmittel gegen Nierensteine, Ruhr und Lungenkrankheiten in den frühen Kräuterbüchern auf. Doch nicht nur bei schweren Krankheiten wurde Weißdorn verwendet, auch bei kleineren Befindlichkeiten schätzte man seine Heilkraft. So sollte ein Tee mit Weißdorn gegen Übergewicht helfen. Auch wer sich das Rauchen abgewöhnen wollte, griff auf die Hilfe des Weißdorns zurück.

Unbestritten ist die Wirkung des Weißdorns auf das Herz-Kreislaufsystem. Auch die moderne Medizin schätzt den *Crataegus* als ein Mittel ohne Nebenwirkungen, das das Herz stärkt und den Blutdruck reguliert. Das Haupteinsatzgebiet des Weißdorns sind also Erkrankungen des Herz-Kreislaufsystems. Gerade in der heutigen Industriegesellschaft, in der streßbedingte Zivilisationskrankheiten, insbesondere von Herz und Kreislauf, immer stärker zunehmen, ist es besonders wichtig, ein schonendes und wirksames Mittel dagegen zu besitzen. Sicher kann Weißdorn nicht zur Behandlung von akuten Fällen dienen, längerfristig eingesetzt zeigen Weißdorn-Zubereitungen aber deutliche Erfolge.

In diesem Buch werden Sie eine Vielzahl von Rezepturen zur Anwendung von Weißdorn bei Erkrankungen des Herzens finden. Zusätzlich bringt Weißdorn aber auch Linderung bei Beschwerden in den Wechseljahren, ferner wirkt er beruhigend und angstlösend. Auch mit diesen Wirkungen wird der Ratgeber Sie vertraut machen.

Volksseuche Herz-Kreislaufkrankheiten

Nach einer umfangreichen Studie der Weltgesundheitsorganisation sind Krankheiten des Herz-Kreislaufsystems nach wie vor weit verbreitet und noch immer die weitaus häufigste Todesursache in Mitteleuropa und anderen Ländern. Dies betrifft vor allem die Staaten, in denen ein relativ hoher Wohlstand herrscht. Dabei macht den Ärzten vor allem eine Tendenz Sorgen: Galten Herzinfarkt, Bluthochdruck und Herzinsuffizienz (Herzschwäche) früher als typische Männerkrankheiten, sind heute zunehmend Frauen betroffen – und zwar in immer jüngeren Jahren.

Ursachen für diese Entwicklung sind mit Sicherheit eine falsche Ernährung mit zu viel Fett, der zunehmende Streß am Arbeitsplatz und in der Familie und die steigende Zahl von Raucherinnen. Dagegen entwickeln Männer hier offenbar mehr Gesundheitsbewußtsein und geben das Rauchen immer häufiger auf. Auch die veränderten Trinkgewohnheiten spielen nach Ansicht der Mediziner eine wichtige Rolle bei der Zunahme der Herz- und Kreislaufkrankheiten. Der Alkoholkonsum sinkt zwar insgesamt, doch trinken gerade Frauen häufiger als früher hochprozentige Schnäpse und Liköre.

Ein wichtiges Mittel im Kampf gegen die heimtückischen und äußerst gefährlichen Krankheiten kann der Weißdorn sein – eine Heilpflanze, die bereits von den Kelten für Heilzwecke genutzt wurde, die aber erst seit dem 19. Jahrhundert von den Ärzten wiederentdeckt wurde.

Heute ist der Wert des Weißdorns unbestritten: Er stärkt das Herz, reguliert den Blutdruck und kann sogar ein aus dem Tritt geratenes Herz wieder in seinen gewohnten Rhythmus zurückführen. Natürlich kann auch die wirksamste Heilpflanze keine Wunder vollbringen. Doch in vielen Fällen bringt der Weißdorn wirksame Hilfe – und dies ohne unerwünschte Nebenwirkungen.

In der Volksmedizin wird Weißdorn auch in Tees verwendet, die gegen Übergewicht und beim Abgewöhnen des Rauchens helfen. Erste Untersuchungen deuten an, daß Weißdorn auch auf diesen Feldern eine spezifische Wirkung entfaltet. Wenn sich dies bewahrheitet, kann man das weitverbreitete Gehölz mit Recht als ein Mittel gegen typische Krankheiten unseres modernen, oft ungesunden Lebens bezeichnen.

Eine mystische Pflanze

Bei den Kelten galt der Weißdorn nach alten Überlieferungen als eine mystische Pflanze, der magische Kräfte innewohnen. Die Druiden benutzten sie daher für ihre Zauberkulte und setzten sie auch gezielt als Heilpflanze ein. Leider ist heute nicht mehr bekannt, gegen welche Beschwerden der Weißdorn verwendet und welche Teile der Pflanze dafür genutzt wurden. Bis heute ist auch nicht ganz klar, ob der Weißdorn in anderen Kulturen des Altertums genutzt wurde, auch wenn es sehr wahrscheinlich ist. Ursache dieser Unsicherheit ist eine unklare Namensgebung. Denn offenbar werden bestimmte Teile von Weißdorn und Hundsrose mit den gleichen Begriffen benannt. Dies gilt z. B. für die Früchte, die in beiden Fällen als Hagebutte bezeichnet werden. Dies liegt auch deswegen nahe, weil beide Pflanzen zur Familie der Rosengewächse gehören und zumindest die Blüten und Früchte eine gewisse Ähnlichkeit aufweisen.

Die große Mystikerin und Heilkundige des Hochmittelalters, Hildegard von Bingen (1098 bis 1179), konnte dagegen dem Weißdorn keine heilende Wirkung zuschreiben. Im dritten Buch ihrer berühmten *Physika* (Heilkraft der Natur) schreibt sie in Cap. 3-51 kurz und knapp: »Der Weißdorn hat weder die rechte Wärme noch die rechte Kälte, wie das Unkraut, so daß weder sein Saft noch seine Frucht zu Heilmitteln und zu anderem Gebrauch des Menschen dienen.«

Das bedeutet allerdings nicht, daß Weißdorn nicht trotzdem als Heilmittel verwendet wurde. Denn die Heilige Hildegard beschrieb als Mystikerin nicht die wissenschaftlich oder aus Erfahrung beobachteten Wirkungen. Einige Generationen später nämlich wird Weißdorn von dem Arzt und Botaniker Hieronymus Bock (1498 bis 1554) in seinem »New. Kreutterbuch, darin unterscheidt Namen und Wirkungen der Kreutter-Stauden« sehr wohl als heilsam beschrieben.

Auch hier tauchen wieder Parallelen zur Wild- oder Hundsrose auf. Denn beiden schreibt Bock vor allem stopfende Wirkungen zu. Daher werden beide vor allem gegen »Bauchgrimmen« und »Bauchfluß« empfohlen. Die gleiche Empfehlung gaben auch bereits berühmte Ärzte der Antike, z. B. Dioskurides und Plinius. Sie empfahlen die Früchte außerdem gegen Milzleiden und Brustfellentzündung.

Äußerlich angewandt, soll Weißdorn, so Hieronymus Bock, Splitter und Dornen aus der Haut entfernen. Adam Lonicerus (1538 bis 1586), Stadtarzt in Frankfurt, empfiehlt in seinem »Kreutterbuch« den Weißdorn auch gegen Seitenstechen und Koliken. Der in Oberitalien wirkende Arzt Pierandrea Matthiolus (1501 bis 1577) beschrieb in seinem auch ins Deutsche übersetzten »New Kreutterbuch« den Weißdorn als probates Mittel gegen Nierensteine, Ruhr und übermäßige Menstruation.

In anderen Heilpflanzenbüchern wird Weißdorn immer erwähnt und unter anderem gegen Zahnfleischentzündung, Gebärmutterleiden, Lungenkrankheiten sowie als Mittel für Abtreibungen empfohlen. Auch Querctanus, der Leibarzt des Königs Heinrich IV. von Frankreich, setzte Fruchtauszüge des Rosengewächses als »syrupus selenorum« gegen verschiedene Leiden ein.

Erst Ende des 19. Jahrhunderts wird Weißdorn als Mittel zur Behandlung von Herzkrankheiten eingeführt und verbreitet. Als erster beschrieb ein irischer Arzt namens Green den *Crataegus* als sehr erfolgreiches Geheimmittel bei verschiedenen Herzkrankheiten.

Im 1896 erschienenen Kansas-Report eines amerikanischen Mediziners namens Clement wird Weißdorn als brauchbares Mittel gegen Angina pectoris (Herzkrampf) beschrieben. Seither wird er auch in der naturwissenschaftlich geprägtem, sogenannten Schulmedizin als hochwirksames Mittel bei Herzkrankheiten und Angina pectoris eingesetzt. Neuere wissenschaftlich abgesicherte Befunde belegen, daß Weißdorn-Präparate bei Menschen mit nachlassender Leistungsfähigkeit des Herzens wirksam sind.

Weißdorn in der Volksmedizin

In der Volksmedizin wird Weißdorn außerdem noch zur Behandlung von Krampfadern (innerlich als Tee), Arteriosklerose («Verkalkung«), Kreislaufschwäche sowie als krampflösendes und beruhigendes Mittel verwendet. Dazu werden sowohl der Tee aus Blüten bzw. Früchten oder Blättern als auch die Tinktur angewendet.

Die Tinktur stellt man selber als Auszug mit Ätherweingeist (»Hoffmannstropfen«), ca. 70prozentigem Alkohol aus der Apotheke, oder – einfacher und genauso wirkungsvoll – mit einem guten Korn- oder Obstschnaps (38 bis 45 Vol. Prozent) her. Dazu übergießt man 1 Tasse frischen oder getrockneten Weißdorn (Blätter, Blüten und/oder Früchte) mit 5 Tassen Alkohol und läßt den Ansatz in einer verschlossenen Flasche etwa 10 Tage lang stehen. Die Flaschen sollten täglich mindestens einmal gut geschüttelt werden. Dann seihen Sie die Flüssigkeit ab und pressen nach Möglichkeit die Rückstände sorgfältig aus.

Weißdorn-Rezepte der Volksmedizin

Beschwerden	Mittel	Dosierung
Herzschwäche	**Tee** aus 2 Teelöffeln Blüten pro Tasse, 20 Minuten ziehen lassen	2 bis 3 mal 1 Tasse täglich
	Tinktur	3 mal täglich 5 bis 20 Tropfen nach dem Essen
Angina pectoris	**Tee** (wie bei Herzschwäche)	2 bis 3 mal 1 Tasse täglich
	Tee aus Weißdornblüte, Mistel, Kamille und Baldrian zu gleichen Teilen; pro Tasse 2 Teelöffel über Nacht ziehen lassen	morgens und abends 1 Tasse
	Tinktur	10 bis 20 Tropfen
Kreislaufschwäche	**Tee** wie bei Herzschwäche	2 bis 3 mal 1 Tasse täglich
	Tinktur mit Besenginstertinktur	dreimal täglich von beiden Tinkturen je 10 Tropfen
	Tee aus je 1 Teil Weißdorn und Schafgarbe, 2 Teilen Besenginster; 1 Teelöffel pro Tasse	1 Tasse über den Tag verteilt
Herzinfarkt nach der Klinikbehandlung	**Tee** wie bei Herzschwäche nach Absprache mit dem Arzt	3 Tassen zur Vorbeugung
Arterienverkalkung, Arteriosklerose	**Tee** aus Weißdorn, Mistel, Kamille und Baldrian; 2 Teelöffel pro Tasse über Nacht ziehen lassen	morgens und abends je 1 Tasse
	Tee aus Weißdorn, Mistel, Zinnkraut und Maiglöckchen; 2 Teelöffel pro Tasse 30 Minuten ziehen lassen	morgens und abends je 1 Tasse
	Tee aus Weißdorn, Mistel und Knoblauch; 1 Teelöffel pro Tasse, über Nacht ziehen lassen	3 Tassen täglich
Bluthochdruck	es wirken die gleichen Rezepte wie bei Arteriosklerose	
Unruhe, Schlafstörungen	**Tee** mit Weißdorn und Baldrian, evtl. Johanniskraut; 1 Teelöffel pro Tasse, 10 Min. ziehen lassen	bis zu 3 Tassen täglich
Muskelkrämpfe	wie bei Arteriosklerose, wirkt durchblutungsfördernd	

Für die Tees mischen Sie, falls nicht anders angegeben, die verschiedenen Heilkräuter jeweils zu gleichen Teilen zusammen und verwahren Sie sie in einem lichtgeschützten Gefäß. Pro Tasse nimmt man 1 bis 2 Teelöffel der Mischung und überbrüht sie mit kochendem Wasser. Nach dem Ziehen wird der Tee abgeseiht und kann nach Bedarf gesüßt werden.

Maria Treben und der Weißdorn

Die Volksheilkundige Maria Treben benutzt Weißdorn auch als Mittel gegen Angstgefühle, Appetitlosigkeit, Durchblutungsstörungen, Fettsucht, nachlassendes Gedächtnis, Kopfschmerzen, Ohrensausen, Schlafstörungen, Schwindel und Übelkeit.

Auch sie verwendet dabei Tee aus Blättern und Blüten bzw. eine Essenz, die sie aus Blättern und Blüten mit Hilfe von 38- bis 40prozentigem Kornbranntwein herstellt und tropfenweise verabreicht.

Für den Weißdorn-Tee nach Maria Treben übergießt man 2 gehäufte Teelöffel frischer oder getrockneter Blätter und Blüten mit 2 Tassen heißem (nicht kochendem!) Wasser, läßt ihn eine halbe Minute ziehen, gießt ihn ab und trinkt ihn schluckweise über den ganzen Tag verteilt. Gebräuchlich ist auch ein Kaltwasserauszug, für den Blätter, Blüten und Beeren zu gleichen Teilen gemischt werden. Man weicht jeweils 1 Eßlöffel davon mit 1 Tasse kaltem Wasser 12 Stunden lang ein. Dann erwärmt man ihn leicht und gießt ihn ab. Auch von diesem Auszug trinkt man täglich 2 Tassen.

Die Essenz stellt man folgendermaßen her: Füllen Sie frisch gepflückte Blüten und Beeren (getrocknet, vom Vorjahr) in eine Flasche mit weitem Hals und übergießen Sie sie mit dem Korn, bis sie vollkommen bedeckt sind. Lassen Sie die Flasche mindestens zwei Wochen an einem warmen Platz stehen. Die Essenz wird tropfenweise eingenommen.

Weißdorn in der Homöopathie

Die Früchte sind Ausgangsprodukt für das homöopathische Mittel Crataegus. Die Wirkstoffe werden aus reifen Beeren mit medizinischem Alkohol extrahiert. Dabei entsteht die sogenannte Urtinktur, die in der homöopathischen Arzneikunde mit dem Symbol Ø gekennzeichnet wird. Crataegus wird als probates Mittel gegen verschiedene Herzbeschwerden, zu hohen oder zu niedrigen Blutdruck sowie bei bestimmten Formen von Nervosität und Übererregbarkeit verordnet. Auch zur Stärkung des Altersherzens wird es häufig verschrieben.

Neben der Urtinktur werden fast ausschließlich die niedrigen Potenzen D 2 bis D 6 verwendet. Dabei gilt: Je stärker die

Maria Trebens Weißdorn-Anwendungen

Beschwerden	Mittel	Dosierung
Angstgefühle	Tee Essenz	2 Tassen über den Tag verteilt 4 bis 10 Tropfen täglich
Appetitlosigkeit	Tee Essenz	2 Tassen über den Tag verteilt 5 bis 10 Tropfen täglich
Durchblutungsstörungen	Tee Essenz	2 Tassen über den Tag verteilt 4 bis 10 Tropfen täglich
Fettsucht	Tee Essenz	mindestens 4 Tassen täglich 4 bis 10 Tropfen täglich
Gedächtnisstörungen	Kaltauszug Essenz	2 Tassen täglich 4 bis 10 Tropfen täglich
Kopfschmerzen	Tee Essenz	2 Tassen über den Tag verteilt 4 bis 10 Tropfen täglich
Ohrensausen	Tee Essenz	2 Tassen über den Tag verteilt 4 bis 10 Tropfen täglich
Schlafstörungen	Tee Essenz	2 Tassen über den Tag verteilt 4 bis 10 Tropfen täglich
Schwindel	Tee Essenz	2 Tassen über den Tag verteilt 4 bis 10 Tropfen täglich
Übelkeit	Tee Essenz	2 Tassen über den Tag verteilt 4 bis 10 Tropfen täglich

Beschwerden, desto höher die verordnete Potenz. Die Potenzen werden in der für die Homöopathie üblichen Art durch Verdünnen und Verschütteln gewonnen. Je nach Notwendigkeit werden 2 bis 5 Gaben von jeweils 5 bis 20 Tropfen empfohlen.

Auch wenn der tatsächlich nachweisbare Wirkstoffgehalt der homöopathischen Medikamente um so geringer wird, je höher die Potenzierungsstufe steigt, sollten Sie Homöopathika keinesfalls auf eigene Faust nehmen.

Denn Voraussetzung für die Verordnung eines Mittels ist, daß ein erfahrener Homöopath eine sehr sorgfältige Diagnose stellt. Abgesehen davon muß man zumindest zu Beginn der Therapie damit rechnen, daß es zu einer sogenannten Erstverschlimmerung kommt. Das bedeutet, daß sich die Symptome zunächst verschlimmern, ehe dann eine Besserung eintritt. Während der Verschlimmerung sollte zur Sicherheit ein homöopathisch ausgebildeter Arzt erreichbar sein.

Was sagt die Medizin?

Nach allgemein gesicherter Ansicht gilt Weißdorn als ein ausgezeichnetes Herzmittel, das noch dazu frei ist von schädlichen Nebenwirkungen. Es wirkt bei den verschiedensten Herz- und Kreislaufproblemen. Allerdings: Weißdorn ist kein Mittel für die Akutbehandlung! Seine Wirkung entfaltet sich erst nach und nach im Rahmen einer längerfristigen oder ständigen Einnahme.

Warnung

Weißdorn zeigt nach bisherigem Wissen zwar auch bei ständiger Einnahme keine negativen Nebenwirkungen, ist also absolut unschädlich. Trotzdem sollten Sie ihn sich keinesfalls selber verordnen. Gehen Sie mit Herz- und Kreislaufproblemen zuerst immer zum Arzt und lassen Sie die Ursachen abklären. Fragen Sie den Arzt unbedingt, ob aus seiner Sicht Einwände gegen das Einnehmen von Weißdorn-Tee oder anderer Zubereitungen besteht.

In pharmazeutischen (arzneikundlichen) Lehrbüchern wird die Wirkung von Weißdorn als »eindrucksvoll und überzeugend« geschildert. Vor allem wird seine Wirkung auf das Altersherz beschrieben, »das unter Weißdorn belebt, gestützt und gepflegt wird. Altersbedingte Degenerationserscheinungen am Herzmuskel und sklerotische Veränderungen der Herzkranzgefäße mit mangelhafter Durchblutung lösen bei älteren und alten Menschen Herzbeschwerden aus, die mit einer Weißdorn-Teekur erheblich gebessert werden können.«

Ähnliche Beschwerden wie bei älteren Menschen verspüren auch Leute, die ständig überfordert werden und bei denen es zu frühzeitigen Abnutzungserscheinungen kommen kann. Weißdorn könnte auch bei ihnen die Beschwerden lindern und vor allem vorbeugend wirken.

Gerade dieser vorbeugenden Wirkung auf leicht geschädigte oder überanstrengte Herzen schreiben Ärzte und Pharmazeuten eine besonders große Bedeutung zu. Denn die Zahl der Menschen, die als gefährdet gelten müssen, in absehbarer Zeit Angina pectoris, Herzinsuffizienz (Schwäche des Herzmuskels) oder gar einen Herzinfarkt zu bekommen, steigt ständig. Eine Tatsache, die durch Streß und Hektik der Industriegesellschaft bedingt ist.

Gerade eine Zeit, in der die Patienten zwar Beschwerden verspüren, aber noch keine nachweisbare Schädigung oder Krankheit eingetreten ist, gilt als das klassische Anwendungsgebiet für den Weißdorn.

Zunehmend öfter verschreiben Ärzte daher auch Patienten in mittleren Lebensjahren Weißdorn als Tee oder in einer anderen Zubereitung, wenn sie eine schwere Infektion durchmachen oder überstanden haben. Denn gerade in diesen Zeiten ist der Herzmuskel besonders anfällig für Schädigungen. Das Tückische an ihnen ist, daß die Auswirkungen der Schäden, die während oder nach einer Infektion entstehen, selten sofort auftreten. Vielfach machen sie sich erst nach Jahren bemerkbar.

Die adaptogene Wirkung von Weißdorn

Die Wirkung des Weißdorns als Mittel gegen Nervosität ist letztendlich auf eine Steigerung der Abwehrkräfte zurückzuführen, die der Droge nachgesagt wird. Auch wenn der genaue Wirkungsmechanismus bis heute nicht entschlüsselt ist, spricht alles dafür, daß diese Eigenschaft auf einer gesteigerten Toleranz des Organismus gegenüber schädigenden Einflüssen beruht. Mediziner und Pharmakologen sprechen in diesem Fall von einer adaptogenen Wirkung

Das bedeutet, daß sich der Körper an veränderte Umweltbedingungen anpassen kann. Vor allem bei Streß und Überlastung, aber auch beim Angriff verschiedener Krankheitserreger, entfaltet sich diese Wirkung des Weißdorns. Dies wurde bisher vor allem im Tierversuch nachgewiesen. Man verabreichte den Tieren adaptogene Stoffe und setzte sie dann Streßfaktoren aus, die normalerweise entweder zu Krankheiten oder einer Überreaktion der Immunabwehr führen. Unter solchen Streßfaktoren waren starke Hitze und Kälte sowie allergieauslösende Stoffe oder Krankheitserreger.

Im Vergleich zu nicht mit Adaptogenen behandelten Tieren wurden die abwehrgestärkten Tiere entweder gar nicht krank oder sie konnten ihr Immunsystem sehr viel schneller wieder ins Gleichgewicht bringen und dadurch gesund werden.

Das geht sogar soweit, daß die Tiere sehr hohe Dosen radioaktiver oder elektromagnetischer (Röntgen-)Strahlung aushalten, ohne daß es hinterher zu einem Anstieg von Zellen mit geschädigtem Erbgut kommt. Aus verständlichen Gründen konnten solche Versuche nicht am Menschen durchgeführt werden, und deswegen wird es wohl noch eine Weile dauern, bis alle Hintergründe der adaptogenen Wirkung von Heilpflanzen wie Weißdorn oder Ginseng vollkommen aufgeklärt sind.

Man vermutet, daß die Wirkstoffe der Adaptogene verhindern können, daß der Stoffwechsel von den Stressoren in ein Stadium gebracht wird, das man als »Erschöpfung« bezeichnet. Vermutlich werden unter dem Einfluß der Adaptogene die körpereigenen Hormone in wesentlich geringeren Mengen als normal ausgeschüttet, sobald ein Stressor wirksam wird. Dadurch fällt die Antwort der Abwehr deutlich schwächer aus, und es kann sich schneller wieder ein Normalzustand einstellen, als wenn sehr große Hormonmengen aus dem Stoffwechsel entfernt werden müssen. Kurz gesagt: Der Körper reagiert toleranter auf die Streßfaktoren, und weil sie weniger Schaden anrichten können, lernt er mit ihnen zu leben, anstatt sie sofort zu bekämpfen.

Gleichzeitig aber wird der Körper dazu angeregt, verstärkt die unterschiedlichsten Eiweißstoffe zu bilden, um mit dem Stressor fertig zu werden. Dies ist im übrigen auch dann der Fall, wenn Sportler oder Reha-Patienten den Streßfaktor Training gezielt einsetzen, um z. B. neue Muskelmasse aufzubauen. Hier werden die Eiweiße zur Bildung bzw. Verstärkung von Muskelfasern eingesetzt, haben also eine aufbauende oder anabole Wirkung.

Der Hauptunterschied zu den gefürchteten »Kraftpillen« oder Anabolika ist, daß Adaptogene den Hormonspiegel im Körper nach einem Streß-Impuls sehr schnell normalisieren und das Mengenverhältnis der Hormone untereinander in ein natürliches Gleichgewicht zurückführen. Die als Anabolika bezeichneten und als Dopingmittel verbotenen Stoffe greifen dagegen nachhaltig in den Hormonhaushalt ein und verändern ihn einseitig. Dadurch kann es sehr leicht zu gefährlichen, nicht selten tödlich verlaufenden Fehlsteuerungen kommen. Abgesehen davon wirken Anabolika auch keinesfalls adaptogen, sondern schwächen die körpereigene Abwehr. Gedopte Sportler und Bodybuilder sind anfälliger gegenüber Infektionen.

Zwar kann man heute noch nicht viel über die adaptogene Wirkung von Weißdorn auf den menschlichen Organismus und seinen Stoffwechsel sagen. In jedem Fall aber scheint sicher, daß die körpereigene Abwehr auch durch Weißdorn deutlich verbessert wird. Da Weißdorn noch dazu keinerlei unangenehme oder gefährliche Nebenwirkungen hervorruft, auch wenn er in höheren Mengen und über viele Jahre hinweg genommen wird, können Sie Weißdorn problemlos auch als vorbeugendes Mittel für jeden Tag verwenden.

- *Durch die unklare Namensgebung ist nicht erkennbar, welche Teile des Weißdorns in den Kulturen des Altertums zu Heilzwecken eingesetzt wurden.*
- *Hieronymus Bock und Maria Treben nutzten den Weißdorn gegen eine Vielzahl von Beschwerden.*
- *In der Volksmedizin wird Weißdorn vor allem in Form von Tees und Tinkturen verwendet.*
- *Bereits Ende des 19. Jahrhunderts galt Weißdorn als Mittel zur Behandlung von Herzkrankheiten.*
- *Die Homöopathie nutzt die Wirkung auf das Altersherz.*
- *Der genaue Wirkungsmechanismus des Weißdorns ist noch nicht ermittelt, man diskutiert eine adaptogene Wirkung.*

Wie erkennt man Weißdorn?

Der zu den Rosengewächsen gehörende Weißdorn wächst und blüht in Mitteleuropa in zwei Arten. Es kommt der Eingriffelige und der Zweigriffelige Weißdorn vor, von ihnen gibt es mehrere Unterarten. Sie unterscheiden sich vor allem in der Zahl der Griffel ihrer Blüten und in der Anzahl der Samen, die sich in den Früchten bilden. Doch diese Unterscheidungen brauchen Sie nicht zu interessieren, denn sie haben kaum Auswirkungen auf den Wirkstoffgehalt. Lediglich zwei bei uns nicht heimische Arten, die gelegentlich als Ziergehölze gepflanzt werden, gelten als nicht offizinell, also (noch) nicht ausreichend untersucht, um medizinisch eingesetzt zu werden. Es handelt sich um *Crataegus nigra* (erkennbar an den schwarz gefärbten Früchten) sowie *Crataegus azarolus*, dessen Früchte größer als die einheimischen sind und statt der weinroten bis gelbbraunen Farbe ein sattes Gelbrot zeigen. Außerdem schimmeln diese Früchte sehr schnell, kommen also als Heilkräuter ohnehin kaum zum Einsatz.

Der Eingriffelige Weißdorn, *Crataegus monogyna,* und der Zweigriffelige, dessen botanische Bezeichnung *Crataegus laevigata* oder *Crataegus oxyacantha* ist, sind leicht zu erkennen. Bei uns wachsen sie als halbhohe (bis 5 Meter groß werdende) Sträucher oder Bäume. Der Eingriffelige Weißdorn ist häufig baumförmig, während der Zweigriffelige meist als Strauch wächst.

Ihre bevorzugten Standorte sind sonnige Hänge, Hecken und Gebüsche, lichte Laub- oder Föhrenwälder sowie Niederungen. Ihre Rinde ist dunkelbraun. Die oben dunkelgrün glänzenden, auf der Unterseite heller bis bläulich-grün schimmernden, in der Regel behaarten Blätter sind meist deutlich bis stark, meist drei- bis fünffach gelappt und an den Rändern kaum gesägt. Sie sitzen an kurzen Stielen und zeigen ein sehr enges Werk von Blattnerven. Die Blätter des Zweigriffeligen Weißdorns besitzen einen eiförmigen Umriß. Sie sind weniger deutlich eingeschnitten wie bei der eingriffeligen Art.

Wie der Name bereits ausdrückt, besitzt der Weißdorn spitze Dornen, die auf seinen Zweigen sitzen. Auch die leuchtend weißen Blüten, die im Mai und Juni in sehr großer Zahl erscheinen, trugen zur Namensgebung bei. Sie bestehen aus fünf an den Spitzen dreieckig geformten Kelchblättern, die an ihrer Basis zu einem Kelch zusammengewachsen sind. Die eigentlichen Kron- oder Blütenblätter stehen einzeln, teilweise auf kurzen Stielen und sind rundlich bis eiförmig. Auf dem Fruchtknoten sitzen ein bis fünf lange Griffel. Die Blüten stehen in dichten Doldenrispen. Die Staubbeutel sind sehr zahlreich und meist rötlich gefärbt. Die Blüten verströmen einen unangenehmen, widerlichen Geruch, der durch Trimethylamin verursacht wird.

Nicht nur im Frühjahr fällt der Weißdorn auf, auch im Herbst ist er durch seine roten Früchte weithin erkennbar. Die Apfelfrüchte werden 0,6 bis 1,5 cm lang, sie sind kugelig bis eiförmig. In einer Vertiefung sitzen die zurückgebogenen Kelchblätter. In der Frucht des Eingriffeligen Weißdorns findet man einen Stein, in der des Zweigriffeligen zwei bis drei Steine. Die Früchte des Eingriffeligen Weißdorns beginnen schon im Juni zu reifen, die des Zweigriffeligen etwas später, im August. Reife Früchte kann man von Juni bis Oktober finden. Falls die Früchte keinen menschlichen oder tierischen Liebhaber gefunden haben, verbleiben sie auch über den Winter am Strauch.

Volkstümliche Namen

Weißdorn und seine Beeren haben im deutschsprachigen Raum verschiedene volkstümliche und mundartliche Namen. Dazu gehören unter anderem: Hagedorn, Hagebeere, Mehlbeere, Heckendorn, Zaundorn, Mehldorn, Mehlfäßchen, Saurauch.

Lassen Sie sich beim Bestimmen der Gehölze von teilweise abweichenden Formen und Farben nicht stören, es gibt unglaublich viele Arten und regional verbreitete Formen. Sie alle sind medizinisch wirksam.

Welche Teile werden gesammelt?

Im Deutschen Arzneibuch sind die getrockneten Blätter und Blüten unter der offizinellen Bezeichnung *Crataegi folium cum flore* als wirksame Drogen aufgeführt. Darüber hinaus werden auch die reifen Früchte (*Crataegi fructus*) für die medizinische Verwendung gesammelt und getrocknet. Die Sammelzeit für die Blüten beginnt mit dem Aufblühen im Mai oder Juni, sie können aber auch bereits als Knospen ein oder zwei Tage vorher gepflückt werden. Je früher Sie pflücken, desto besser halten die Blüten auch beim Trocknen zusammen.

Die Blätter sollten am besten zusammen mit den Blüten geerntet werden, weil der Strauch oder Baum dann noch genügend Zeit hat, den Verlust zu ersetzen. Möglich ist die Ernte eventuell auch zusammen mit den Früchten, die im September oder Oktober reif werden. Man erkennt die Reife der mehligen Beeren, wenn sie ziegel- bis dunkelrot gefärbt sind und sich das relativ dünn über den zwei bis drei Steinen liegende Fruchtfleisch weich anfühlt. Warten Sie mit der Ernte nicht zu lange, denn die Beeren sind bei vielen Vogelarten sehr beliebt und werden daher nach der Reife relativ schnell weggefressen.

TIP

Achten Sie bei der Ernte der Beeren besonders auf einwandfreie, unverletzte und fleckenfreie Früchte. Sonst kann sich während des Trocknens leicht Fäulnis oder Schimmel bilden und Ihre Ernte vernichten.

Wenn Sie nicht ständig Tee trinken wollen, dann können Sie die Wirkstoffe des Weißdorns auch sehr gut in eine Tinktur überführen. Dazu können Sie die Früchte unmittelbar vor dem Ansetzen der Essenz aufschneiden oder leicht quetschen, so daß die Haut aufplatzt. Wenn Sie Wert darauf legen, daß die Tinktur auch wirklich die optimalen Wirkstoffmengen enthält, können Sie diese auch fertig zubereitet in der Apotheke kaufen.

Verwenden Sie:

- 1 Tasse frische, reife Weißdornfrüchte, am besten leicht gequetscht, damit die Schalen aufplatzen und die Wirkstoffe leichter ausgelaugt werden.
- 1 Liter 70prozentigen Alkohol aus der Apotheke oder sehr hochprozentigen Branntwein.

Geben Sie die Früchte in ein passendes Glas oder eine Flasche mit großer Öffnung und übergießen Sie die Früchte mit dem Alkohol. Verschließen Sie den Ansatz luftdicht und lassen Sie ihn etwa zwei bis drei Wochen lang ziehen. Schütteln Sie die Früchte ein- bis zweimal täglich auf. Filtrieren Sie die Tinktur entweder durch einen Laborfilter oder Kaffeetüten ab und bewahren Sie die Tinktur in Glasflaschen auf. Besonders günstig sind Flaschen, die einen Tropfer haben, damit Sie später gut dosieren können.
Als Standarddosis werden dreimal täglich 10 bis 20 Tropfen empfohlen – natürlich nur in Abstimmung mit Ihrem Arzt!

Die Ernte des Weißdorns

Wie alle Drogen verliert auch der Weißdorn bei längerer Lagerung an Wirksamkeit. Außerdem wächst und blüht er jedes Jahr und ist so weit verbreitet, daß Sie ihn mit Sicherheit in der freien Natur an einem geschützten Platz finden. Achten Sie darauf, daß der Standort weit genug entfernt von künstlich gedüngten und mit Pflanzenschutzmitteln behandelten Feldern und Wiesen liegt. Sammeln Sie daher jeweils nicht mehr als den Bedarf für ein Jahr.

Die beste Zeit zum Sammeln ist der Vormittag, sobald der Morgentau abgetrocknet ist, die Sonne aber noch nicht ihren Höchststand erreicht hat. Wählen Sie am besten einen sonnigen, heiteren Tag aus. Pflücken Sie sorgfältig Blüten und Blätter, die Sie problemlos miteinander vermischen können. Füllen Sie den Sammelkorb oder -sack locker mit dem Sammelgut und drücken Sie es nicht zu stark. Auch den Naturschutz sollten Sie beim Sammeln nicht vergessen. Ernten Sie einen Strauch oder einen größeren Teil des Strauchs nicht vollkommen ab. Sammeln Sie das Material für Ihren Tee von mehreren Pflanzen. Dadurch bleibt der Schaden für den einzelnen Strauch gering, und Sie können auch im nächsten Jahr wieder dort ernten.

Mondeinfluß beachten

Viele Kräuterkundige raten dazu, Heilpflanzen grundsätzlich nie nach Vollmondnächten zu ernten, weil das Mondlicht den Pflanzen ihre Heilkraft nehmen soll. Sie raten dazu, Tage auszusuchen, an denen eine möglichst kleine Mondsichel zu sehen ist. Bei zunehmendem Mond strömen die Kräfte in die Pflanzen, bei abnehmendem sinken sie in Richtung der Wurzeln. Dieser Einfluß ist allerdings wissenschaftlich nicht belegt.

Trocknung

Bringen Sie das Sammelgut möglichst sofort nach Hause, um es zu trocknen. Da sich auf den Blüten und Beeren sehr leicht Schimmel oder Fäulnis bilden kann, müssen sie sehr schnell getrocknet werden. Dafür ist aber Sonnenlicht keinesfalls geeignet!

Wählen Sie einen überdachten Ort, an dem möglichst ständig ein leichter Luftzug herrscht, z. B. eine überdachte Terrasse oder ein luftiger, warmer Kellerraum. Geben Sie das Sammelgut in möglichst dünnen Lagen auf Leintücher, Siebe oder mit Fliegengitter bespannte Holzrahmen. Diese können Sie aus vier Stücken einer Holzlatte, ein paar Winkeln und Schrauben leicht selber herstellen und mit dem Gittergewebe oder auch einem dünnen Stoff bespannen. Alle benötigten Materialien erhalten Sie in einem Baumarkt. In diesen Gestellen bekommen die empfindlichen Blüten von allen Seiten Luft und trocknen sehr schnell. Achten Sie darauf, daß die Lufttemperatur nicht über 30 °C ansteigen kann, das schadet der Droge. Denken Sie daran, Fenster zu schließen oder das Trocknungsgut abends ins Haus zu holen, damit sich kein Nachttau absetzen kann.

Sie können, falls die Witterung sehr schlecht ist, auch Ihren Backofen zum Trocknen verwenden. Heizen Sie ihn auf 50 °C und lassen Sie die Tür ständig mindestens eine Handbreit geöffnet, damit es nicht zu heiß wird.

Wenden Sie die Blüten und Blätter einmal täglich, damit sie gleichmäßig trocknen. Nutzen Sie diese Gelegenheit auch, um das Trocknungsgut sorgfältig auf Schimmel und Fäulnis zu kontrollieren. Befallene Teile müssen sofort entfernt werden, um die Ausbreitung von Schimmelpilzen zu verhindern. Achten Sie auch darauf, daß sich keine tierischen Schädlinge zwischen den Pflanzenteilen einnisten.

Die Früchte dagegen vertragen auch Sonnenstrahlen beim Trocknen oder werden im Backofen getrocknet. Dabei darf die Temperatur 40 °C (Thermometer zwischen die Früchte legen und jede Viertelstunde kontrollieren) nicht übersteigen.

Lagerung

Getrocknete Pflanzenteile bezeichnen Apotheker und Pharmazeuten als Droge. Drogen müssen grundsätzlich in braunen Gläsern, Kartons oder Keramik- bzw. Porzellandosen gelagert werden. Kleben Sie auf jedes Gefäß unbedingt ein Etikett mit der richtigen Bezeichnung und dem Sammeljahr, um die einzelnen Partien auch später noch sicher auseinanderhalten zu können. Die Droge soll zwar dichtgepackt eingelagert werden, doch darf sie beim Einfüllen ins Vorratsgefäß keinesfalls gedrückt oder gestopft werden. Die Drogen dürfen nicht vom Tageslicht erreicht werden, weil die energiereiche Strahlung bereits ausreichen könnte, einige der empfindlichen Wirkstoffe zu zerstören. Vorratsbehälter aus Glas müssen daher immer dunkel eingefärbt sein, damit die Strahlen absorbiert werden können. Trotzdem sollten die Behälter so gestellt werden, daß sie nie direkt in der Sonne stehen, weil auch die Wärme, die dadurch in den Behältern entstehen kann, eine Gefahr für die Wirkstoffe darstellt.

Bewahren Sie die Droge in einem temperierten, staubfreien und gut belüftbaren Raum auf. Küche, Bad und feuchte Keller sind absolutes Gift für die Droge, weil sie dann vermutlich bald zu schimmeln beginnt und unbrauchbar wird. Achten Sie auch darauf, daß Sie Ihren Weißdorn nicht in der Nähe stark riechender Stoffe, z. B. Waschmittel, Würzkräuter, Parfums, lagern. Dadurch könnte das Aroma des Tees, den Sie daraus bereiten, verfälscht und beeinträchtigt werden.

Der offizinelle Tee

Im Deutschen Arzneibuch DAB wird für Weißdorn-Tee folgende Rezeptur angegeben: 1 bis 1,5 Gramm der fein zerschnittenen Droge werden mit 1 Tasse – ca. 150 ml – heißem Wasser übergossen und nach 20 Minuten durch ein Teesieb gegossen.
Soweit nicht anders verordnet, werden täglich 2 bis 3 Tassen des frisch zubereiteten Tees getrunken.
Hinweis: 1 gehäufter Teelöffel entspricht ungefähr 1,8 Gramm Droge. Für den Hausgebrauch ist auch diese Menge ohne Probleme verwendbar.

Inhaltsstoffe und Wirkung des Weißdorns

Welche Inhaltsstoffe sind wirksam?

Von den wirksamen Bestandteilen des Weißdorns sind bestimmte sogenannte Flavonoide als wichtigste Gruppe zu nennen. Sie sind von Sorte zu Sorte in verschiedenen Zusammensetzungen vorhanden, die bis heute noch nicht vollkommen erforscht sind. Sie wirken bereits in sehr geringen Mengen.

Für die offizinelle, also in Apotheken als Heilpflanze gehandelte Droge, ist ein Mindestgehalt von 0,7 Prozent Flavonoiden nach DAB 9 vorgeschrieben. In der Regel liegt der Gehalt bei 1 bis 1,2 Prozent. Identifiziert sind mittlerweile die Flavonoide Quercetin, Hypersoid, Rutin, Vitexin und Vitexin-Rhamnosi sowie verschiedene Proanthocyanidine. Dazu kommen zwei Arten von Gerbstoffen sowie mehrere verschiedene Amine, Glykoside und Purinverbindungen.

Die Flavonoide (von lat. flavus = gelb) haben ihren Namen von der gelblichen Farbe, die für die meisten Verbindungen charakteristisch ist.

Entscheidend für die Wirksamkeit der Weißdorn-Drogen ist dabei vor allem die Kombination der verschiedenen Inhaltsstoffe, denn deren Einzelwirkungen verstärken sich in der Kombination um ein Vielfaches.

Das wichtigste Phänomen, das Weißdorn-Präparate auslösen, ist eine nachweisbare Erweiterung der Koronargefäße. Das sind die Arterien, die als Kranzgefäße das Herz mit frischem, sauerstoff- und nährstoffhaltigem Blut versorgen. Daher liegt die Hauptwirkung des Weißdorns auch in einer spürbaren Stärkung und Leistungsverbesserung des Herzens. Durch seinen Einfluß auf den Mineralhaushalt des Herzens verbessert er neben der Ernährung der Muskelzellen auch deren Fähigkeit, sich zusammenzuziehen.

Welche Krankheiten kann man mit Weißdorn behandeln?

Aufgrund seiner Zusammensetzung gilt Weißdorn als *das* milde Herzmittel schlechthin. Es gibt zwar andere Drogen, die eine spezifischere und teilweise stärkere Wirkung zeigen, wie z. B den hochgiftigen

Fingerhut (*Digitalis purpurea*). Sie sind jedoch oft problematisch in ihrer Anwendung und zeigen teilweise erhebliche Nebenwirkungen.

Das ist beim Weißdorn vollkommen anders: Bis heute wurden noch keine negativen Begleiterscheinungen durch die Einnahme von Weißdorn beobachtet. Selbst gelegentliche Überdosierungen richten keine größeren Schäden an. Aber Achtung – das gilt nur für den Weißdorn selber. Handelt es sich um Zubereitungen, für die auch andere Drogen verwendet wurden, kann es durchaus zu Problemen kommen.

Auch wenn bislang keine Nebenwirkungen beobachtet wurden, sollten Sie sich trotzdem in jedem Fall an die empfohlenen Dosierungen halten. Denn sie haben sich in langen Beobachtungen als optimal erwiesen. Und gerade bei medizinisch wirksamen Substanzen darf man nicht nach dem Motto vorgehen: »Viel hilft viel.« Ganz im Gegenteil entfaltet sich die optimale Wirkung meist nur in relativ geringen Dosierungen. Wenn Sie Ihrem Körper mehr Wirkstoffe zuführen, dann steigern Sie also nicht etwa die therapeutischen Effekte. Diese bleiben vielmehr auf ihrem optimalen Niveau, überschüssige Wirkstoffmengen werden ungenutzt abgebaut und ausgeschieden.

Unter bradykardialen Rhythmusstörungen versteht man eine krankhafte Verlangsamung des Herzschlages. Dadurch verschlechtert sich die Leistungsfähigkeit des gesamten Körpers, weil sämtliche Organe des Systems nicht mehr genügend Blut für ihre Ver- und Entsorgung erhalten. Das betrifft das Gehirn ebenso wie die Muskulatur und andere Strukturen.

In der offiziellen Beschreibung des Weißdorns, die für Ärzte und Apotheker verpflichtend ist, wird Weißdorn für folgende Krankheitsbilder empfohlen:

- *Nachlassende Leistungsfähigkeit des Herzens, entsprechend den Anfangsstadien von Herzinsuffizienz (Herzschwäche, Überlastung);*
- *Druck- und Beklemmungsgefühl in der Herzgegend – also leichtere Formen von Angina pectoris;*
- *das noch nicht auf Digitalis angewiesene Altersherz;*
- *leichte Formen bradykarder Herzrhythmusstörungen.*

Die leistungssteigernde Wirkung der Weißdorn-Flavonoide wird im übrigen auch noch dadurch erheblich gesteigert, daß sie das Herz bei körperlicher Anstrengung wesentlich unempfindlicher gegenüber Sauerstoffmangel machen. Es kann also vorübergehend den Zustand ohne negative

Folgen ertragen, der unter normalen Bedingungen üble Beschwerden einer Angina pectoris mit starken Schmerzen und tiefen Ängsten hervorruft

Weil Weißdorn die Herzdurchblutung und den Herzrhythmus verbessert und stabilisiert, lindern sich unter seiner Wirkung auch viele Symptome, die man vielleicht zunächst überhaupt nicht mit Herz-Kreislaufschwächen in Verbindung gebracht hat. So sind quälende, dumpfe Kopfschmerzen oft ein Zeichen von Minderdurchblutung des Gehirns. Auch Schlafstörungen können eine indirekte Folge einer Fehlleistung des Herzens sein.

Sehr einfach erklärt sich aus dieser Sicht auch die angstlösende, beruhigende Wirkung des Weißdorns auf viele Menschen. Denn eine Mangeldurchblutung des Herzens kann nicht nur die bekannten Symptome von Angina pectoris auslösen, sondern auch untypische Schmerzen im Brustbereich. Sie lösen bei den Betroffenen jedoch – ähnlich wie ein Herzinfarkt – innerhalb weniger Sekunden oft panische Todesangst aus. Diese klingt auch dann nicht ab, wenn das Herz aus eigener Kraft wieder etwas besser mit seiner Aufgabe zurechtkommt.

Sozusagen indirekt wirkt der Weißdorn auch gegen den Bluthochdruck, der über bestimmte, komplizierte Reflexe direkt mit der Herzleistung verbunden ist. Sehr vereinfacht kann man sagen: Je schlechter das Herz arbeitet, desto stärker wird es zu Mehrarbeit angetrieben, die es aber aufgrund seiner Schwäche gar nicht leisten kann. In der Folge ziehen sich die Blutgefäße zusammen, und der Blutdruck steigt. Der blutdrucksenkende Effekt des Weißdorns beruht auf diesem Phänomen. Denn sobald genügend Blut durch alle Gewebe strömen kann, erweitern sich die Arterien, um alle Gewebe optimal zu versorgen.

Alle Einsatzgebiete des Weißdorns sind jedoch in der Regel Anfangsstadien sehr ernsthafter Erkrankungen. Aus diesem Grund eignet sich Weißdorn nicht für eine unkontrollierte Selbstmedikation. Weißdorn darf daher erst dann eingesetzt werden, wenn sorgfältige ärztliche Untersuchungen durchgeführt sind und eine sichere Diagnose gestellt worden ist.

Heute besinnen sich zunehmend mehr Ärzte auf die Heilkräfte der Natur zurück und setzen die – meist auch sehr teuren – Medikamente der Pharmaindustrie nur dann ein, wenn es wirklich notwendig ist. Deshalb werden Sie in der Regel keine Ablehnung erfahren, wenn Sie mit Ihrem Arzt darüber sprechen, ob Sie anstatt oder zusätzlich zu Tabletten auch Weißdorn-Tee oder andere Zubereitungen einnehmen dürfen.

Ein hervorragendes Einsatzgebiet des Weißdorns sind auch bestimmte Probleme von Frauen in den Wechseljahren. Durch die hormonellen Umstellungen kommen oft auch Herz und Kreislauf durcheinander. Die mitunter extremen Blutdruckschwankungen, die als »fliegende Hitze« oder »Wallungen« bekannt sind, rühren oft daher. Hier ist in vielen Fällen die milde, aber höchst effektive Kraft des Weißdorns angebracht. Viele Frauen haben schon allein dank ihres täglich getrunkenen Weißdorn-Tees wesentlich geringere Beschwerden als vorher.

Welche Dosierung empfiehlt sich?

Natürlich hängt die individuell notwendige Menge an Weißdorn-Wirkstoffen immer vom jeweiligen Beschwerde- und Krankheitsbild ab. Doch man kann generell sagen, daß eine Mindestgabe von 5 Milligramm der natürlichen Wirkstoffkombination notwendig ist, um therapeutisch meßbare Erfolge zu erzielen. Dieser Wert ist im Vergleich zu anderen Wirkstoffen derart gering, daß Pharmazeuten jahrelang argwöhnten, die Therapieerfolge des Weißdorns seien allein auf Einbildung bzw. den sogenannten Placeboeffekt zurückzuführen. Placebos sind wirkungslose Scheinmedikamente.

Auch wenn man bis heute die genauen Wirkmechanismen der Flavonoide und anderen Inhaltsstoffe nicht entschlüsseln konnte, ist man doch – vor allem auch aufgrund von Tierversuchen – sicher, daß Weißdorn eine handfeste pharmakologische Wirkung hat. Diese ist meßbar und kann daher nicht auf reiner Einbildung beruhen.

Weißdorn in Fertigpräparaten

Heute sind weit über 100 industriell hergestellte Arzneimittel auf dem Markt, in denen Weißdorn entweder als – zumeist fein gepulverte – Droge oder als Extrakt enthalten ist.

An erster Stelle stehen hier die herzstärkenden Medikamente sowie die Mittel zur Verbesserung der koronaren Durchblutung. Daneben wird Weißdorn verwendet in Mitteln gegen das vorzeitige Altern. Dank der verbesserten Durchblutung erholen sich auch überanstrengte Herzen, und die bessere Hirndurchblutung führt zu einer erhöhten Leistungskraft von Gedächtnis und Denkvermögen. Ähnliches gilt für allgemeine Stärkungsmittel.

Auch gegen Arteriosklerose werden etliche Fertigarzneien angeboten, deren wichtigster Bestandteil der Weißdorn-Wirkstoffkomplex ist. Grundsätzlich aber wird Weißdorn meist mit weiteren Arzneimitteln kombiniert. Dadurch soll vor allem ein schnellerer und genauer zu steuernder Wirkungseintritt sichergestellt werden. Denn Weißdorn ist zwar hochwirksam, doch werden seine Effekte erst nach einiger Gewöhnungszeit durchschlagend spürbar. Gerade bei Herzproblemen ist jedoch oft eine schnellere Hilfe nötig.

In den letzten Jahren haben die Weißdorn-Präparate zunehmend Aufmerksamkeit auch von streng naturwissenschaftlich ausgerichteten Ärzten erfahren. Denn sie haben sich, vor allem in weniger gravierenden Fällen, als hervorragende Medikamente erwiesen.

Besonders schätzen Ärzte und Patienten, daß bis heute keine Nebenwirkungen des Weißdorns bekannt sind, die sein Einsatzspektrum einengen würden. Dieser Aspekt ist vor allem deswegen wichtig, weil Herzpatienten in der Regel lebenslang auf die regelmäßige Einnahme von stärkenden Medikamenten angewiesen sind. Und: Je älter die Menschen werden, desto mehr Medikamente benötigen sie, um besser mit den Folgen des Alterns fertig zu werden. Da ist jeder Arzt – viel mehr natürlich auch der Betroffene – um jedes Mittel froh, das weder negative Nebenwirkungen zeigt noch die Wirksamkeit anderer Medikamente verändert. Daran ändert sich auch bei jahrelang andauernder Einnahme nichts.

Auch aus dieser Sicht kann man dem Weißdorn den Titel eines »idealen« Arzneimittels zusprechen. Dazu kommt, daß bei Weißdorn und weißdornhaltigen Präparaten keine Gewöhnungseffekte festgestellt wurden. Man muß also – vorausgesetzt, das Leiden verschlimmert sich nicht – die Dosierung von WeißdornPräparaten nicht ständig erhöhen, um eine ausreichende Wirkung zu erzielen.

An Darreichungsformen sind vor allem die pulverisierte Droge sowie Extrakte in Form von Tropfen, Dragees und Kapseln weit verbreitet. Für spezielle Anwendungen werden auch Injektionslösungen angeboten.

Teemischungen

In der Regel ist es vollkommen ausreichend, wenn Sie den reinen Weißdorn-Tee trinken. Doch wurden im Lauf der Zeit für spezielle Krankheitsbilder hochwirksame Mixturen verschiedener Heilkräuter bzw. Drogen entwickelt. Diese können Sie nach Bedarf entweder fertig gemischt in der Apotheke bzw. im Drogeriemarkt kaufen oder selber zusammenstellen.

Heildrogen sollten Sie möglichst nur in der Apotheke, im Reformhaus oder bei einem Händler kaufen, dem Sie wirklich vertrauen. Denn da in den vergangenen Jahren der Bedarf an heilenden Kräutern enorm gestiegen ist, wird der Markt auch durch billige Produkte aus obskuren Quellen überschwemmt. Dubiose Hersteller liefern Kräuter zu erstaunlich günstigen Preisen. Andere verlangen selbst für minderwertige Mischungen völlig überhöhte Preise, um eine hervorragende Qualität vorzutäuschen.

Natürlich können Sie dieser Gefahr auch ein Stück weit vorbeugen, indem Sie zumindest die hier heimischen Drogen selber ernten. Achten Sie dabei jedoch unbedingt darauf, daß die Heilpflanzen an einem geeigneten Standort wachsen. Das bedeutet zunächst, daß Sie möglichst weit weg von intensiv bewirtschafteten landwirtschaftlichen Flächen stehen, wo sie mit Dünger und Pflanzenschutzmitteln in Berührung kommen könnten.

Viele Heilpflanzen benötigen zum Beispiel einen ausgesprochen »mageren« Standort, der ihnen relativ wenig Nährstoffe zur Verfügung stellt. Nur dann bilden sich die Wirkstoffe in den erforderlichen Mengen. Düngung könnte ihren Wirkstoffgehalt daher senken. Pflanzenschutzmittel sammeln sich unter Umständen in den Drogen an. Hinzu kommt, daß Heilpflanzen in der Regel zu anderen Zeiten geerntet und getrocknet werden wie die Feldfrüchte, für die die Pflanzenschutzmittel eigentlich bestimmt waren. Gerade in einem medizinisch wirksamen Tee oder einer anderen Zubereitung wären jedoch selbst Spuren von Spritzmitteln bedenklich, weil es durch die Kombination der unterschiedlichen Wirkstoffe in extremen Fällen zu unerwünschten Nebenwirkungen kommen könnte.

Wenn Sie andere Heilpflanzen für eine Teemischung ernten möchten, informieren Sie sich daher am besten über deren optimale Standortbedingungen. Für die jeweiligen

Mischungen ist es am besten, wenn Sie die benötigten Zutaten auf Vorrat mischen. Denn es ist einfach unmöglich, die für eine Tasse Tee nötige Menge wirklich exakt hinzuzufügen. Je größer die Gesamtmenge Ihres Heiltees ist, desto geringer sind die möglichen Fehlmengen. Je nach Zahl der Zutaten sollten Sie zwischen 50 und 200 g der einzelnen Drogen verwenden. In den Rezepturen dieses Buches sind deshalb keine genauen Grammangaben aufgelistet worden. Statt dessen ist jeweils die benötigte Menge in Teilen angegeben, so daß Sie die für Ihre Mischung benötigten Zutaten leicht abwiegen können.

Für die Mischung der Tees müssen Sie sich natürlich keine Apothekerwaage kaufen. Für Einzelmengen, die über 100 Gramm liegen, sind gute Küchenwaagen ausreichend, kleinere Mengen können Sie problemlos mit einer Briefwaage abmessen. Dringend abzuraten ist dagegen davon, die einzelnen Drogen »über den Daumen gepeilt« zu verwenden. Denn je nach Trocknungszustand und Art der Droge kann eine Tüte voller Trockengut ein sehr unterschiedliches Gewicht haben: Blütenblätter sind wesentlich leichter als das gleiche Volumen Wurzeln oder Rinde.

Schütten Sie die Drogen in eine möglichst große Schüssel oder Wanne und mischen Sie sie mehrere Minuten lang gründlich miteinander, bis ein gleichmäßig gefärbter Tee entstanden ist.

Auch wenn die Kräutermischungen in der Regel keine gefährlichen Nebenwirkungen haben dürften, sollten Sie sich möglichst genau an die vorgegebenen Rezepturen dieses Buches halten. Sie sind einerseits erprobt, andererseits mit dem Sachverstand von Pharmazeuten und Medizinern zusammengestellt. Das ist deshalb wichtig, weil sich nicht alle Heilpflanzen untereinander in der gleichen Zubereitung vertragen.

Achten Sie bei der Teemischung und auch später bei der Zubereitung darauf, daß zumindest die aus Blättern und Blüten gewonnenen Drogen nicht älter als ein bis zwei Jahre sind, weil sie danach deutlich weniger Wirkstoffe enthalten können. Wurzeln, Rinde und Früchte dagegen kann man häufig auch länger verwenden.

Geduld haben

Erwarten Sie von den hier vorgestellten Teemischungen keine sofortige Heilung oder Linderung. Die Mischungen enthalten sehr hochwertige Wirkstoffe, die teilweise auch von der pharmazeutischen Industrie für deren in Akutfällen wirkenden Präparate verwendet werden. Allerdings sind sie für die Tees in relativ geringen Mengen dosiert worden.
Erhöhen Sie keinesfalls die Dosierung, es sei denn, Ihr Arzt hat es ausdrücklich angeordnet, denn auch der beste Wirkstoff wird ganz schnell zum Gift, wenn er zu hoch dosiert ist.

Bewährte Tees mit Weißdorn

Die Liste der Heilpflanzen, die auf Herz, Kreislauf und Blutgefäße wirken, ist sehr lang. Neben dem Weißdorn sind dies vor allem: Adonisröschen, Arnika, Baldrian, Berberitze, Berufkraut, Besenginster, Eisenhut, Engelwurz oder Angelika, Enzian, Fingerhut, Gänseblümchen, Ginseng, Ginkgo, Hauhechel, Herbstzeitlose, Hirtentäschel, Johanniskraut, Knoblauch, Kreuzdorn, Kuhschelle, Lavendel, Löwenzahn, Mäusedorn, Maiglöckchen, Mariendistel, Meerzwiebel, Melisse, Mistel, Oleander, Olive, Osterluzei, Passionsblume, Pfefferminze, Raute, Gartenraute, Rauwolffia, Rosmarin, Roßkastanie, Sanddorn, Schafgarbe, Schlehe, Seifenkraut, Spierstaude, Spitzwegerich, Steinklee, Strophanthus, Tausendgüldenkraut, Wasserminze, Wermut, virginischer Zauberstrauch und Zwiebel.

Lassen Sie sich von dieser Vielfalt nicht verwirren, sondern halten Sie sich an die nachfolgenden Rezepte, die in ihrer Wirksamkeit erprobt sind. Wollen Sie andere Mischungen ausprobieren, dann sollten Sie vorher unbedingt mit einem pflanzenkundlich erfahrenen Apotheker, Arzt oder Heilpraktiker über mögliche unerwünschte Nebenwirkungen reden. Denn Heilpflanzen gelten zwar als sanft wirkende Medikamente, doch können sie, falsch eingesetzt, auch negative Folgen für Ihre Gesundheit nach sich ziehen. Denken Sie z.B. daran, daß der Fingerhut zwar ein hochwirksames Herzmittel ist, gleichzeitig aber auch ein starkes Gift, wenn er falsch dosiert wird.

Bitte beachten Sie unbedingt, daß die Anwendungsempfehlungen für die einzelnen Mischungen zwar sehr wirksam sind,

Warnung

Lassen Sie sich unbedingt ärztlich untersuchen, wenn Sie folgende Symptome an sich entdecken. Dahinter könnten sich ernsthafte Herzprobleme verstecken:

- *Blausucht – erkennbar an bläulich-violetter Hautfärbung, vor allem im Gesicht;*
- *Atemnot – vor allem, wenn sie auch bei kleinen Anstrengungen oder ohne erkennbaren Anlaß auftritt;*
- *häufiges nächtliches Wasserlassen;*
- *Kopfschmerzen und Schwäche;*
- *Ohrensausen;*
- *Schwellungen, z.B. der Beine (»Wassersucht«).*

doch den Arztbesuch keinesfalls ersetzen dürfen. Gerade die hauptsächlichen Anwendungsgebiete des Weißdorns, nämlich Herz- und Kreislaufleiden, können schnell zu einer schlimmstenfalls tödlichen Gefahr werden, wenn sie nicht sorgfältig diagnostiziert und gegebenenfalls behandelt werden. Auch wenn Sie die Tees nur vorbeugend anwenden, senken Sie zwar das Risiko einer Erkrankung, sind aber nicht hundertprozentig gegen einschlägige Krankheiten geschützt.

Tees gegen Bluthochdruck

Mischen Sie einen Tee aus folgenden Drogen:

Baldrianwurzel
Weißdornblüten
Olivenblätter
Mistel
Rauwolffiawurzel

zu gleichen Teilen.

Zubereitung: Bereiten Sie aus 1 Eßlöffel Tee und 1 Tasse kochendem Wasser einen Aufguß, den Sie 10 Minuten lang ziehen lassen, abseihen und dann warm trinken sollten.

Dosierung: Morgens und abends 1 Tasse.

Eigenschaften: Die Wirkung dieses Tees hält bis zu zwölf Stunden lang an.

Wichtig: Kontrollieren Sie anfangs täglich, später mindestens einmal wöchentlich Ihren Blutdruck.

Mischen Sie einen Tee aus folgenden Drogen:

2 Teile Rauwolffiawurzel
2 Teile Weißdornblüten und -früchte
2 Teile Baldrianwurzel
3 Teile Schafgarbenkraut
1 Teil Kalmus

Zubereitung: Bereiten Sie aus 1 Teelöffel der Zutaten und 1 Tasse kochendem Wasser einen Aufguß, den Sie warm trinken.

Dosierung: 2 Tassen täglich.

Eigenschaften: Dieser Tee bewährt sich besonders bei nervösen Beschwerden, weil er auf den gesamten Kreislauf wirkt und das Nervensystem beruhigt.

Mischen Sie folgende Drogen:

3 Teile Mistelblätter
2 Teile Weißdornblüten
2 Teile Majoranblätter
2 Teile Faulbaumrinde
2 Teile Thymianblätter
1 Teil Weidenrinde

Zubereitung: Bereiten Sie eine Abkochung aus 1 Eßlöffel Tee, den Sie mit kaltem Wasser ansetzen, kurz aufkochen und 20 Minuten bei leichter Hitze ziehen lassen. Dann abseihen und warm trinken.

Dosierung: Dreimal täglich 1 Tasse zu den Mahlzeiten.

Eigenschaften: Hilft besonders dann, wenn das Gesicht aufgrund des Hochdrucks gerötet ist.

Mischen Sie einen Tee aus folgenden Drogen:

8 Teile Johanniskraut
6 Teile Schafgarbenkraut
5 Teile Melissenblätter
1 Teil Arnikablüten

Zubereitung: Bereiten Sie eine Abkochung aus 1 Eßlöffel Tee und gut 1 Tasse Wasser, die Sie kalt ansetzen, aufkochen und fünf Minuten bei leichter Wärmezufuhr ziehen lassen.
Dosierung: 1 Tasse davon schluckweise über den Tag verteilt trinken.
Eigenschaften: Wirkt rasch bei nervös bedingtem Hochdruck.

TIP

Rechnen Sie für einen Teil 5, besser 10 Gramm, der Droge, um einen Vorrat für ca. zwei bis drei Wochen zu bekommen. Hat sich die Abkochung bewährt, können Sie größere Mengen verwenden.

Mischen Sie einen Tee aus folgenden Drogen:

4 Teile Erdrauch
3 Teile Mistelzweige
2 Teile Sauerampferwurzeln
2 Teile Weißdornblüten
2 Teile Besenginster

Zubereitung: Bereiten Sie einen Aufguß aus 2 Eßlöffeln Tee und 1/2 Liter kochendem Wasser. Ziehen lassen und abseihen.
Dosierung: Trinken Sie diese Menge auf 3 Portionen verteilt über den Tag.

Mischen Sie einen Tee aus folgenden Drogen:

1 Teil Weißdorn
2 Teile Mistel
3 Teile Baldrian

Zubereitung: Bereiten Sie aus 1 Eßlöffel Tee und 1 Tasse Wasser eine Abkochung, die Sie kalt ansetzen, einmal leicht aufkochen und dann 10 Minuten ziehen lassen.
Dosierung: Bis zu dreimal täglich 1 Tasse davon trinken.

Tee gegen Hochdruck-Kopfschmerz

Mischen Sie einen Tee aus folgenden Drogen:

3 Teile Weidenblätter
3 Teile Mistel
2 Teile Benediktenkraut
3 Teile Hopfendolden
2 Teile Weißdornblüten

Zubereitung: Bereiten Sie einen Aufguß aus 2 Eßlöffeln Tee und 1 Liter kochendem Wasser, 15 bis 20 Minuten ziehen lassen und abseihen.
Dosierung: 2 Tassen täglich zwischen den Mahlzeiten.

Tee bei Herzbeutelentzündung und -erguß

Mischen Sie einen Tee aus folgenden Drogen:

6 Teile Hauhechelwurzeln
6 Teile Besenginster
4 Teile Weißdornfrüchte
4 Teile Betonie
2 Teile Levkoje
1 Teil Oleanderblätter

Zubereitung: Bereiten Sie aus 1 Eßlöffel Tee und 1 Tasse Wasser einen Aufguß, den Sie nach dem Abseihen warm trinken sollten.
Dosierung: Dreimal täglich 1 Tasse zwischen den Mahlzeiten trinken.
Eigenschaften: Verträgt sich im allgemeinen gut mit den ärztlich verordneten Medikamenten – trotzdem nie ohne Absprache mit dem Arzt einnehmen!

Tees gegen Arteriosklerose

Mischen Sie einen Tee aus folgenden Drogen:

5 Teile Mistel
5 Teile Rautenblätter
4 Teile Weißdornblüten
4 Teile Ackerschachtelhalm
2 Teile Hirtentäschelkraut

Zubereitung: Bereiten Sie aus 1 Eßlöffel Tee und 1 Tasse kochendem Wasser einen Aufguß, abseihen und warm trinken.
Dosierung: Trinken Sie 2 bis 3 Tassen täglich.
Eigenschaften: Dieser Tee wirkt besonders gut, wenn Bluthochdruck und Arteriosklerose (Verkalkung der Arterien) gemeinsam vorliegen.

TIP

Diesen Tee bekommen Sie auch unter der Bezeichnung »Species antiscleroticae« fertig gemischt und in optimaler Qualität in der Apotheke.

Mischen Sie einen Tee aus folgenden Drogen:

5 Teile Mistel
4 Teile Weißdornblüten
4 Teile Silberweidenrinde
2 Teile Faulbaumrinde
1 Teil Enzianwurzel

Zubereitung: Setzen Sie einen Kaltauszug aus 2 Eßlöffeln Tee und 1 Tasse kaltem Wasser an. Lassen Sie den Ansatz vier Stunden oder über Nacht stehen und rühren Sie gelegentlich um.
Dosierung: Täglich ein bis drei Tassen davon trinken.

WICHTIG

Kaltauszüge mit Wasser sollten Sie nicht länger als 1 Nacht stehen lassen, weil sich schädliche Pilze und Bakterien ausbreiten können. Wenn Sie einen empfindlichen Magen haben, empfiehlt sich ein Heilwein aus diesen Drogen (siehe Seite 40).

Tees für erschöpfte, geschwächte Herzen

Mischen Sie einen Tee aus folgenden Drogen:

5 Teile Weißdornblüten
2 Teile Salbeiblätter
1 Teil Rautenblätter

Zubereitung: Bereiten Sie aus 1 Eßlöffel Tee und 1 Tasse kochendem Wasser einen Aufguß, den Sie nach dem Abseihen warm trinken sollten.
Dosierung: 2 Tassen täglich.
Eigenschaften: Besonders für leichtere Fälle als Dauertherapie geeignet.

Mischen Sie einen Tee aus folgenden Drogen:

6 Teile Berberitzenwurzel
6 Teile Gartenraute
4 Teile Rosmarinblätter
4 Teile Weißdornblüten und -blätter
3 Teile Schafgarbenkraut
1 Teil Arnikablüten

Zubereitung: Bereiten Sie aus 1 Eßlöffel Tee und 1 Tasse kochendem Wasser einen Aufguß. Den Tee abseihen.
Dosierung: Täglich 1 bis 2 Tassen über den Tag verteilt trinken.
Eigenschaften: Dieser Tee hilft besonders bei Herzbeschwerden in den Wechseljahren sowie nach schweren Infektionskrankheiten, er unterstützt das Sportlerherz.

Mischen Sie einen Tee aus folgenden Drogen:

6 Teile Weißdornblüten
6 Teile Hopfendolden
6 Teile Mistel
4 Teile Meerzwiebel (giftig; darauf sollte man eventuell verzichten)
1 Teil Oleander

Zubereitung: Bereiten Sie einen Aufguß aus 2 Eßlöffeln Tee und 1/2 Liter kochendem Wasser. Gießen Sie nach 10 Minuten den Tee ab.
Dosierung: Trinken Sie die Menge, aufgeteilt in drei Portionen, täglich zwischen den Mahlzeiten.
Eigenschaften: Wirkt sehr stark, daher unbedingt den Arzt fragen. Kann eine Therapie mit Digitalis oder Strophantin stören.

Mischen Sie einen Tee aus folgenden Drogen:

3 Teile Gänsefingerkraut
2 Teile Weißdornblüten und -früchte
2 Teile Quendelkraut
1 Teil Rautenblätter
1 Teil Melissenblätter

Zubereitung: Bereiten Sie aus 1 Eßlöffel Tee und 1 Tasse Wasser einen Aufguß, den Sie nach dem Abseihen warm trinken.
Dosierung: Dreimal täglich 1 Tasse trinken.
Eigenschaften: Diese Mischung hilft sehr gut bei Angina pectoris.

Mischen Sie einen Tee aus folgenden Drogen:

6 Teile Gänsefingerkraut
4 Teile Weißdornfrüchte
4 Teile Bibernellwurzel
4 Teile Melissenblätter
1 Teil Angelikawurzel
1 Teil Arnikablüten

Zubereitung: Bereiten Sie aus 1 Eßlöffel Tee und 1 Tasse kochendem Wasser einen Aufguß.
Dosierung: Täglich 1, höchstens 2 Tassen über den Tag verteilt trinken.
Eigenschaften: Wirkt stark bei Angina pectoris.

Tee gegen Kreislaufstörungen

Mischen Sie einen Tee aus folgenden Drogen:

1 Teil Weißdornblüten und -früchte
1 Teil Fenchelfrüchte
1 Teil Pfefferminzblätter
2 Teile Baldrianwurzel

Zubereitung: Bereiten Sie aus 1 Eßlöffel Tee und 1 Tasse kochendem Wasser einen Aufguß, den Sie nach dem Abseihen möglichst warm trinken sollten.
Dosierung: Je 1 Tasse morgens und abends.
Eigenschaften: Wirkt besonders gegen Kreislaufstörungen in den Wechseljahren.

Tee gegen krampfartige Herzbeschwerden

Mischen Sie zu gleichen Teilen:

Weißdornblüten
Gänsefingerkraut
Hopfenzapfen
Baldrianwurzel
Melissenblätter

Zubereitung: Bereiten Sie aus 1 Eßlöffel Tee und 1 Tasse kochendem Wasser einen Aufguß.
Dosierung: Trinken Sie zweimal täglich eine Tasse nach dem Essen.
Eigenschaften: Wirkt krampf- und angstlösend.

Weitere Zubereitungen für Herz und Kreislauf

Weißdornbeeren-Frischsaft

Während der Erntezeit können Sie aus frischen, reifen, sorgfältig verlesenen Weißdornfrüchten – es handelt sich streng genommen nicht um Beeren, sondern um Scheinfrüchte – auch einen hervorragend wirkenden Frischsaft gewinnen.

Geben Sie 1 Eßlöffel der Beeren in einen Mörser oder in eine kleine Porzellanschüssel. Zerdrücken Sie die Früchte, bis sie vollkommen zu Brei geworden sind. Träufeln Sie 2 Eßlöffel Wasser darüber und mischen Sie es sorgfältig unter. Lassen Sie das Ganze eine halbe Stunde lang stehen und geben Sie es in ein sauberes Leintuch, das Sie dann auspressen. Sie können zur Saftgewinnung auch einen haushaltsüblichen Entsafter nehmen. Von dem gewonnenen Saft verwenden Sie pro Anwendung 1 Teelöffel, den Sie entweder unverdünnt oder – mit dem gleichen Erfolg – auch in 1 Glas Wasser bzw. Buttermilch verrührt zu sich nehmen.

Für einen fast gleichwertigen Saft können Sie auch die getrockneten Früchte verwenden. Sie sollten möglichst kleingeschnitten oder im Mörser zerstoßen sein. Verwenden Sie die annähernd doppelte Menge Wasser, also 3 bis 4 Eßlöffel Wasser pro Eßlöffel Früchte. Lassen Sie den Ansatz einen halben Tag lang ziehen. Den Saft können Sie dann nach den oben beschriebenen Methoden gewinnen.

Der Weißdornsaft fördert die Kreislauffunktion. Sie können ihn zur Abwechslung zum täglichen Tee trinken. Nehmen Sie ein- bis dreimal täglich eine Dosis ein.

Warnung

Der Saft ist nicht lange haltbar und verdirbt schnell. Daher müssen Sie ihn täglich, spätestens an jedem zweiten Tag, frisch zubereiten und sofort im Kühlschrank aufbewahren.

Weißdorntinktur

Zur Herstellung einer Tinktur quetschen Sie frische, reife Weißdornfrüchte, so daß die Schalen aufplatzen. Geben Sie eine Tasse Früchte auf einen Liter 70prozentigen Alkohol. Sie können auch einen hochprozentigen Korn- oder Obstschnaps (38 bis 45 Vol. Prozent) verwenden. Verschließen Sie den

Ansatz in einer Flasche oder in einem Glas luftdicht und lassen Sie ihn zwei bis drei Wochen stehen. Sie sollten die Früchte ein- bis zweimal täglich aufschütteln. Danach filtrieren Sie die Tinktur ab und bewahren sie in Glasflaschen auf.

Gegen Erkrankungen der Venen hat sich die regelmäßige Einnahme von Weißdorntinktur – dreimal täglich 10 bis 20 Tropfen mit etwas Wasser verdünnt – bewährt. Wenn Sie den Alkohol meiden wollen oder müssen, können Sie mit dem gleichen Erfolg auch den Tee nach dem Standardrezept trinken.

Wein und Essenz für das schwache Herz

Ein hervorragendes Mittel zur Pflege älterer, geschwächter oder angegriffener Herzen ist folgendes Rezept, für das Sie sogenannte Fluidextrakte herstellen müssen. Dazu benötigen Sie 0,75 Liter klaren Schnaps sowie jeweils 1/4 Tasse der drei verwendeten Drogen, zum Beispiel Weißdorn, Mistel und Baldrian. Die Drogen sollten möglichst kleingeschnitten, im Idealfall pulverisiert sein. Für den Hausgebrauch reicht es, die Droge im Mörser möglichst fein zu zerreiben.

Füllen Sie jede Droge in eine 1/2 Liter fassende, dunkle Flasche und gießen Sie jeweils 0,25 Liter Schnaps zu. Füllen Sie mit abgekochtem Wasser bis oben auf. Lassen Sie den Ansatz bei ca. 20 °C Lufttemperatur einen Tag lang ziehen und filtrieren Sie ihn dann ab. Wenn Sie keinen Laborfilter besitzen, können Sie auch einen Kaffeefilter mit Filtertüte verwenden. Da sich die Auszüge im Kühlschrank eine Weile halten, können Sie die Reste so lange aufbewahren, bis Sie die nächste Mischung ansetzen.

Mischen Sie:

1 Schnapsglas Weißdorn-Fluidextrakt
2 Schnapsgläser Mistel-Fluidextrakt
3 Schnapsgläser Baldriantinktur

Zubereitung: Geben Sie alles in eine Flasche mit Tropfer. Von dieser Mischung nehmen Sie dreimal täglich 15 bis 20 Tropfen auf einem Stückchen Zucker oder in einem Glas Wasser.

Mischen Sie folgende Heildrogen:

40 Gramm Salbeiblätter
15 Gramm Weißdornblüten
15 Gramm Bitterorangenrinde

Zubereitung: Bereiten Sie einen Kaltauszug mit 1 Liter Süßwein (Marsala, Port, Sherry o.ä.), den Sie zehn Tage lang unter gelegentlichem Aufschütteln ziehen lassen. Diesen filtrieren und ihn im Kühlschrank aufbewahren.

Dosierung: Morgens und abends ein Süßweinglas (0,1 Liter) davon trinken.

Heilwein bei Rhythmusstörungen

Mischen Sie folgende Drogen:

20 Gramm Baldrianwurzeln
20 Gramm Passionsblumen
20 Gramm Weißdornblüten
10 Gramm Bitterorangenblätter

Zubereitung: Bereiten Sie den üblichen Kaltauszug mit 1 Liter Süßwein, den Sie acht Tage lang unter gelegentlichem Aufrühren ziehen lassen. Zum Schluß abfiltrieren und im Kühlschrank aufbewahren.
Dosierung: Morgens und abends ein Süßweinglas (0,1 Liter) davon trinken.
Eigenschaften: Unterstützt die medikamentöse Therapie, wenn es ärztlicherseits erlaubt ist. Nicht anwenden, wenn der Organismus durch Alkohol vorgeschädigt ist.

Heilwein bei Hochdruck-Kopfschmerz

Mischen Sie folgende Drogen:

20 Gramm Mistelzweige
10 Gramm Weißdornblüten
10 Gramm Majoranblätter
10 Gramm Weidenblätter
10 Gramm Weidenrinde
10 Gramm Faulbaumrinde
5 Gramm Thymian

Zubereitung: Zerkleinern Sie die Droge möglichst gut und füllen Sie sie in eine 1,5-Liter-Flasche. Gießen Sie 1 1/2 Flaschen schweren Weißwein und 0,2 Liter reinen Alkohol dazu. Schütteln Sie die verschlossene Flasche zweimal täglich. Nach zehn Tagen filtrieren Sie ab.
Dosierung: Bei Bedarf ein Likörglas mit 0,04 Liter, höchstens dreimal täglich.

Heilweine gegen Arteriosklerose und Hochdruck

Mischen Sie folgende Drogen:

25 Gramm Mistel
20 Gramm Weißdornblüten
20 Gramm Silberweidenrinde
10 Gramm Faulbaumrinde
5 Gramm Enzianwurzel

Zubereitung: Zerkleinern Sie die Drogen möglichst stark im Mörser. Schütten Sie die Mischung in eine ausreichend große Flasche und übergießen Sie sie mit einer Flasche gutem Rotwein. Lassen Sie den Ansatz in der verschlossenen Flasche 1 Woche lang ziehen, schütteln Sie dabei die Droge zwei- bis dreimal täglich auf und filtrieren Sie den Wein zum Schluß ab. Heben Sie den Heilwein in einer verschlossenen Flasche im Kühlschrank auf. Bereiten Sie wegen der begrenzten Haltbarkeit immer nur jeweils 1 Flasche zu.
Dosierung: Trinken Sie täglich dreimal 1 Likörgläschen (0,02 Liter) davon vor den Mahlzeiten.

Mischen Sie folgende Drogen:

20 Gramm Weißdorn
20 Gramm Blutwurz
30 Gramm Herzgespann
30 Gramm Erdrauch
40 Gramm Olivenblätter

Zubereitung: Übergießen Sie die zerkleinerten Drogen mit 1 Flasche Süßwein (Marsala, Port, Retsina) und 100 Milliliter reinem, unvergälltem Alkohol. Lassen Sie den Ansatz zehn Tage lang ziehen, rühren Sie dabei die Droge zweimal täglich auf. Am Schluß abfiltrieren.

Dosierung: Dreimal täglich ein Süßweinglas (0,1 Liter) davon zwischen den Mahlzeiten trinken.

Eigenschaften: Enthält relativ viel Alkohol, daher sollte man nach dem Genuß weder Autofahren noch Maschinen bedienen.

Mischen Sie folgende Drogen:

3 Teile Mistelblätter
2 Teile Weißdornblüten
2 Teile Majoranblätter
2 Teile Faulbaumrinde
2 Teile Thymianblätter
1 Teil Weidenrinde

Zubereitung: Zerkleinern Sie die Drogenmischung möglichst gut und übergießen Sie sie in einer ausreichend großen Flasche aus dunklem Glas mit 1 Liter trockenem Weißwein und 200 Milliliter reinem, unvergälltem Alkohol. Lassen Sie den Ansatz zehn Tage lang ausziehen, schütteln Sie dabei die Droge öfters auf. Zum Schluß abfiltrieren.

Dosierung: Trinken Sie davon dreimal täglich bis zu 0,04 Liter (doppelter Schnaps) zwischen den Mahlzeiten.

Eigenschaften: Dieser Wein wirkt besonders auf Hochdruckformen, die nicht durch Nierenschäden bedingt sind.

Heilwein bei Herzbeutelentzündung

Mischen Sie:

20 Gramm Weißdornblüten
20 Gramm Weidenblätter
10 Gramm Meerzwiebel (giftig; besser darauf verzichten)

Zubereitung: Zerkleinern Sie die Drogenmischung möglichst gut und übergießen Sie sie in einer ausreichend großen Flasche aus dunklem Glas mit 1 Liter trockenem Weißwein. Lassen Sie den Ansatz zehn Tage lang ziehen, schütteln Sie dabei die Droge häufiger auf. Zum Schluß abfiltrieren.

Dosierung: Trinken Sie davon täglich bis zu 0,1 Liter morgens auf nüchternen Magen und abends.

Heilwein gegen Herzjagen

Mischen Sie folgende Drogen:

30 Gramm Weißdornblüten
30 Gramm Schafgarbe
30 Gramm Primelblüten
30 Gramm Passionsblumenblätter
20 Gramm Rautenblätter

Zubereitung: Zerkleinern Sie die Drogen möglichst gut und setzen Sie sie mit 1 Liter Süßwein (Port, Malaga, Marsala, Maphrodaphne) in einer ausreichend großen, verschlossenen Flasche an. Schütteln Sie die Drogen gelegentlich auf. Filtrieren Sie den Wein zum Schluß ab und heben Sie ihn im Kühlschrank auf.
Dosierung: Am Morgen und am Abend jeweils 1 Süßweinglas mit 0,1 Liter davon trinken.
Eigenschaften: Hilft, wenn das Herzjagen durch Nervosität bedingt ist.

Tinktur gegen Nierenhochdruck

Mischen Sie folgende Drogen:
100 Gramm frische Knoblauchzehen
20 Gramm Blutwurz
20 Gramm Weißdornblüten
Zubereitung: Übergießen Sie die Mischung mit 0,4 Liter klarem Schnaps oder Weinbrand. Lassen Sie den Ansatz 10 Tage lang ziehen und filtrieren Sie ihn dann ab.
Dosierung: Von der Tinktur täglich 20 Tropfen bis 1 Teelöffel mit etwas Wasser oder auf Zucker zwischen den Mahlzeiten nehmen.

Weißdorn-Rezepte gegen weitere Beschwerden

Neben seiner wichtigsten Verwendung in der Therapie von Herz-Kreislauf-Krankheiten und ihren Folgen hat sich Weißdorn auch bei einigen weiteren Krankheitsfeldern bestens bewährt. Dort wird die Droge grundsätzlich mit anderen Heilpflanzen kombiniert; sie wird entweder für Tees oder alkoholische Auszüge verwendet. Im folgenden sind einige bewährte Rezepturen aufgeführt. In der Volksmedizin gibt es darüber hinaus zahlreiche weitere Anwendungen, die teilweise auch sehr gute Erfolge bringen.

Zubereitungen gegen Unruhe, Angst und Depression

Mischen Sie folgende Drogen:

4 Teile Baldrianwurzel
3 Teile Wermutkraut
3 Teile Basilikumblätter
2 Teile Weißdornblüten

Zubereitung: Bereiten Sie einen Aufguß aus 2 Eßlöffeln Tee und 1/2 Liter kochendem Wasser, der mindestens zehn Minuten lang ziehen muß.
Dosierung: Den Aufguß nach dem Abseihen in drei Portionen über den Tag verteilt in kleinen Schlucken trinken.
Eigenschaften: Bekämpft starke Unruhe und beugt hysterischen Anfällen vor.

Mischen Sie folgende Drogen:

2 Teile Weißdornblüten
2 Teile Pfefferminzblätter
1 Teil Lavendelblüten
1 Teil Basilikumblätter

Zubereitung: Setzen Sie fünf Eßlöffel Tee mit 1 Liter kaltem Wasser an, lassen Sie es aufkochen und fünf Minuten leicht weiterkochen, dann abseihen.
Dosierung: Drei Tassen täglich, bis unmittelbar vor dem Schlafengehen.
Eigenschaften: Wirkt beruhigend.

Mischen Sie folgende Kräuter:

30 Gramm Baldrian
20 Gramm Melissenblätter
20 Gramm Weißdornblüten
20 Gramm Passionsblume
3 Gramm Safran
3 Gramm Kardamom

Zubereitung: Zerkleinern Sie die Drogen gut im Mörser und setzen Sie sie in 1 Liter Süßwein (Marsala, Port o.ä.) zehn Tage lang an. Dann den Wein abseihen und in einer verschlossenen Flasche kühl lagern.
Dosierung: Maximal davon drei Süßweingläser zu 0,1 Liter täglich trinken.

Eigenschaften: Dieser Wein ist ein probates Mittel gegen Nervosität und innere Unruhe.

Mischen Sie folgende Drogen:
3 Teile Passionsblume
2 Teile Weißdornblüten
2 Teile Lavendelblüten
2 Teile Kamillenblüten

Zubereitung: Bereiten Sie einen Aufguß aus 1 Eßlöffel Tee und 1 Tasse kochendem Wasser, der 10 Minuten lang ziehen muß.
Dosierung: 2 Tassen täglich.
Eigenschaften: Bekämpft auch Angina pectoris-Anfälle, die häufig mit starker Angst einhergehen, sowie streßbedingte oder neurotische Angstzustände.

Mischen Sie folgende Drogen:
4 Teile Baldrianwurzel
3 Teile Passionsblume
3 Teile Weißdornblüten
3 Teile Melissenblätter
3 Teile Pfefferminzblätter
2 Teile Lavendelblüten

Zubereitung: Geben Sie 1/2 Liter kaltes Wasser auf 1 Eßlöffel Tee und kochen Sie die Mischung auf. Drei Minuten leicht köcheln und weitere 10 Minuten ziehen lassen, dann abseihen.
Dosierung: Die Menge über den Tag verteilt trinken, ein größeres Glas für den Abend reservieren und kurz vor dem Schlafengehen trinken.
Eigenschaften: Fördert neben seiner angstbefreienden Wirkung auch einen erholsamen Schlaf ohne schlechte Träume.

Tees gegen Schlaflosigkeit

Mischen Sie folgende Drogen:
1 Teil Weißdornblüten
2 Teile Kamillenblüten
2 Teile Weidenrinde

Zubereitung: Bereiten Sie einen Aufguß aus 1 gehäuftem Eßlöffel Tee und 1 Tasse kochendem Wasser; 10 Minuten ziehen lassen, dann abseihen.
Dosierung: 1 Tasse davon vor dem Schlafengehen möglichst warm trinken.
Eigenschaften: Erleichtert das Einschlafen und sorgt für erholsamen Schlaf ohne die Begleiterscheinungen chemischer Schlafmittel. Kein Gewöhnungseffekt.

Mischen Sie folgende Drogen:
6 Teile Kamille
4 Teile Baldrian
4 Teile Melisse
4 Teile Hopfendolden
3 Teile Weißdornblüten
3 Teile Passionsblume

Zubereitung: Kochen Sie 2 Eßlöffel Tee mit 1/2 Liter Wasser auf und lassen Sie ihn fünf Minuten weiterköcheln. Anschließend abgießen.
Dosierung: Eine Tasse vor dem Abendessen und eine Tasse vor dem Schlafengehen.
Eigenschaften: Bewährt sich besonders dann, wenn man von Schlaftabletten loskommen will.

Schwindel, Ménière-Krankheit

Bei der Ménière-Krankheit handelt es sich um eine Erkrankung des Gleichgewichtsorgans. Sie äußert sich durch Schwindelerscheinungen, Kopfschmerz und Ohrensausen.

Mischen Sie folgende Drogen:

2 Teile Mistel
1 Teil Weißdornblüten
1 Teil Baldrianwurzeln

Zubereitung: Setzen Sie 80 Gramm der Mischung mit 1 Liter Weißwein acht Tage lang an. Rühren Sie die Droge gelegentlich auf und filtrieren Sie sie zum Schluß ab. Den Wein im Kühlschrank aufbewahren.
Dosierung: Zwei Gläser zu 0,1 Liter täglich zwischen den Mahlzeiten.
Eigenschaften: Bringt häufig überraschend gute Erfolge bei der von Ärzten oft kaum behandelbaren Krankheit.

Tee bei Beschwerden in den Wechseljahren

Mischen Sie folgende Drogen:

3 Teile Weißdornblüten
3 Teile Rautenblätter
3 Teile Passionsblume
4 Teile Kamille
2 Teile Herzgespann
1 Teil Wermut

Zubereitung: Bereiten Sie aus 3 Eßlöffeln Tee und 1/2 Liter kochendem Wasser einen Aufguß, der 1/4 Stunde lang ziehen muß.
Dosierung: Trinken Sie die zubereitete Menge über den Tag verteilt in drei Portionen.

Hilfe bei der Raucherentwöhnung

Wenn Sie sich entschlossen haben, mit dem Rauchen aufzuhören, dann kann Ihnen folgende Mischung beim Durchhalten in den ersten Wochen helfen.

Mischen Sie folgende Drogen:

100 Gramm Feigenkaktus
40 Gramm Baldrian
40 Gramm Sternanis
40 Gramm Weißdornblüten oder -früchte

Zubereitung: Zerkleinern Sie die Drogen sehr fein und setzen Sie sie mit 1 Liter klarem Schnaps sowie 3 Eßlöffeln Glyzerin an. Täglich schütteln Sie den Ansatz dreimal durch und lassen Sie ihn zehn Tage lang ziehen.
Dosierung: Morgens nüchtern und vor dem Schlafengehen je 1 Eßlöffel in Wasser eingerührt trinken.

Zubereitungen gegen Asthma und Allergien

Mischen Sie folgende Drogen:

4 Teile Ysop
3 Teile Beifuß
3 Teile Eukalyptusblätter
2 Teile Weißdornblüten

Zubereitung: Bereiten Sie aus 1 Eßlöffel Tee und 1/2 Liter kochendem Wasser einen Aufguß; 10 Minuten ziehen lassen und abgießen.

Dosierung: Zwei Tassen davon täglich zwischen den Mahlzeiten trinken.

Eigenschaften: Senkt die allergische Empfindlichkeit und lindert die Schwere von Asthmaanfällen

Mischen Sie folgende Drogen:

3 Teile Augentrost
3 Teile Eukalyptusblätter
3 Teile Ysop
2 Teile Minze
2 Teile Melissenblätter
1 Teil Weißdorn

Zubereitung: Bereiten Sie aus 4 Eßlöffeln Tee und 1 Liter kochendem Wasser einen Aufguß, den Sie 10 Minuten ziehen lassen.

Dosierung: Trinken Sie den Tee nach dem Abseihen über den Tag verteilt in mindestens fünf Portionen zwischen den Mahlzeiten.

Eigenschaften: Wirkt gegen allergisches Asthma.

Mischen Sie folgende Drogen:

3 Teile Efeu
3 Teile Lorbeerbeeren
2 Teile Ehrenpreis
1 Teil Weißdornblüten

Zubereitung: Setzen Sie eine Abkochung aus 2 Eßlöffeln Tee und 1/2 Liter kaltem Wasser an, die Sie aufkochen und 10 Minuten leicht weiterköcheln lassen.

Dosierung: Dreimal täglich 1/2 Tasse zwischen den Mahlzeiten.

Eigenschaften: Bei regelmäßiger Einnahme sollen Anfälle von Bronchialasthma verhindert werden.

Weißdorn als Hausmittel

Natürlich hat der Weißdorn auch in der sogenannten Volksmedizin seinen festen Platz als herzstärkendes und durchblutungsförderndes Mittel sowie als sehr wirksame Droge gegen nervöse Herzbeschwerden gefunden. Dafür werden vor allem die alkoholischen Extrakte genutzt. Es sind aber auch Rezepte überliefert, bei denen Apfelessig als Extraktions- und Konservierungsmittel verwendet wird. Beide Zubereitungsformen machen Sinn, denn sowohl mäßige Alkoholmengen als auch Essigsäure haben auch eine durchblutungsfördernde, verkalkungshemmende Wirkung. Daher verstärken sich beide Komponenten in diesen Zubereitungen gegenseitig.

Darüber hinaus werden vor allem die Beeren als stopfendes Mittel genutzt. Dazu werden frische Früchte gekocht oder gedämpft und durch ein feines Sieb gepreßt, so daß ein kernfreies Mus entsteht. Dann wird es nochmals mit etwas Zucker aufgekocht und in kleinen Gläsern sterilisiert. Von diesem Mus nimmt man je nach Stärke des Durchfalls 2 bis 3 Eßlöffel bis zu dreimal täglich.

Allerdings gibt es über die Wirksamkeit unterschiedliche Aussagen. Denn Weißdorn hat auch eine verdauungsfördernde Wirkung, die vor allem auf einen Abkömmling des Koffeins in der Droge zurückzuführen ist. Dies ist die Chlorogensäure, sie fördert die Darmbewegung und aktiviert daher den trägen Darm auf milde Weise. Allerdings ist der Gehalt an Chlorogensäure sehr gering, und daher wird Weißdorn auch nicht als verdauungsförderndes Mittel eingesetzt. Sehr geschätzt wird der Tee wegen seiner Wirksamkeit von Frauen, die sich in den Wechseljahren befinden. Jüngere Frauen verwenden Weißdorn auch bei Beschwerden während der Periode. Vor allem sehr starke Blutungen und Krämpfe der Gebärmutter, die äußerst schmerzhaft sein können, werden durch Weißdorn spürbar besser, oft werden sie sogar vollkommen normalisiert. Die krampflösende Wirkung wird auch bei Koliken und streßbedingten Magenkrämpfen geschätzt. Wie Pharmakologen nachgewiesen haben, sind die krampflösenden Substanzen ebenfalls bestimmte Flavonoide.

Auch Ödeme, also Flüssigkeitsansammlungen (»Wasser«) im Gewebe – vor allem in den Beinen, im Bauchraum und der Lunge –, werden wirksam behandelt. Auch für diese Anwendung wurde mittlerweile eine wissenschaftliche Begründung nachgeliefert. Denn zum einen beruhen Ödeme häufig auch auf einer zu schwachen Herzleistung, die ja durch Weißdorn eindrucksvoll gebessert wird. Zum anderen aber wurde für die Flavonoide auch eine leicht diuretische, also harntreibende Wirkung ermittelt. Umgekehrt erleichtert die verstärkte Ausscheidung von Wasser auch die Arbeit des Herzens, weil es deutlich weniger Flüssigkeit im Körper bewegen muß. Gelegentlich wird in der Volksmedizin Weißdorn auch zur Bekämpfung von Nervosität und einer übersteigerten Erregbarkeit eingesetzt.

Darüber hinaus sind die Blüten von Weißdorn Bestandteil vieler Tees, die man zur Bekämpfung von Übergewicht einsetzt. Dabei spielt offenbar seine harntreibende Wirkung die entscheidende Rolle, denn eine appetithemmende oder stoffwechselaktivierende (und damit energieverbrauchende) Wirkung ist weder wissenschaftlich nachgewiesen, noch wird sie dem Weißdorn in der Volksmedizin zugeschrieben. Zum Süßen des Tees kann man neben Zucker, Süßstoff oder Honig auch Sanddornsaft verwenden, der sich dafür geschmacklich hervorragend eignet.

Weißdorn ist schließlich auch Bestandteil vieler Tees, die positiv auf die körpereigenen Abwehrkräfte wirken. Für diese Zwecke wird er gelegentlich auch als Einzeldroge empfohlen. Dabei beschränkt sich diese »adaptogene« Wirkung nicht nur auf die »klassischen« Einsatzgebiete wie Erkältungskrankheiten oder andere Infektionen, sondern auch auf sonstige schädliche Umweltfaktoren. An erster Stelle sind dabei Überanstrengung oder berufliche wie private Überforderung zu nennen.

Während Streß und Überlastung häufig zu einer erhöhten Anfälligkeit gegenüber Krankheiten führen und den Organismus schwächen, vertragen Menschen, die regelmäßig Weißdorn oder auch andere Adaptogene wie Ginseng, Hefeextrakt oder Knoblauch anwenden, viele Streßfaktoren, ohne krank zu werden. Dieses verblüffende Phänomen wird von vielen Forschern überall auf der Welt untersucht.

Gerade Herzpatienten neigen mitunter dazu, sich aus Angst vor möglichen weiteren Schäden zu sehr zu schonen. Tatsächlich aber gibt es nur relativ wenige Krankheitsbilder, bei denen Ärzte heute noch zum Meiden körperlicher Anstrengungen raten. Gefordert wird vielmehr ein zustands- und altersgerechtes Training, das eine Reizwirkung auf den gesamten Organismus ausübt, zu einem Aufbau von Muskulatur führt, die Beweglichkeit und das Allgemeinbefinden verbessert und auch das Herz auf angemessene Art trainiert und somit leistungsfähig erhält.

Sprechen Sie also unbedingt mit Ihrem Arzt, wenn Sie an einer Herzerkrankung leiden, einen Infarkt überstanden haben oder einfach nur vorbeugen wollen. Sie sollten weder dem Gedanken verfallen, Sie dürften jetzt überhaupt nichts mehr unternehmen und müßten Ihr Herz durch möglichst viel Ruhe und wenig Bewegung schonen. Umgekehrt aber wäre es genauso falsch, vermutlich sogar viel gefährlicher, wenn Sie sich zuviel zumuten.

Am sinnvollsten ist es, wenn Sie sich einer Herz- oder Koronarsportgruppe, einem Verein, der Rehatraining oder ähnliche Gruppenarbeit anbietet, oder einem medizinisch betreuten, von Krankengymnasten geleiteten Fitneß- oder Rehazentrum anschließen. Dort wird Ihr Körper nach und nach aufgebaut, bis Sie einen Stand erreicht haben, mit dem Ihr Organismus gut zurechtkommt.

Pflegen Sie nach Möglichkeit eine Sportart, die Ihren Neigungen entspricht. Dabei kommen allerdings Mannschaftssportarten wie Fußball oder Handball nicht in Frage. Gefragt sind vielmehr Ausdauersportarten: Walking, Jogging, Schwimmen und Radfahren sind ideale Möglichkeiten, den Körper langsam und dauerhaft aufzubauen und ihn samt dem Herzen fit zu halten.

Beginnen Sie auch hier sehr, sehr langsam. Bedenken Sie, daß Ihr Herz, auch wenn Sie es mit Medikamenten und Weißdorn unterstützen oder es durch eine Operation entlastet wurde, nicht unbegrenzt leistungsfähig ist. Vielmehr muß es sich sehr langsam an das ungewohnte Training anpassen. Deswegen sollten zumindest die ersten Trainingseinheiten unbedingt unter Aufsicht erfahrener, medizinisch geschulter Übungsleiter oder Physiologen stehen. Sie werden bei Bedarf vor, während und nach dem Übungsprogramm Blutdruck und Puls messen und Ihnen dann gegebenenfalls zur Mäßigung raten oder die Leistungsziele hochschrauben.

Tip

Bitte richten Sie sich als Herzpatient keinesfalls nach den für gesunde Menschen üblichen Empfehlungen, wie sie z. B. der Deutsche Sportbund oder andere Organisationen herausgegeben haben. Jeder, der herzkrank ist, braucht ein individuell auf ihn abgestimmtes Aufbau- und Trainingsprogramm.

Auch wenn Sie nach einigen Wochen eine spürbare Verbesserung Ihrer sportlichen Leistungsfähigkeit feststellen und sich nicht genügend gefordert vorkommen, sollten Sie keinesfalls auf eigene Faust das Trainingspensum erhöhen. Überlegen Sie sich doch, daß Ihr Herz, das innerhalb von Jahren und Jahrzehnten krank und schwach geworden ist, nicht innerhalb weniger Wochen auf die Leistungsfähigkeit eines 18jährigen getrimmt werden kann. Abgesehen davon müssen sich auch andere Körperstrukturen, z.B. das Knochenskelett oder Sehnen und Bänder des Halteapparates, auf die neuen Belastungen einstellen und sich entsprechend verstärken. Sonst drohen Ihnen teilweise schwere Unfälle, die Sie schlimmstenfalls wieder ins Krankenbett zurückführen und Ihre wiedergewonnene Bewegungsfähigkeit zunichte machen.

Erbliche Herzkrankheiten

Vor allem Menschen, deren Eltern, Großeltern oder andere nahe Verwandte bereits an schwachen, krankheitsanfälligen Herzen litten, sollten nie aufhören, ihren Körper regelmäßig zu trainieren. So können sie wirkungsvoll vorbeugen, denn viele Herzkrankheiten sind zwar nicht unbedingt direkt vererbbar, wohl aber scheint es so, als ob die Neigung dazu von Generation zu Generation weitergegeben werden kann.

Natürlich können und sollen Sie andererseits Ihre Leistungsgrenzen kontinuierlich nach oben schrauben. Doch ist es wichtig, dies langsam und unter fachlicher Anleitung zu tun. Sie sollen durchaus Ehrgeiz entwickeln, aber mit Sinn und Verstand. So machen immer wieder einmal auch ehemalige Herzpatienten Schlagzeilen, die erstaunliche Leistungen bei City- und Volksläufen erzielen oder auch die berüchtigte Marathonstrecke in erstaunlich guten Zeiten schaffen. Aber um solche Leistungen erzielen zu können, müssen Sie sich sehr viel Zeit, in der Regel mehrere Jahre kontinuierlicher Aufbauarbeit, gönnen.

Vernünftig leben

Natürlich sollten Sie auch Ihre sonstigen Lebensgewohnheiten so umstellen, daß Ihr Herz die Chance hat, sich zu erholen und zu kräftigen. Dazu gehören vor allem das Erlernen einer gesunden Gelassenheit (die im übrigen nichts mit der berüchtigten Lässigkeit oder Nachlässigkeit zu tun hat), das Erzielen eines normalen Körpergewichtes, eine vernünftige Ernährung und gegebenenfalls das Überwinden der Nikotinsucht.

Für Herzpatienten gibt es eine wichtige Devise, die sich auf beinahe alle Lebensbereiche anwenden läßt: Es führen viele Wege ans Ziel, und der schlechteste von ihnen ist der mit dem Kopf durch die Wand. Wie beim Sport auch, kann ein sehr engagierter, aktiver Mensch, der Arbeit wie Familienleben mit großem Einsatz und viel innerer Anteilnahme bewältigt, nicht von heute auf morgen zu einem abgeklärten Philosophen werden, der durch nichts zu erschüttern ist. Trotzdem sollte man lernen, sich nicht alles »zu Herzen zu nehmen«, weil dies einer solchen Belastung eben nicht unbedingt gewachsen ist.
Neigen Sie dazu, sich leicht aufzuregen, stehen Sie ständig sozusagen unter Dampf? Wenn ja, dann ist es in jedem Fall sinnvoll, wenn Sie einen Kurs für wissenschaftlich anerkannte Methoden wie autogenes Training und Yoga oder eine andere Entspannungstechnik besuchen. Bei bestimmten

Krankheitsbildern können Sie diese Techniken sogar auf Rezept und damit kostenlos für Sie erhalten. Welche der Methoden Sie erlernen, bleibt Ihnen überlassen, denn ihre Wirkung auf Herz und Nerven sind gleich gut. Möglicherweise müssen Sie auch mehrere Methoden probieren, ehe Sie diejenige finden, die Ihnen am besten liegt.

Tragen Sie zu viele Pfunde mit sich herum, sollten Sie besonders auf eine vernünftige Ernährung achten, aber auch eine nötige Gewichtsabnahme mit Maß und Ziel angehen. Nulldiäten, Fastenkuren oder andere Gewaltaktionen richten auch am Herzen eher Schaden an, als daß sie langfristig nutzen. Denn zum einen führt der sogenannte Jojoeffekt meist dazu, daß man einige Zeit nach Ende der Diät deutlich mehr Kilo auf die Waage bringt als vorher. Zum anderen führen solche Kuren zu einer extremen Mangelsituation im Stoffwechsel, und dadurch kann die Ernährung des Herzmuskels gefährdet sein.

Sinnvoller und auf Dauer wirksam ist es, wenn Sie sich vernünftig ernähren. Reduzieren Sie fette und süße Speisen möglichst weitgehend. Steigen Sie um auf eine fleisch-, wurst- und käsearme Ernährung. Bevorzugen Sie dagegen pflanzliche Lebensmittel. Lassen Sie sich hin und wieder in einem guten vegetarischen Restaurant verwöhnen, um zu erfahren, daß dort beileibe nicht nur fades Müsli und immer die gleichen Salate angeboten werden. Für die Küche daheim gibt es mittlerweile ein hervorragendes Sortiment vegetarischer Kochbücher. Auch die Verbraucherberatungen, Apotheken und Ärzte verteilen Bücher und Broschüren, in denen wirklich wohlschmeckende Rezepte zusammengestellt sind.

In den Zusammenhang mit der Ernährung gehört auch eine Bemerkung zum Thema Alkohol. Die in den 80er Jahren begonnene, über zehn Jahre laufende MONICA-Studie der Weltgesundheitsorganisation, die unter anderem auch in Deutschland durchgeführt wurde, hat zweifelsfrei ergeben: Mäßiger Alkoholgenuß senkt deutlich das Risiko einer Erkrankung bzw. einer Rückkehr von Infarkten und anderen Krankheiten des Herzens und des Kreislaufsystems.

Auch hier allerdings liegt die Betonung auf mäßig. Zwar kann man noch keine wissenschaftlich abgesicherte Empfehlung abgeben, doch deuten alle bisher gewonnenen Ergebnisse darauf hin, daß die tägliche Obergrenze bei etwa 30 Gramm reinem Alkohol liegt. Das entspricht ungefähr einem Glas Wein oder zwei Gläsern Bier zu 0,3 Litern. Diese Empfehlung gilt natürlich nur, wenn ansonsten keine gesundheitlichen Bedenken gegen Alkoholgenuß bestehen.

Auch wenn viele Menschen auf Rotwein als Gesundheitselixier schwören, weiß man heute, daß die Alkoholart offenbar keine entscheidende Rolle spielt – mit einer Ausnahme: Harte Getränke wie Schnaps oder Liköre sollten Sie eher meiden. Denn sie sind eindeutig als krebsgefährdend entlarvt. Vor allem bösartige Tumoren an Lippe, Zunge, Mundboden oder im Rachen-Kehlkopfraum werden durch die scharfen, aggressiven Drinks gefördert.

Vermutlich weiß jeder betroffene Patient, daß das Rauchen bei Herz- und Kreislaufkrankheiten absolut verboten ist. Doch der Weg von der Erkenntnis bis zur Umsetzung ist gerade bei Rauchern sehr weit, und viele von ihnen erreichen ihr Ziel nicht. Es gibt keine Patentrezepte, mit denen das Aufhören zuverlässig klappt.

Vielleicht aber hilft Ihnen eine Methode, mit der es einige Leute bereits geschafft haben, länger als ein Jahrzehnt nikotinfrei zu leben: Erlauben Sie sich einfach das Rauchen! So paradox es klingt, die Methode kann wirklich helfen. Zumindest während einer akuten Krankheitsphase fällt es auch hartgesottenen Dauerrauchern nicht schwer, für einige Tage oder Wochen auf den blauen Dunst zu verzichten.

Denken Sie in dieser Zeit durchaus immer wieder einmal an die Idee, das Rauchen aufzugeben. Verzichten Sie aber darauf, die Sucht mit Gewalt zu besiegen. Statt mit dem Kopf durch die Wand zu gehen und sich zu sagen, »ich darf jetzt nicht mehr rauchen«, versuchen Sie es doch einmal mit der viel freundlicheren Formel: »Es wäre schön, wenn ich es schaffen würde, nicht mehr zu rauchen.« Fügen Sie als zweiten Gedanken dazu: »Ich darf rauchen, aber nur, wenn es mir wirklich schmeckt.« Prägen Sie sich diese Sätze täglich immer wieder ein, bis Sie beide wirklich verinnerlicht haben.

Zünden Sie sich dann ruhig eine Zigarette an, wenn es Ihnen wieder besser geht, doch achten Sie besonders auf den Geschmack. Und da schneidet die erste Zigarette nach einer mehrtägigen oder wochenlangen Pause äußerst schlecht ab. Jetzt folgt die einzige Entscheidung, zu der Sie wirklich Ihren Willen brauchen: Machen Sie die Zigarette spätestens nach dem dritten, noch immer übel schmeckenden und brennenden Zug aus.

Wenn man es jetzt schafft, sich immer wieder klarzumachen, wie scheußlich Zigaretten schmecken, fällt der Abschied von der Sucht und der liebgewonnenen Gewohnheit viel leichter, als wenn man sich die Zigaretten einfach verbietet. Denn auch Erwachsene reagieren oft wie Kinder: Alles Verbotene reizt einfach unwiderstehlich.

Register zu Weißdorn

Karin Pahl

Gesund und schlank durch Algen

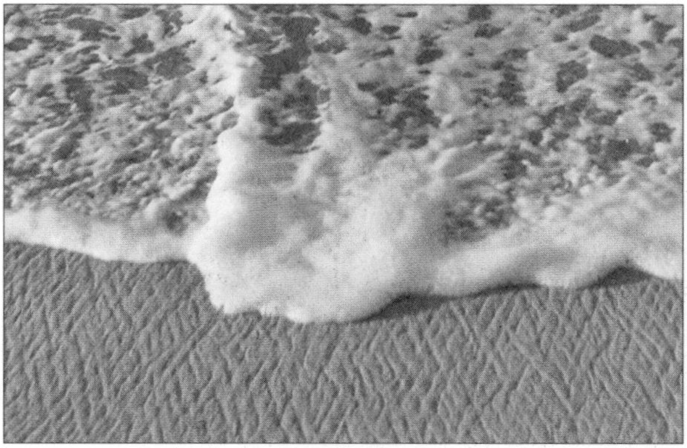

Algen – die Urkraft aus dem Meer

Von jeher übt das Meer eine ungeheure Faszination auf die Menschen aus: In früheren Zeiten versuchten sie die See mit Booten zu bezwingen, die aus heutiger Sicht eher Nussschalen als einem stabilen Schiff ähnelten, heute werden Tauchboote gebaut, mit denen Forscher zum Grund des Meeres vordringen wollen. Auch können sich viele Menschen nichts Schöneres vorstellen, als ihren Urlaub am Meer zu verbringen. Die Kraft des Meeres, seine Färbung und seine Wellen, aber auch sein typischer Geruch scheinen die Menschen geradezu magisch anzuziehen. Auch die Bewohner des Meeres, Tiere als auch Pflanzen, haben die Menschheit schon immer fasziniert und zu fantasievollen Geschichten animiert. Heute jedoch ist man eher daran interessiert, welchen Nutzen wir aus dem Tier- und Pflanzenreichtum der Meere ziehen können. Chemiker, Biologen, Pharmazeuten und Mediziner gehen davon aus, dass Flora und Fauna des Meeres nahezu unbezahlbare Schätze zu bieten haben, z. B. neue Wirkstoffe gegen bislang unheilbare Krankheiten und Substanzen, mit denen wir Gesundheitsschäden vorbeugen und vielleicht sogar unsere Lebenserwartung steigern können. Kein Wunder, dass sich die Wissenschaft immer stärker den heilenden Kräften des Meeres zuwendet.

Besonders gut erforscht sind die Algen (zumindest eine Reihe von Arten). Zahlreiche Forscher haben – unabhängig voneinander – festgestellt, dass viele dieser Pflanzen wirksame Inhaltsstoffe enthalten, die im Dienste der Gesundheit, zur Vorbeugung und Therapie von

Krankheiten, zur Steigerung der Vitalität und zum Erhalt von Schönheit und Leistungsfähigkeit eingesetzt werden können. Grund genug, sich diese biologischen Wunderwerke einmal genauer anzusehen.

Die Algen: Pioniere des Lebens auf der Erde

Algen gehören zu den ersten Lebewesen auf unserem Planeten.

Wie wir heute alle wissen, nahm das Leben auf der Erde seinen Anfang in den Tiefen der Ozeane. Zu den ersten Lebewesen, die sich damals entwickelten, gehörten die Algen. Die ersten Algen bestanden nur aus einer einzigen Zelle; erst nach und nach entstanden auch mehrzellige Algen. Heute gibt es die unterschiedlichsten Algenarten – von Minialgen (auch Mikroalgen genannt), die – wie ihre „Vorfahren" – aus einer Zelle bestehen, bis hin zu Algen, die viele Meter lang werden.

Algen sind zwar einerseits äußerst wertvolle Pflanzen, andererseits jedoch sehr anspruchslos. Um leben und gedeihen zu können, benötigen sie nicht viel mehr als Kohlendioxid (den Stoff, der unter anderem bei der Atmung, aber auch bei der Verbrennung von fossilen Energieträgern freigesetzt wird), Nährstoffe, die im Wasser gelöst sind, und natürlich das Wasser selbst – schließlich ist es ihr ureigenstes Element, außerhalb dessen sie nur beschränkt lebensfähig sind. (Es gibt zwar einige an Land lebende Algenarten, doch auch ihr Lebenselixier ist das Wasser.) Wie die meisten Pflanzen verarbeiten sie das Kohlendioxid weiter und wandeln es in Sauerstoff um – sie sind also maßgeblich daran beteiligt, dass die Lebewesen, die Sauerstoff zum Atmen benötigen, auch genug davon erhalten. Die Nährstoffe nehmen sie über ihre Zellmembrane aus dem Meerwasser auf.

Viele der aufgenommenen Nährstoffe werden von den Algen eingelagert. Das – aber noch vieles andere mehr – macht sie so wertvoll für uns. Algen sind reich an lebenswichtigen Mineralstoffen, Spurenelementen, sie enthalten jede Menge Vitamine, aber auch eine große Anzahl verschiedener Aminosäuren. Aminosäuren sind Grundbausteine der Eiweiße (Proteine), die der Mensch für den Aufbau seiner Körperzellen benötigt. Vor allem die so genannten essenziellen Aminosäuren, an denen Algen ebenfalls reich sind, müssen wir unserem Organismus mit der Nahrung zuführen, denn sonst stoppt er den Aufbau der Zellen. Auch einige Hormone können im Fall eines Mangels an essenziellen Aminosäuren von unserem Körper nicht hergestellt werden, da diese Aminosäuren für die Produktion dieser Substanzen unerlässlich sind. Gründe genug, um Algen stärker als bisher Beachtung zu schenken.

Es ist problemlos möglich, Algen in die Ernährung einzubeziehen – sei es als Teil der Nahrung oder in Kapsel- oder Tablettenform als Nahrungsergänzungsmittel. Schließlich stehen Algen in anderen Ländern – vor allem in Asien – schon lange auf dem Speiseplan. In den USA sind vor allem Algenpräparate sehr beliebt. Bei uns im deutschsprachigen Raum haftet den Algen noch immer der Ruf von etwas Exotischem an, doch auch hier sind Algen und Algenpräparate mittlerweile nahezu überall erhältlich. Getrocknete Algen, die man unter anderem zum Kochen verwenden kann, erhält man z. B. in den meisten Asien-Shops, zum Teil auch in Reformhäusern und Naturkostläden oder über den Versandhandel. Algenpräparate können in der Regel in Apotheken sowie ebenfalls in Reformhäusern, Naturkostläden und über den Versandhandel erworben werden.

Unerschöpfliche Algenvielfalt

Unzählige Algenarten sind den Botanikern bislang bekannt. Viele davon gedeihen nur im salzhaltigen Wasser, andere wiederum haben sich das Süßwasser als Lebensraum ausgesucht.

Die erste grobe Unterscheidung zwischen den einzelnen Algenarten wird anhand ihrer Farbe getroffen: Es gibt sowohl grüne als auch braune, rote und blaue bzw. blau-grüne Algen. Die Färbung der Algen ist abhängig von den Farbpigmenten, die sie enthalten. Zwei Beispiele: Der Pflanzenfarbstoff Chlorophyll, den z. B. auch die Blätter der meisten Landpflanzen enthalten, ist neben anderen Farbstoffen (z. B. dem Beta-Karotin) für die grüne Farbe verantwortlich. Der Farbstoff mit dem nahezu unaussprechlichen Namen Phycocyanin hingegen färbt Algen blau bzw. blau-grün.

In Japan sind Algen von der Speisekarte gar nicht mehr wegzudenken. Auch bei uns werden Gerichte, die Algen enthalten, nicht zuletzt wegen ihres Meeresgeschmacks immer beliebter.

Kleine Algenkunde

Im Folgenden sollen nun kurz die am besten erforschten und für die tägliche Ernährung bzw. als Nahrungsergänzung besonders gut geeigneten Meeresalgen vorgestellt werden. Vielleicht gibt Ihnen diese

Es gibt eine solche Vielzahl von Algenarten, dass man schon ein Fachmann sein muss, um die verschiedenen Algen voneinander zu unterscheiden.

Für die Ernährung geeignete Meeresalgen

- ***Chondrus crispus (Carrageen, Irländisches Moos):***
  Rotalge, die – verarbeitet – in vielen Kosmetika zu finden ist und jede Menge Ballast- und Schleimstoffe enthält und zu einer geregelten Verdauung beitragen kann.
- ***Fucus vesiculosus (Blasentang):***
  Braunalge, deren bevorzugter Lebensraum in Küstennähe liegt. Enthält große Mengen Jod sowie andere Mineralstoffe und Spurenelemente.
- ***Laminaria saccharina (Kombu):***
  Braunalge, die unter anderem im Atlantik und Pazifik beheimatet ist. Aus den verschiedenen Laminaria-Arten werden die Salze der Alginsäure, Alginate genannt, gewonnen, die unter anderem als Zusatzstoffe für Kosmetika dienen. Kombu enthält zudem eine große Menge verschiedener Mineralstoffe.
- ***Palmaria palmata (Dulse):***
  Rotalge, die im Atlantik vorkommt und bis zu 30 Zentimeter groß werden kann. Dulse enthält besonders viel Eisen und ist sehr eiweißreich. Sie wird gern in der Küche verwendet.
- ***Porphyra-Algen (Nori):***
  Die verschiedenen Porphyra-Arten zählen zu den Rotalgen und werden vor allem vor den asiatischen Küsten geerntet. Sie enthalten jede Menge Vitamine und sind reich an Eiweißen.
- ***Ulva lactuca (Meeressalat):***
  Grünalge, die große Mengen Vitamin C beinhaltet und schmackhaft ist.
- ***Undaria pinnatifida (Wakame):***
  Aus Asien stammende Braunalge, die gern in der Küche verwendet wird und reich an Eisen sowie anderen Mineralstoffen ist.

„kleine Algenkunde" den Anstoß, selbst zum „Algenexperten" zu werden und die Algen, die Sie am Strand finden, einzuordnen.

Vielleicht kommen Sie auf die Idee, Algen sammeln zu wollen, um sie zu verwerten. Doch davon ist abzuraten, denn Algen selbst zu sammeln und aufzubereiten ist recht umständlich. Beispielsweise können abgestorbene Algen, die an den Strand gespült wurden, schon sehr betagt sein. Sie sollten deshalb nicht mehr verwertet werden.

Wer Algen ernten möchte, sollte das im offenen Meer tun, und zwar an Stellen, die nicht mit den Abwässern der Küstenregion verunreinigt sind. Für einen Laien sind solche Plätze jedoch schwierig zu finden, davon einmal abgesehen, dass nicht alle Algen im Meer schmackhaft sind und auch eine Verwechselungsgefahr mit anderen Meerespflanzen besteht. Zudem müssen Algen noch auf spezielle Art und Weise aufbewahrt (z. B. getrocknet) werden, um sie auch nach einiger Zeit noch verwerten zu können. Diese Prozedur sollte man jedoch lieber Fachleuten überlassen. Bei Algen, die professionell geerntet und verarbeitet wurden, können Sie sicher sein, dass sie noch alle Nährstoffe und andere Substanzen enthalten, die die Algen so wertvoll machen. Zum Teil werden Algen sogar im Meer angebaut, um eine gleich bleibend hohe Qualität zu erzielen.

Algen selbst zu sammeln ist kein lohnendes Geschäft. Man weiß z. B. nie, ob die Algen nicht in abwasserreichen Gewässern zu Hause waren und deshalb womöglich eher schaden als nutzen können.

Auch im Süßwasser leben Algen

Auch Süßwasseralgen enthalten Inhaltsstoffe, die für uns von großem Nutzen sein können. Vor allem zwei Algenarten haben in letzter Zeit Furore gemacht: die blau-grüne Alge Spirulina und die Grünalge Chlorella.

Spirulina – die Mikroalge

Die blau-grüne Alge Spirulina ist ein winziges Wunderwerk der Natur. Mit einer Länge von einem knappen halben Millimeter ist sie als Einzellebewesen innerhalb eines großen Algenteppichs kaum auszumachen. Deshalb wird sie auch als Mikroalge bezeichnet. Eigentlich jedoch zählt die Alge zu den so genannten Cyano- oder Blaubakterien. Spirulina besitzt keinen Zellkern, sondern besteht aus einer Reihe von Einzelzellen, die wie eine

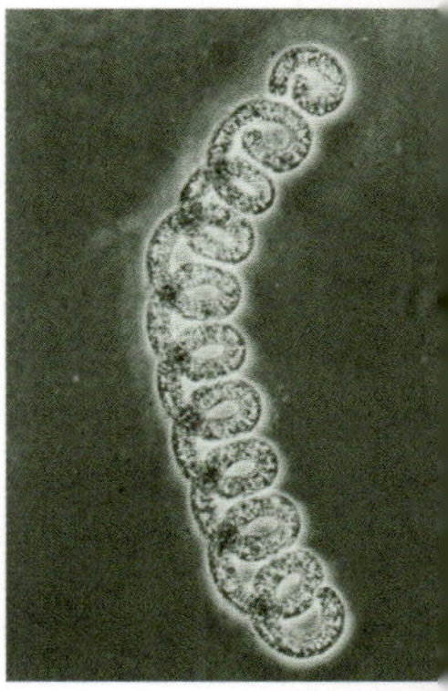

Spirulina

Spirale angeordnet sind – daher auch der Name der Mikroalge.

Diese Mikroalge weist noch eine weitere Besonderheit auf: Sie lebt in alkalischen Gewässern, den so genannten Sodaseen, in denen kaum anderes Leben gedeihen kann. Die Bewohner der Regionen, in denen Spirulina vorkommt, fischen die winzige Alge schon seit langem ab und nehmen sie zusätzlich zu ihrer gewohnten Nahrung zu sich.

Die blau-grüne Spirulina-Alge wird zu Tabletten oder Pulver verarbeitet und dient als Nahrungsergänzungsmittel.

In unseren Breiten ist Spirulina als Nahrungsergänzungsmittel in Pulver- oder Tablettenform erhältlich. Diese Präparate enthalten alle essenziellen Aminosäuren, die der Körper nicht selbst herstellen kann, sowie neun weitere dieser Eiweiß-Grundbausteine. Auch alle Vitamine der B-Gruppe kommen in Spirulina vor, genauso Provitamin A oder Beta-Karotin, das vom menschlichen Organismus in Vitamin A umgewandelt wird. Außerdem besitzt Spirulina einen hohen Eisen-, Magnesium- und Kalziumgehalt. Die Süßwasseralge ist also als Nahrungsergänzung geradezu ideal – vor allem für Menschen, die nur geringe Mengen an Vitaminen zu sich nehmen, und für Personen, die sich vegetarisch ernähren. Für Vegetarier ist es nämlich oftmals schwierig, dem Körper alle wichtigen Aminosäuren sowie alle Vitamine der B-Gruppe zuzuführen, da diese vor allem in Fleisch und Wurst enthalten sind.

Die Grünalge Chlorella

Chlorella ist eine grüne Mikroalge, die nur etwa so groß wie ein rotes Blutkörperchen ist. Sie besteht aus einer einzigen Zelle und besitzt die Fähigkeit, sich mit ungeheurer Geschwindigkeit zu vermehren – unter günstigen Bedingungen (z. B. bei hoher Sonnenlichteinstrahlung) verdoppelt sich die Zahl der Mikroorganismen innerhalb einer guten halben Stunde.

Doch es gibt noch mehr Erstaunliches über diese winzige Wunderalge zu berichten: Sie besteht zu mehr als 60 % aus hochwertigem Eiweiß, alle essenziellen Aminosäuren inklusive. Zum Vergleich: Fleisch – ein wichtiger Eiweißlieferant in unserer Nahrung – besteht nur zu 20 % aus Proteinen. Zudem liefert Fleisch, im Gegensatz zu Chlorella, nicht alle essenziellen Aminosäuren, denn diese sind vor allem in pflanzlichen Nahrungsmitteln enthalten. Hinzu kommt, dass Chlorella im Vergleich zu anderen pflanzlichen Produkten eine immense Menge des grünen Farbstoffs Chlorophyll enthält, der sich äußerst positiv auf die menschliche Gesundheit auswirkt. Auch an Provitamin A oder Beta-Karotin, der Vorstufe des Vitamins A, sowie an Folsäure und vielen Vitaminen der B-Gruppe ist Chlorella reich. Zink, Eisen und Kalzium – Mineralstoffe, die unser Körper dringend benötigt – sind ebenfalls reichlich in Chlorella zu finden.

Chlorella ist – genau wie Spirulina – nur in Tabletten- oder Pulverform erhältlich. Sie kann als Ergänzung zur Nahrung genommen werden.

Algen im Dienst der Gesundheit

Vielleicht fragen Sie sich, warum es für jeden von uns sinnvoll sein kann, Algen oder Algenpräparate zu sich zu nehmen. Die Antwort darauf fällt leicht: Die meisten Algen und ihre Extrakte enthalten eine Vielzahl an Mineralstoffen, Spurenelementen, Vitaminen und anderen der Gesundheit förderlichen Stoffen. Diese Nährstoffe werden vom menschlichen Organismus dringend benötigt, damit alle Funktionen reibungslos ablaufen. Fehlt eine dieser Substanzen, kommt es auf längere Sicht zu Mangelerscheinungen, zum Teil sogar zu schweren Erkrankungen.

Vielleicht werfen Sie nun ein, dass in unserer Überflussgesellschaft eigentlich niemand unter einem Mangel an diesen wertvollen Substanzen leiden sollte. Schließlich stehen uns Nahrungsmittel im Übermaß zur Verfügung, die unseren Bedarf an Vitaminen, Mineralstoffen und Spurenelementen decken müssten. Das ist zwar richtig, dennoch ist bei vielen Menschen ein leichter Mangel an bestimmten Stoffen festzustellen. Der ganz einfache Grund: Wir ernähren uns zu ungesund. Zwar können wir das ganze Jahr über zwischen allen nur erdenklichen Obst- und Gemüsesorten wählen, die einen Großteil unseres Nährstoffbedarfs decken würden, doch greifen die meisten von uns aus Bequemlichkeit lieber zu Fertiggerichten oder zu Fastfoodprodukten, die nur eine geringe Menge der lebenswichtigen Substanzen enthalten. Außerdem essen wir zu viel Fleisch, nehmen zu viel Fett mit der Nahrung auf und „trös-

Unter anderem sind es die vielen Mineralstoffe, Spurenelemente und Vitamine, die in Algen enthalten sind, die diese für den Menschen so wertvoll machen.

ten" uns zu häufig mit Süßigkeiten oder Süßspeisen. Man kann deshalb wirklich nicht sagen, dass die meisten von uns sich gesund ernähren.

Auch wenn wir auf den ersten Blick vielleicht nichts davon mitbekommen: Viele von uns leiden (aus den oben genannten Gründen) unter einem leichten Mangel an bestimmten Nährstoffen. Dieser Mangel macht sich selbstverständlich nicht sofort in Form einer Krankheit bemerkbar, aber bereits geringe körperliche Veränderungen können auf einen Vitamin- oder Mineralstoffmangel hindeuten. Dazu gehören z. B. Antriebslosigkeit, ständige Müdigkeit oder Appetitlosigkeit. Auch Gewichtszunahme kann ein Indiz für einen Vitamin- und Mineralstoffmangel sein.

Algen als Teil der Nahrung oder als Nahrungsergänzungspräparat können bei solchen Mangelerscheinungen Abhilfe schaffen. Schauen Sie doch einfach in die folgende Liste, welche Funktionen die einzelnen Vitamine und Mineralstoffe besitzen und welche Alge reich an den jeweiligen Nährstoffen ist.

Algen enthalten Vitamin A nur selten in seiner „reinen" Form. Das ist auch gut so, denn ein Überschuss an diesem Vitamin kann toxisch wirken. Das Provitamin A oder Beta-Karotin, das die meisten Algen beinhalten, wird vom Körper in Vitamin A umgewandelt. Es hat keine toxische Wirkung.

Vitamine und ihr Vorkommen in Algen

- ***Vitamin A (Retinol):*** *Mitverantwortlich für den Aufbau von Bindegewebe und der Schleimhäute sowie das Sehen bei Nacht. Mangelerscheinungen: Nachtblindheit, schlaffes Bindegewebe, trockene Schleimhäute. Günstige Algen: Chlorella, Dulse, Spirulina (enthalten Vitamin A als dessen Vorstufe Beta-Karotin).*
- ***Vitamin B1 (Thiamin):*** *Zuständig für die Umwandlung von Kohlenhydraten, die mit der Nahrung aufgenommen werden, in Energie, mit der die Muskel- und Nervenzellen versorgt werden. Mangelerscheinungen: Appetitlosigkeit, Kopfschmerzen, Leistungs- und Konzentrationsschwäche. Günstige Algen: Chlorella, Dulse, Kombu, Spirulina.*
- ***Vitamin B_2 (Riboflavin):*** *Notwendig für die Augen (gutes Sehen) und für die Körperzellen, um aus dem mit der Nahrung zugeführten Fett und Eiweiß die für ihre Funktion notwendige Energie zu ziehen. Mangelerscheinungen: Augenbrennen oder -jucken, Schwierigkeiten beim Sehen in hellem Licht, rissige, trockene Haut. Günstige Algen: Chlorella, Dulse, Nori, Spirulina, Wakame.*

- ***Vitamin*** B_6 ***(Pyridoxin):*** *Zuständig für die Verwertung von Proteinen durch den menschlichen Organismus. Mangelerscheinungen: rissige, trockene Haut, Appetitverlust, Übelkeit. Günstige Algen: Nori, Spirulina.*
- ***Vitamin*** B_{12} ***(Cobalamin):*** *Notwendig für die Bildung der roten Blutkörperchen, zudem erfüllt es wichtige Funktionen für das Nervensystem und ist an der Regeneration der Schleimhäute beteiligt. Mangelerscheinungen: Blutarmut, Gefühlsstörungen, Müdigkeit, Konzentrationsstörungen, übersensible Zunge. Günstige Algen: Chlorella, Dulse, Nori, Spirulina.*
- ***Folsäure:*** *Beteiligt an der Regeneration der Schleimhäute und an der Blutbildung; beugt wahrscheinlich Missbildungen (offener Rücken) beim ungeborenen Kind vor. Mangelerscheinungen: Blutarmut, Müdigkeit, Leistungsschwäche, trockene Schleimhäute. Günstige Algen: Chlorella, Knotentang.*
- ***Vitamin C (Ascorbinsäure):*** *Vitamin C wird zu den so genannten Antioxidanzien gezählt, die gegen schädliche Stoffe, die freien Radikale, vorgehen, die bei jedem Atemzug in den Körper eindringen und maßgeblich an Alterungsprozessen, aber auch an der krebsigen Entartung von Zellen beteiligt sind. Es wirkt unterstützend auf das Immunsystem, trägt indirekt zur Blutbildung bei, indem es dafür sorgt, dass der Körper Folsäure und Eisen aufnehmen und verwerten kann, und wird zum Aufbau des Bindegewebes benötigt. Mangelerscheinungen: Zahnfleischbluten, verzögerte Wundheilung, Blutarmut, brüchige Nägel. Günstige Algen: Chlorella, Dulse, Irländisches Moos, Kombu, Nori, Wakame.*
- ***Vitamin E (Tocopherol):*** *Vitamin E wird – genau wie Vitamin C – zu den so genannten Antioxidanzien gezählt und schützt damit gegen die so genannten freien Radikale, die zellschädigend wirken. Es fördert die Durchblutung und ist für einen reibungslosen Ablauf des Stoffwechsels notwendig. Mangelerscheinung: Muskelschwäche. Günstige Alge: Chlorella.*
- ***Niacin:*** *Notwendig für die Versorgung der Körperzellen mit Energie. Mangelerscheinung: Pellagra, eine Krankheit, die sich durch Hautveränderungen äußert. Günstige Algen: Chlorella, Knotentang.*
- ***Pantothensäure:*** *Notwendig für den Ablauf von Reaktionen im Körper, die durch Enzyme ausgelöst werden. Günstige Alge: Chlorella.*

Ein Mangel an dem Vitamin Biotin kommt kaum vor, weshalb es hier nicht beachtet wird.

Ein Mangel an Pantothensäure ist fast nie zu beobachten.

Algen enthalten viele wichtige Mineralstoffe, die – wie Jod – zum Teil in anderen Lebensmitteln nur in geringer Menge enthalten sind.

Mineralstoffe, Spurenelemente und ihr Vorkommen in Algen

- ***Eisen:*** *Notwendig für die Blutbildung (Eisen ist Bestandteil des roten Blutfarbstoffs Hämoglobin). Mangelerscheinung: Blutarmut. Günstige Algen: Chlorella, Dulse, Kombu, Spirulina, Wakame.*
- ***Jod:*** *Notwendig für eine reibungslose Funktion der Schilddrüse, die wichtige Hormone herstellt: Mangelerscheinungen: Kropf, Abgeschlagenheit, Mattigkeit. Günstige Algen: alle Meeresalgen.*
- ***Kalium:*** *Notwendig für die Entwässerung der Körperzellen und damit für die Entgiftung des Körpers. Mangelerscheinungen: Konzentrationsstörungen, Leistungsschwäche, Müdigkeit, Muskelschwäche. Günstige Algen: Irländisches Moos, Wakame.*
- ***Kalzium:*** *Notwendig für den Knochenstoffwechsel, für die Funktion von Nerven- und Muskelzellen. Mangelerscheinungen: Schweißausbrüche, Übelkeit, Kribbeln an Beinen und Armen, Muskelkrämpfe. Günstige Algen: Chlorella, Irländisches Moos, Spirulina, Wakame.*
- ***Magnesium:*** *Notwendig, um körperliche Reaktionen, die durch Enzyme ausgelöst werden, in Gang zu setzen; beugt Muskelkrämpfen vor. Mangelerscheinungen: Wadenkrämpfe, Nervosität, Übererregbarkeit. Günstige Algen: Chlorella, Spirulina, Wakame.*
- ***Phosphor:*** *Notwendig für den Knochenstoffwechsel und zur Bildung der Körperzellen. Mangelerscheinungen: in westlichen Industrienationen kaum zu beobachten. Günstige Algen: Chlorella, Spirulina.*
- ***Zink:*** *Notwendig für den Aufbau von Enzymen – von Stoffen, die im Körper bestimmte Reaktionen in Gang setzen. Günstige Algen: Chlorella, Spirulina.*
- *Auch an den anderen Spurenelementen und Mineralstoffen wie* ***Chlor, Chrom, Kobalt, Mangan, Molybdän, Natrium, Schwefel, Selen*** *usw. sind Algen reich. Genauso enthalten viele von ihnen eine Vielzahl an essenziellen* ***Aminosäuren*** *(Stoffen, aus denen sich die Eiweiße zusammensetzen), die dem Körper über die Nahrung zugeführt werden müssen. Weiterhin sind in Algen andere Stoffe (z. B. Farbstoffe oder Substanzen, die nur in pflanzlichen Lebensmitteln vorkommen) zu finden, die für unsere Gesundheit wichtig sind.*

Algen als Speise oder Nahrungsergänzungsmittel?

Wenn Sie Algen auf Ihren Speiseplan setzen wollen, sollten Sie eines bedenken: Frische Algen werden Sie in unseren Breiten nur selten erhalten – noch ist die Nachfrage nach frischen Algen zu gering, im Gegensatz zu vielen asiatischen Ländern (z. B. Japan), wo Algen ein fester Bestandteil der traditionellen Küche sind. Deshalb werden Sie wohl oder übel auf getrocknete Algenprodukte zurückgreifen müssen. Das ist jedoch nicht weiter schlimm, die Algen werden in der Regel so schonend verarbeitet, dass viele ihrer wertvollen Inhaltsstoffe erhalten bleiben.

Wer nun zu getrockneten Algen greift und diese z. B. in einer Suppe oder einer Sauce verwerten möchte, muss Acht geben, dass er sich bei der Dosierung nicht verschätzt. Von getrockneten Algen benötigt man nur eine ganz geringe Menge, denn sie müssen zunächst in klarem Wasser eingeweicht werden. Dabei quellen sie um ein Vielfaches ihres getrockneten Volumens auf. Deshalb: Bei getrockneten Algen ist weniger oft mehr. Dann werden die Algen gekocht; manche können auch roh genossen werden.

Sie sollten auch ein wenig auf den Jodgehalt der Algen achten, die Sie zum Kochen verwenden. Meeresalgen enthalten nämlich stets eine größere Menge Jod, und obwohl der menschliche Körper dieses Spurenelement dringend benötigt, kann eine zu große Menge davon schädlich sein. Doch dazu später mehr.

Der Geschmack der Algen ist allerdings nicht jedermanns Sache. Für all diejenigen, die sich damit nicht anfreunden können, sind zahlreiche Algenpräparate auf dem Markt, damit auch sie von den wertvollen Inhaltsstoffen profitieren können. Manche Algen (z. B. Chlorella und Spirulina) kann man in der Küche gar nicht oder nur schlecht verwenden, sodass sie nur in Tabletten- oder Kapselform als so genanntes Nahrungsergänzungsmittel zur Verfügung stehen.

Algenpräparate eignen sich besonders für alle, denen Algen als Nahrungsbestandteil zu exotisch sind.

Oft ist es bei Vitalstoffmangel sinnvoller, ein Algenpräparat zu sich zu nehmen als einzelne Vitamin- oder Mineralstoffpräparate, denn manche Nährstoffe können vom Körper nur verwertet werden, wenn gleichzeitig andere Stoffe aufgenommen werden.

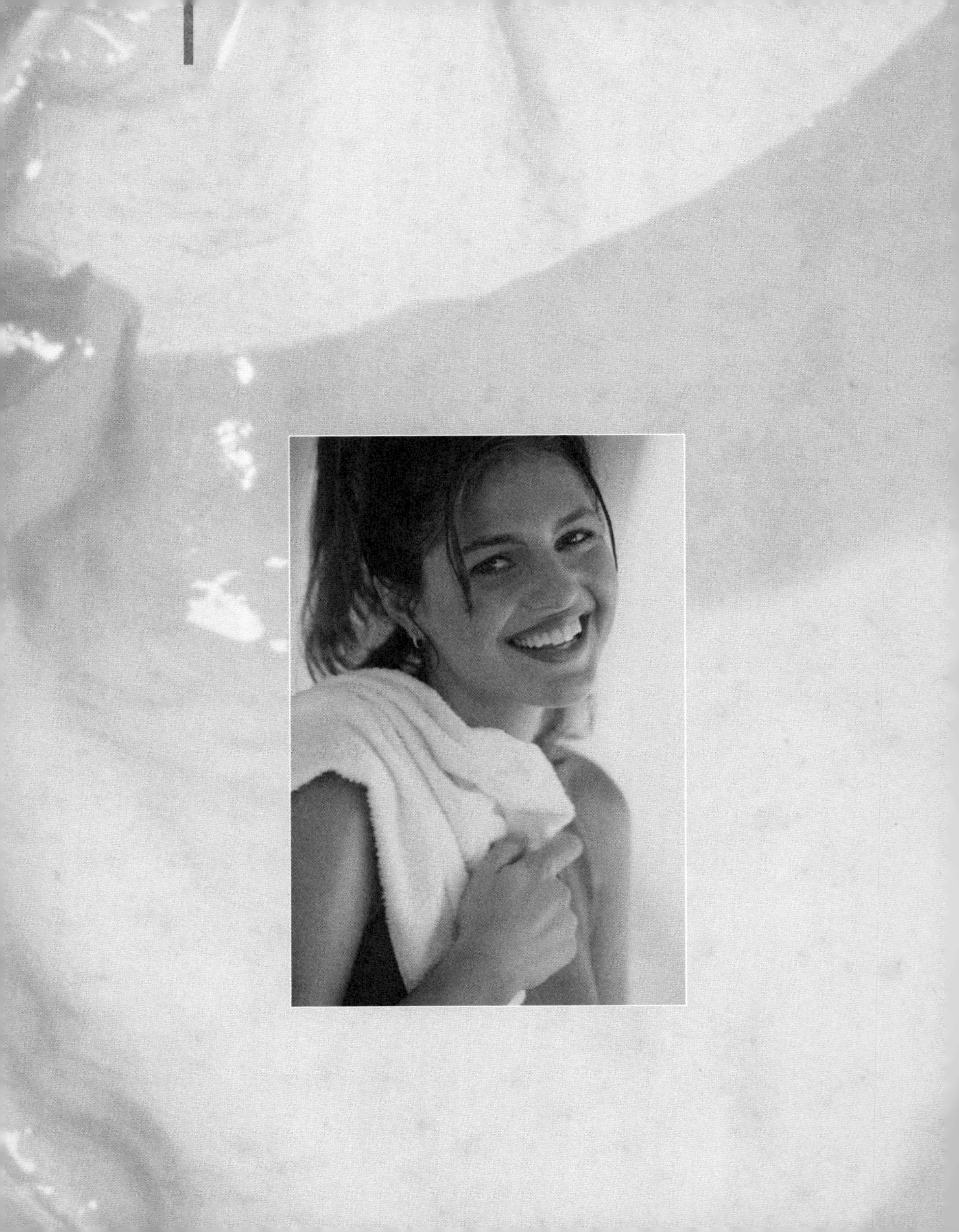

Gesund, leistungsfähig und vital mit Algen

Algen sind überaus reich an verschiedenen Inhaltsstoffen – neben lebensnotwendigen Vitaminen, Mineralstoffen und Spurenelementen enthalten sie weitere Vitalstoffe, die uns dabei helfen können, aktiv und leistungsfähig zu bleiben und Krankheiten vorzubeugen. Algen können sogar bei bereits bestehenden Erkrankungen noch eine überaus positive Wirkung auf den menschlichen Organismus ausüben.

All das hat mittlerweile auch die Wissenschaft erkannt. Viele Forscher beschäftigen sich intensiv mit der Heilkraft der Algen – nicht zuletzt, weil bestimmte Erkrankungen in Ländern, in denen Algen häufiger auf dem Speiseplan stehen, viel seltener vorkommen als z. B. in unseren Breiten. Beispielsweise leiden Japaner, die sich traditionell ernähren, längst nicht so oft an Herz-Kreislauf-Erkrankungen oder Darmkrebs wie Westeuropäer. Grund genug, sich die Heilwirkungen der Algen einmal genauer anzusehen.

Das Immunsystem stärken

Ein intaktes Immunsystem ist die Grundvoraussetzung dafür, dass wir seltener erkranken bzw. schwerwiegende Krankheiten rasch überstehen. Schließlich sind unsere Immunzellen speziell dafür ausgebildet, tagtäglich den Kampf mit einer Vielzahl von Krankheitserregern aufzunehmen und diese unschädlich zu machen. Manchmal dauert es zwar eine Zeit lang, bis unsere körpereigene „Gefahrenabwehr" das geeignete „Gegenmittel" gegen den Krankheitskeim gefunden hat, sodass sich bereits Krankheitssymptome einstellen, doch nach kurzer Zeit ist die Gefahr in der Regel gebannt und der Erreger abgetötet. Auch die Krankheit ist damit so gut wie überstanden.

Faktoren, die unsere Abwehr beeinträchtigen

Leider sind die meisten von uns so unvernünftig ihr Immunsystem immer wieder zu schwächen. So können Giftstoffe, die z. B. beim Rauchen in den Körper eindringen, die Tätigkeit unseres Abwehrsystems negativ beeinflussen, und auch anhaltender Stress wirkt sich schädlich auf die Funktion des Abwehrsystems aus. Bei anhaltend starker körperlicher oder psychischer Belastung benötigt unser Organismus die Energie, die normalerweise dem Immunsystem vorbehalten ist, um mit den Belastungen fertig zu werden. Eine Schwächung der Körperabwehr ist die Folge – Krankheitserreger haben leichteres Spiel.

Anhaltender Stress beschränkt die Tätigkeit des Immunsystems auf das absolut Notwendige – Stressgeplagte sind daher anfälliger für Krankheiten aller Art.

Manche Menschen haben von Natur aus ein schwächeres Immunsystem als andere – z. B. sind Kleinkinder, aber auch ältere Menschen wesentlich infektanfälliger als Jugendliche oder gesunde Erwachsene. Während die Körperabwehr bei Kleinkindern noch nicht vollständig entwickelt ist (ihr Organismus muss sich erst mit einer Reihe von Erregern auseinander setzen), ist sie bei älteren Menschen oft nicht mehr so intakt wie in jungen Jahren. Kein Wunder, dass sie wesentlich anfälliger für Krankheiten sind!

Auch andere Einflüsse können das Immunsystem beeinträchtigen, z. B. eine ungesunde Ernährung, mit der dem Körper nur eine unzureichende Menge der lebenswichtigen Vitalstoffe zugeführt wird. Verständlich ist auch, dass das Immunsystem leicht angeschlagen ist, wenn man gerade erst eine Krankheit hinter sich gebracht hat – es musste ja schließlich Höchstleistungen im Kampf gegen die Krankheitserreger erbringen.

Mit Algen gegen Ernährungsfehler

Die meisten von uns ernähren sich viel zu ungesund: Sie nehmen zu viel Fett, im Gegensatz dazu aber zu wenig Kohlenhydrate sowie oft zu geringe Mengen an Vitaminen, Mineralstoffen und Spurenelementen mit der Nahrung auf. Fehlen diese wichtigen Vitalstoffe, kann das negative Auswirkungen auf das Immunsystem haben; die Körperabwehr ist nicht mehr so leistungsfähig.

Mithilfe von Algen können Sie Ernährungsfehlern gezielt entgegensteuern: Algen sind sehr fettarm, jedoch in der Regel reich an wichtigen, lebensnotwendigen Eiweißen (essenziellen Aminosäuren). Deshalb sollten sie auch auf der Speisekarte jedes Vegetariers oder Veganers stehen. Viele Menschen, die kein Fleisch bzw. überhaupt keine tierischen Produkte zu sich nehmen, haben nämlich Schwierigkeiten ihrem Organismus alle Proteine zuzuführen, die er benötigt – Algen sind da eine willkommene Eiweißquelle.

Zudem bestehen Algen zum Großteil aus Kohlenhydraten, zu denen im Übrigen auch die unverdaulichen, jedoch der Gesundheit förderlichen Ballaststoffe gehören, an denen Algen reich sind. Algen enthalten außerdem oft mehr Vitamine und Mineralstoffe als an Land wachsende Gemüsesorten, sodass man einem Vitamin- und Mineralstoffmangel mit ihrer Hilfe Herr werden kann. Durch die Zufuhr dieser Vitalstoffe wird natürlich auch das körpereigene Abwehrsystem gestärkt. Kein Wunder, dass Menschen, auf deren Speiseplan regelmäßig Algen stehen oder die regelmäßig Algenpräparate einnehmen, oft selbst dann weniger infektanfällig sind, wenn sie beruflichen oder privaten Belastungen ausgesetzt sind.

Besonders interessant für die körpereigene Abwehr ist auch der hohe Vitamin-C-Gehalt vieler Algenarten (z. B. Dulse). Zwar ist sich die Wissenschaft noch nicht ganz einig, ob Vitamin C tatsächlich das Immunsystem stimulieren und damit stärken kann, doch einen gewissen Einfluss auf das Abwehrsystem will auch keiner diesem Power-Vitamin absprechen.

Das körpereigene Abwehrsystem kann auch durch falsche Ernährung geschwächt sein.

Weitere Stoffe in Algen, die die Immunabwehr unterstützen

Es sind jedoch nicht allein die Vitamine, Mineralstoffe und Aminosäuren, welche die körpereigenen Abwehrkräfte stärken – Algen beinhalten noch weitere Vitalstoffe, die die Immunantwort auf Krankheitserreger positiv beeinflussen.

Der z. B. in der Süßwasseralge Spirulina enthaltene Farbstoff Phycocyanin beispielsweise trägt im Zusammenspiel mit weiteren Substanzen anscheinend dazu bei, die Anzahl der Immunzellen, genauer der T- und B-Lymphozyten sowie der Makrophagen, zu erhöhen. Das ergaben zumindest Versuche mit Mäusen und Ratten. Auch eine erhöhte Aktivität von Immunzellen, die vor allem bei der Krebsbekämpfung eine Rolle spielen (so genannte Natural Killer Cells), wurde im Tierexperiment entdeckt.

Bestimmte, in Algen enthaltene Stoffe sorgen dafür, dass das Immunsystem neuen Schwung bekommt.

Mitbeteiligt an der immunstimulierenden Wirkung sind vermutlich auch die in der Süßwasseralge stark vertretenen Karotinoide, darunter vor allem das Beta-Karotin, die Vorstufe des Vitamins A. Beta-Karotin wird vom Organismus in Vitamin A umgewandelt, das die Tätigkeit des Immunsystems positiv beeinflusst. Besonders günstig wirkt es sich aus, dass das vom Körper aus Beta-Karotin hergestellte Vitamin A im Gegensatz zu Vitamin A, das mit der Nahrung zugeführt wird, auch in größeren Dosen keine toxische Wirkung zeigt. Vitamin A aus der Nahrung kann, wird es im Übermaß aufgenommen, unter anderem das ungeborene Kind im Mutterleib schädigen. Beta-Karotin kommt im Übrigen natürlich nicht nur in Spirulina, sondern auch in fast allen anderen Algenarten (auch in Meeresalgen) vor.

Weitere Stoffe, die Fucane (die zur Gruppe der Polysaccharide, der Mehrfachzucker, zählen und in Braunalgen vorkommen), scheinen ebenfalls eine immunstimulierende Wirkung zu besitzen, indem sie die Aktivität bestimmter Immunzellen erhöhen. Eine antibakterielle Wirkung zeigte schon 1954 im In-vitro-(Reagenzglas-)Experiment ein Extrakt aus Knotentang. Dieser Extrakt war gegen zehn von elf Bakterienarten (darunter Kolibakterien) wirksam. Es ist daher davon auszugehen, dass der Verzehr dieser Algen oder eines Algenextraktes den Schutz vor diesen Bakterien erhöht.

Leider wurden bislang nur wenige klinische Studien mit Patienten durchgeführt, die die Stärkung der Immunabwehr durch Algen und Algenpräparate belegen, doch ist im Großen und Ganzen davon auszugehen, dass Sie Ihrem Immunsystem etwas Gutes tun, wenn Sie Ihre Speisen öfter einmal mit Algen verfeinern oder Algenpräparate zu sich nehmen – nicht zuletzt wegen der in Algen enthaltenen Nährstoffe.

Schadstoffe reduzieren

Algen sind nicht nur in Bezug auf ihre immunstimulierende Wirkung interessant, sie können den Körper bis zu einem gewissen Grad auch vor Beschwerden und Erkrankungen schützen, die durch Umweltschadstoffe ausgelöst werden.

Über die Luft, das Wasser, die Kleidung, vor allem aber über die Nahrung nehmen wir tagtäglich Giftstoffe auf, die sich zum Teil in unserem Körper anreichern. Auch über Genussgifte (z. B. Zigaretten) führen wir dem Organismus Schadstoffe zu. Problematisch sind insbesondere Schwermetalle wie Blei, aber auch andere Stoffe, die über einen längeren Zeitraum gesehen sogar Zellveränderungen und damit Krebs hervorrufen können. Aber auch leichtere Beschwerden wie Mattigkeit, Abgeschlagenheit, Appetitlosigkeit können durch Umweltschadstoffe verursacht werden, genau wie Allergien.

Das Beste wäre natürlich all diese Schadstoffe zu meiden, doch das ist heutzutage nicht mehr möglich. Selbst Gemüse aus ökologischem Anbau ist z. B. durch Autoabgase und Rückstände im Boden mit Schadstoffen belastet. Auch wenn man den Giftstoffen nicht völlig ausweichen kann, sollte man dennoch darauf achten, schadstoffarme Nahrung zu verzehren. Wenn Sie dann noch Algen in Ihren Speiseplan aufnehmen oder zu Algenpräparaten greifen, gelingt es Ihnen zusätzlich sogar noch, Giftstoffe aus dem Körper auszuleiten und Ihre persönliche Schadstoffbelastung zu minimieren.

Algen eignen sich hervorragend zur Reduzierung der Schadstoffbelastung des menschlichen Organismus.

Wie schaffen Algen das nur? Dafür gibt es eine relativ simple Erklärung: Ihr Zellgerüst und ihre äußere Membran (ihre Hülle sozusagen) bestehen zu einem Großteil aus den so genannten Alginen (Schleimstoffen). Diese Algine lassen nur die Stoffe in die Zelle eindringen, die diese zu ihrer Funktion wirklich benötigt. Andere Substanzen, darunter Schadstoffe, werden von den Alginen abgefangen, indem sie sie in einem gelartigen Schleim einlagern, sodass sie nicht in die Zelle eindringen können. Dieser mit Schadstoffen verunreinigte Schleim wird von der Alge über kurz oder lang abgestoßen – die Alge hat sich somit von den Giftstoffen befreit. Die Algine, die dafür sorgen, dass die Schadstoffe nicht in die Zelle eindringen können, werden im Übrigen immer wieder neu gebildet, sodass auch das Abstoßen des schadstoffhaltigen Schleims der Alge nicht schadet.

Die in den Algen enthaltenen Algine sorgen für eine verringerte Einlagerung von Schadstoffen aus der Nahrung.

Nehmen wir nun Algen oder Algenpräparate zu uns, entfalten die Algine auch eine schützende Wirkung auf unseren Organismus. Im Magen bzw. im Darm lagern sie sich an Giftstoffe an und umschließen sie. Da die Algine nahezu unverdaut wieder ausgeschieden werden, wird der Körper gleichzeitig von Schadstoffen befreit – weniger Giftstoffe können sich in unserem Organismus anreichern und Schäden hervorrufen.

Hinzu kommt, dass Algen reich an bestimmten Mineralstoffen und Spurenelementen sind, die eine Entgiftung der Zellen fördern. So ist z. B. Kalium, das in den meisten Algenarten vorkommt, für die Entwässerung unserer Körperzellen und damit für ihre Entgiftung zuständig. Die Flüssigkeit in unseren Körperzellen wird ständig erneuert – über das Blut werden Sauerstoff und Nährstoffe herangeführt, aus denen die Zelle ihre Energie zieht. Bei der Umwandlung von Nährstoffen in Energie entstehen schädliche Stoffwechselabbauprodukte, die aus den Körperzellen entfernt werden müssen, um die Funktionsfähigkeit der Zelle nicht einzuschränken. Dieser Abtransport erfolgt wiederum über das Blut, daran beteiligt ist der Mineralstoff Kalium. Bei einem Kaliummangel werden die Zellen nicht mehr vollständig entgiftet und können nach geraumer Zeit ihrer Funktion nur noch eingeschränkt nachkommen. Die Folge: Es stellen sich verschiedene körperliche Beschwerden ein. Wer kaliumreiche Algen bzw. Algenpräparate zu sich nimmt, kann diesem Vergiftungsprozess entgegenwirken. Auch das Spurenelement Selen, das in vielen Algenarten vorkommt, trägt seinen Teil zur Entgiftung der Körperzellen bei.

Größere Vitalität und Fitness durch Algen

Der Erhalt von Fitness und Leistungsfähigkeit ist in unserer Gesellschaft heutzutage nahezu ein Muss. Wer nicht fit, aktiv und vital ist, bekommt das sowohl im Berufs- als auch im Privatleben zu spüren. Im Beruf werden z. B. plötzlich Jüngere, vermeintlich Leistungsfähigere bei Beförderungen bevorzugt und die Vorgesetzten betrauen andere mit wichtigen Aufgaben, die man bislang selbst erledigt hat. Die sozialen Kontakte im Privatleben verringern sich immer mehr, da man sich abends kaum noch aufraffen kann etwas zu unternehmen. Auch der Alterungsprozess schreitet immer schneller voran, da man immer weniger auf seine Gesundheit und sein Aussehen achtet. Wer dieser Entwicklung einen Riegel vorschieben möchte, sollte zu Algen oder Algenpräparaten greifen. Algen tragen dazu bei, die körperliche und geistige Leistungsfähigkeit zu erhalten, und steuern den körperlichen Folgen des Alterungsprozesses entgegen.

Algen – wahre Fitmacher

Nicht selten liegt der Grund dafür, dass wir uns so schlapp fühlen, uns nur schwer konzentrieren können und auch ganz allgemein nicht so leistungsfähig wie sonst sind, im Mangel an wichtigen Nährstoffen. Wer sich die möglichen Folgen eines Vitamin- oder Mineralstoffmangels genauer betrachtet, wird feststellen, dass schon das Fehlen eines einzigen Stoffs häufig zu Konzentrationsschwäche, Abgeschlagenheit, Müdigkeit und Appetitlosigkeit führt. Bei den oben genannten Beschwerden kann es daher sinnvoll sein, ein Algenpräparat einzunehmen bzw. Algen auf den Speiseplan zu setzen. Selbst wenn Sie nicht wissen, welcher Nährstoff es ist, der Ihnen fehlt, liegen Sie nicht falsch, wenn Sie Algen in Ihre Ernährung aufnehmen. Die meisten Algenarten sind so reich an Vitaminen, Spurenelementen, Mineralstoffen und weiteren biologisch wirksamen Substanzen, dass Sie mit ihrer Hilfe schon einen Großteil des täglichen Vitalstoffbedarfs decken können. Natürlich sollten Sie dennoch zusätzlich auf eine möglichst gesunde Ernährung achten.

Die in Algen enthaltenen Biostoffe sorgen für mehr Vitalität und Leistungsfähigkeit.

Algen und Algenpräparate besitzen im Gegensatz zu zahlreichen anderen Vitamin- oder Mineralstoffpräparaten, die oft nur eine Substanz enthalten, den Vorteil, dass in ihnen viele verschiedene Bioaktivstoffe vorkommen. Das ist nicht nur dann vorteilhaft, wenn man nicht weiß, welcher Vitalstoff dem Organismus fehlt, viele Vitamine oder Mineralstoffe können vom Körper auch nur in dem Fall richtig bzw. besser verwertet werden, wenn sie gemeinsam mit anderen Biostoffen aufgenommen werden. So werden z. B. die Vitamine B_{12} und Folsäure sowie das Spurenelement Eisen gleichermaßen für die Blutbildung benötigt. Sie sehen: Es sind nicht die isolierten, einzelnen Nährstoffe, die unseren Körper fit, funktionstüchtig und leistungsfähig machen, es ist die Kombination aus verschiedenen Bioaktivstoffen, die dazu führt, dass wir auch weiterhin gesund und vital bleiben.

Falls Ihre Beschwerden jedoch trotz Einnahme von Algen oder Algenpräparaten nach spätestens 14 Tagen nicht verschwunden sind, sollten Sie in jedem Fall einmal Ihren Arzt aufsuchen. Möglicherweise liegt eine schwerer wiegende Krankheit vor, die die Leistungsfähigkeit einschränkt und allein durch die Gabe von Vitalstoffen nicht behandelt werden kann.

Gegen bestimmte Krankheiten vermögen auch Algen nichts auszurichten. Deshalb sollte man zum Arzt gehen, wenn Beschwerden über eine längere Zeit andauern.

Den Alterungsprozess ein wenig aufschieben

Einige der Vitamine, die in Algen enthalten sind, können jedoch wahrscheinlich noch ein wenig mehr als die Leistungsfähigkeit erhalten: Sie tragen dazu bei, den Prozess der Zellalterung aufzuschieben. Vor allem den Vitaminen C und E sowie dem Beta-Karotin oder Provitamin A wird eine gewisse zellschützende Wirkung zugeschrieben, denn sie zählen zu den Antioxidanzien. Diese Stoffe machen die so genannten freien Radikale unschädlich, besonders aggressive Formen des Sauerstoffs, die bei jedem Atemzug in unseren Körper eindringen und die Körperzellen schädigen. Durch ihre verheerende Tätigkeit tragen die freien Radikale eine Mitschuld an der Entstehung vieler Krankheiten, z. B. begünstigen sie wahrscheinlich Herz-Kreislauf-, aber auch Krebserkrankungen. Außerdem sorgen sie dafür, dass der Alterungsprozess voranschreitet – sie sind z. B. an der Hautalterung beteiligt.

Die Antioxidanzien heften sich im Körper an diese freien Radikale, sodass sie ihr unheilvolles Werk im Körper nicht vollenden können. Damit sorgen diese Zellschutzvitamine dafür, dass der Alterungsprozess zwar nicht gestoppt, aber zumindest ein bisschen aufgehalten werden kann.

Wer also Wert darauf legt, dass sein Körper möglichst lange fit und vital bleibt, sollte stets darauf achten, seinem Organismus eine gewisse Menge dieser Antioxidanzien zuzuführen. Mit Algen oder Algenpräparaten, die eine große Menge vor allem an Beta-Karotin und Vitamin C enthalten, sollte das nicht besonders schwierig sein.

Hilfe für Herz und Kreislauf

Bestimmte Bestandteile von Algen, vor allem der Braunalgen Fucus und Knotentang, scheinen eine günstige Wirkung auf Herz und Kreislauf auszuüben. Nicht nur, dass diese Stoffe den Blutdruck senken, sie scheinen auch den Cholesterinspiegel im Blut zu verringern sowie das Blut zu verdünnen, was insbesondere bei erhöhtem Thromboserisiko von Bedeutung ist. Algen und Algenpräparate schützen damit vermutlich bis zu einem gewissen Maß vor gefährlichen Herz-Kreislauf-Erkrankungen wie Herzinfarkt und Schlaganfall. Zumindest legt das eine Reihe verschiedener wissenschaftlicher Studien nahe. Und es würde ja auch Sinn machen: Schließlich sind in Ländern, in denen Algen und andere Meereskost häufig auf dem Speiseplan steht, solche Erkrankungen wesentlich seltener anzutreffen als in den westlichen Industrienationen.

Leider ändert sich das jedoch vor allem in den industrialisierten asiatischen Staaten wie Japan allmählich. Vor allem die gut ausgebildeten Teile der Bevölkerung gleichen ihre Ernährung immer stärker dem westlichen Ernährungsstil an. Damit hat sich auch die Zahl der Menschen erhöht, die an Herz-Kreislauf-Beschwerden leiden oder sogar einen Herzinfarkt bzw. einen Schlaganfall bekommen. Es wäre wesentlich sinnvoller, wenn anstelle der Asiaten wir Westeuropäer einmal über unseren Tellerrand schauen würden und unsere Ernährungsgewohnheiten zumindest teilweise an die der traditionellen asiatischen Küche anpassen würden.

Hohe Cholesterinwerte, Herz-Kreislauf-Erkrankungen und hoher Blutdruck waren in vielen asiatischen Staaten so lange nahezu unbekannt, bis die Bevölkerung westliche Ernährungsgewohnheiten übernahm.

Algen gegen erhöhte Cholesterinwerte

Cholesterin – nicht nur der Name dieser fettähnlichen Substanz ist bei uns in aller Munde, sondern auch der Stoff selbst. Tagtäglich nehmen die meisten von uns mit tierischen

Nahrungsmitteln eine größere Menge Cholesterin auf, als gut für uns ist. Dieser Stoff scheint maßgeblich an der Verhärtung und Verengung der Arterien, der Arteriosklerose, beteiligt zu sein, die über kurz oder lang zu Bluthochdruck und sogar zum Herzinfarkt oder Schlaganfall führen kann. Cholesterin setzt sich – zusammen mit anderen Stoffen – in kleinste Wunden der Arterieninnenwände. Nach und nach bilden sich an diesen Stellen immer größere Ablagerungen. An diesen Engstellen besteht eine erhöhte Verklumpungsgefahr des Blutes. Bildet sich solch ein Blutpfropf, kann das dazu führen, dass die Arterie verschlossen wird. Das hat zur Folge, dass die Organe, die normalerweise über diese Arterie mit Blut und damit mit Sauerstoff und Nährstoffen versorgt werden, von der Blutzufuhr abgeschnitten werden. Die Organe oder Teile von ihnen sterben ab.

Wer Probleme mit Herz und Kreislauf hat, sollte auf seinen Cholesterinspiegel achten.

Im Tierexperiment zeigte sich nun, dass bestimmte Algen (Grünalgen) den Cholesterinspiegel senken können. Die japanischen Forscher Akira Kimura und Masaaki Kuramoto stellten 1974 in einer Studie an Ratten fest, dass sich deren Cholesterinspiegel sowohl im Blut als auch in der Leber nach der Zufuhr von Grünalgen verringerte – und das, obwohl die Ratten eine fett- und damit cholesterinreiche Ernährung genossen. Allerdings zeigte sich die Cholesterin verringernde Wirkung nur bei Ratten, die diese spezielle Kost erhielten – bei Ratten, die ganz normales Futter bekamen, sank die Cholesterinkonzentration weder im Blut noch in der Leber.

Die Cholesterin senkende Wirkung von Algen wird durch eine weitere, ebenfalls an Ratten durchgeführte japanische Untersuchung von 1972 untermauert: Der Cholesterinspiegel von Ratten, unter deren Nahrung die Alge Wakame gemischt wurde, sank nach kurzer Zeit ebenfalls. Gleichzeitig erhöhte sich die Cholesterinmenge im Kot der Ratten.

Inwieweit die Ergebnisse aus diesen tierexperimentellen Studien nun auf den Menschen übertragbar sind, ist zwar noch nicht ganz klar, sicher ist jedoch, dass in Kulturen, in denen Algen zur täglichen Kost gehören, hohe Cholesterinwerte ein weniger gravierendes Problem darstellen als bei uns. Wenn bei Ihnen eine hohe Cholesterinkonzentration festgestellt wurde, sollten Sie –

neben den Medikamenten, die Ihnen der Arzt verordnet hat – ruhig einmal Algen oder Algenpräparate zu sich nehmen. Selbstverständlich ist es zusätzlich notwendig, die Ernährung umzustellen, das heißt, weniger Fett, vor allem weniger tierisches Fett zu essen.

Wenn der Blutdruck Sorgen macht …

Zu den Risikofaktoren für die Entstehung von Herz-Kreislauf-Erkrankungen gehört Bluthochdruck (Hypertonie). Kein Wunder – können als Folge des hohen Blutdrucks doch die Arterieninnenwände verletzt werden und sich in den Wunden Fettstoffe wie Cholesterin sowie andere Substanzen absetzen und die Arterie verengen und verhärten. Sind die Arterien erst einmal verengt und verhärtet, steigt der Blutdruck in der Regel noch weiter an. Deshalb ist es verständlich, dass jeder auf Dauer zu hohe Blutdruck möglichst rasch gesenkt werden sollte.

Meist verordnet der Arzt zur Senkung des Blutdrucks Medikamente, aber auch auf die Ernährung müssen Patienten mit Bluthochdruck achten. Sie können jedoch zusätzlich noch etwas gegen Ihren hohen Blutdruck tun: Fügen Sie Algen Ihrer Nahrung bei oder greifen Sie zu Algenpräparaten!

Vor allem die Algenart Kombu scheint eine Blutdruck senkende Wirkung zu besitzen. Das legen jedenfalls Untersuchungen aus Japan nahe, die mit Hypertonikern durchgeführt wurden. Diesen wurde ein Getränk mit einem Extrakt aus Kombu verabreicht, nach dessen regelmäßigem Genuss der Blutdruck sank.

Auch die chemische Analyse von Kombu ergab, dass die Alge Stoffe enthält, die den Blutdruck senken und in Medikamenten für Hypertoniker schon seit langem verwendet werden.

Doch nicht nur die Meeresalge Kombu, auch die Süßwasseralge Spirulina hat vermutlich eine Blutdruck senkende Wirkung. Das ergab jedenfalls eine Untersuchung, durchgeführt von einem japanischen Forscherteam um den Wissenschaftler Iwata 1990. Er testete ein Spirulina-Präparat an Ratten mit hohem Blutdruck. Nach kurzer Zeit stellte sich die (vorhergesagte) Überraschung tatsächlich ein: Der Blutdruck der Ratten sank.

Extrakte aus der Algenart Spirulina tragen vermutlich dazu bei, die Blutdruckwerte zu normalisieren.

Algen als „Blutverdünner“

Insbesondere bei bereits bestehender Arteriosklerose kann es zur Blutgerinnselbildung in den Arterien kommen. Diese Gerinnsel (Thromben) können die Arterie im Extremfall verschließen und Organe von der Nährstoffzufuhr abschneiden. Deshalb werden von ärztlicher Seite zur Vorbeugung von Herzinfarkten oder Schlaganfällen häufig Medikamente verordnet, die eine blutverdünnende Wirkung besitzen und der Verklumpungsneigung des Bluts entgegensteuern. Zu den Wirkstoffen, die unter anderem eingesetzt werden, gehört Heparin, aber auch die Acetylsalicylsäure, besser unter ihrem Handelsnamen Aspirin bekannt. In verschiedenen Untersuchungen wurde jedoch festgestellt, dass auch in Algen enthaltene Wirkstoffe das Blut verdünnen können, sodass sich die Gefahr einer Thrombose, eines Gefäßverschlusses, verringert.

Algen verdünnen vermutlich das Blut und hemmen seine Gerinnungsneigung.

Vor allem die in Braunalgen vorkommenden Fucane (eine Art Mehrfachzucker, auch Polysaccharide genannt) zeigen eine blutverdünnende, gerinnungshemmende Wirkung. Das stellten jedenfalls Wissenschaftler der Universität Paris 1988 fest. In einem In-vitro-Experiment, das heißt bei einer Untersuchung an menschlichen Blutzellen im Reagenzglas, steuerten die aus den Braunalgen extrahierten Fucane der Verklumpung des Blutes entgegen.

Eine weitere Untersuchung, die 1991 an der Universität Paris durchgeführt wurde, untermauerte die These, dass chemische Substanzen aus Braunalgen eine Wirkung ähnlich der des Wirkstoffs Heparin besitzen. Allerdings wurde auch diese Studie nicht am Menschen selbst, sondern an menschlichen Blutzellen im Reagenzglas durchgeführt, sodass noch nicht völlig klar ist, ob ein Medikament, hergestellt aus Braunalgen, diese Wirkung auch unter den im menschlichen Organismus herrschenden Bedingungen entfaltet.

Wer von dieser Wirkung der Algen profitieren möchte, kann seinen Speiseplan selbstverständlich mit Braunalgen bereichern oder Algenextrakte aus Braunalgen wie Fucus oder Knotentang einnehmen. Solange jedoch Algenextrakte bei der medizinischen Behandlung von

Arteriosklerose oder Herzinfarkt noch nicht eingesetzt werden, sollte niemand eigenmächtig seine blutverdünnenden bzw. gerinnungshemmenden Medikamente durch Algenextrakte ersetzen.

Algen im Kampf gegen Krebs

Begleitend zur herkömmlichen Therapie bei Krebs werden heute immer häufiger auch Algenpräparate eingesetzt. Der Grund: Mehrere wissenschaftliche Untersuchungen legen nahe, dass verschiedene in Algen enthaltene Stoffe Krebs hemmen können. Auch bei der Vorbeugung von Krebs spielen Algen möglicherweise eine nicht unbedeutende Rolle. Nicht ganz grundlos sind bestimmte Krebserkrankungen in fernöstlichen Ländern, in denen Algen regelmäßig auf dem Speiseplan stehen, viel seltener als bei uns. Darmkrebs beispielsweise, dessen Entstehung unter anderem auf die Ernährung zurückgeführt werden kann, kommt bei Japanern viel seltener vor als in westlichen Industriestaaten. Auch Brustkrebs – eine der gefürchtetsten Krebsformen bei Frauen – ist unter Japanerinnen, die Algen in ihre Ernährung einbeziehen, längst nicht so häufig wie bei Westeuropäerinnen oder Amerikanerinnen.

Algen scheinen auch bei der Krebsbekämpfung hilfreich zu sein.

Schutz vor Darmkrebs

Krebserkrankungen des Darms zählen bei uns zu den am häufigsten vorkommenden Krebsarten. Eine Mitschuld daran trägt – so nimmt man wenigstens an – unsere Ernährung, die zu einem Großteil aus tierischen Produkten besteht und sehr fettreich ist. Weitere Auslöser von Darmkrebs sind vermutlich Schadstoffe, die in unserer Nahrung enthalten sind (in tierischen Produkten im größeren Umfang als in pflanzlichen Nahrungsmitteln). Je länger diese Giftstoffe auf die Innenwände des Darms einwirken, umso größer ist vermutlich das Risiko für eine Krebserkrankung.

Algen jedoch scheinen Darmkrebs auf vielerlei Weise vorzubeugen. Sie enthalten beispielsweise jede Menge Ballaststoffe. Dies sind Nahrungsbestandteile, die vom Körper zwar nicht verdaut werden können, aber dennoch äußerst wichtig für unsere Gesundheit sind. Die Ballaststoffe sorgen nämlich dafür, dass der Darm gut gefüllt wird und sich die Darmpassage der Nahrung beschleunigt. Schadstoffe, die sich noch im Nahrungsbrei befinden, können bei hoher Ballaststoffzufuhr nur vergleichsweise kurz auf die Darmwände einwirken. Das Risiko für die Entstehung von Darmkrebs verringert sich dementsprechend natürlich.

Algen enthalten Substanzen, die Krebs erregende Giftstoffe aus dem Körper transportieren können.

Doch nicht nur das: Zusätzlich machen die in Algen enthaltenen Schleimstoffe, die Algine, Schadstoffe, die sich im Darm befinden, unschädlich. Die unverdaulichen Algine legen sich wie ein Film um diese Giftstoffe (z. B. um Schwermetallrückstände) und sorgen dafür, dass diese möglichst rasch ausgeschieden werden. Auf diese Weise wird der Darm und damit der gesamte Körper entgiftet – die Schadstoffe können kein Unheil mehr anrichten, indem sie das Erbgut der Zellen verändern und sie zu Krebszellen umfunktionieren.

Krebsvorbeugung ganz allgemein

Auch die das Immunsystem stimulierende Wirkung der Algen trägt wahrscheinlich in großem Maße dazu bei, den verschiedensten Krebserkrankungen vorzubeugen. Dazu muss man wissen, dass sich im Körper jedes Menschen Tag für Tag Körperzellen krebsig entarten. Das ist so lange nicht schlimm, wie diese Krebszellen von unserer „Körperpolizei“ aufgespürt und vernichtet werden. Zur „Krebsfrüherkennung“ patrouillieren ständig bestimmte Immunzellen durch unseren Organismus, die die Krebszellen unschädlich machen, wenn sie sie entdecken. Im Normalfall „übersieht“ die „Körperpolizei“ keinen dieser „Eindringlinge“. Funktioniert aber unsere Immunabwehr aus bestimmten Gründen nicht mehr so gut, passiert es im Einzelfall, dass doch einmal eine Krebszelle unentdeckt bleibt. Das hat natürlich verheerende Folgen – schließlich vermehren sich Krebszellen im Vergleich zu Körperzellen rasend schnell und verdrängen und vernichten dabei gesundes Gewebe. Die Inhaltsstoffe von Algen scheinen jedoch ihren Teil dazu beizutragen, die Körperabwehr auf Vordermann zu bringen und die Aktivität der Immunzellen zu stimulieren, sodass Krebszellen geringere Chancen haben unentdeckt zu bleiben. Die Algen aktivieren sozusagen die Krebsspürhunde der Körperabwehr.

So scheint z. B. der in blau-grünen Algen wie Spirulina vorkommende Farbstoff Phycocyanin eine immunstimulierende Wirkung zu besitzen. Jedenfalls legen das Studien, die mit Phycocyanin durchgeführt wurden, nahe. Japanische Wissenschaftler verabreichten Mäusen, deren Leber von Krebs befallen war, mit dem Futter ein Phycocyanin-Extrakt. Eine Kontrollgruppe Mäuse, die ebenfalls unter Tumorbefall der Leber litt, bekam ganz normales Futter. Es stellte sich heraus, dass die Überlebensrate der Mäuse, die den Phycocyanin-Extrakt erhielten, höher war als die der anderen Mäuse. Die Wissenschaftler schlossen daraus, dass der Farbstoff die Immunantwort des Körpers stärkt, sodass der Organismus die Krebszellen besser bekämpfen kann.

Auch das in den meisten Algen vorkommende Beta-Karotin scheint eine Krebs hemmende Wirkung zu besitzen, indem diese Substanz, die vom menschlichen Körper in Vitamin A umgewandelt wird, das Immunsystem stärkt. Zumindest zeigte sich diese Wirkung im Tierexperiment. Bei Hamstern konnte die Gabe von Beta-Karotin bzw. eines Spirulina-Extrakts, der große Mengen Beta-Karotin enthielt, die Entstehung von Krebs der Backentaschen verhindern. Nach der Gabe von Beta-Karotin gingen sogar Tumoren, die bereits im Entstehen begriffen waren, wieder zurück.

Algen enthalten zellschützende Vitamine, die hilfreich bei der Krebsvorbeugung sein können.

Bei der Vorbeugung von Krebs spielen allerdings vermutlich noch andere in Algen enthaltene Stoffe eine Rolle, z. B. die Antioxidanzien Vitamin C und Vitamin E (auch Beta-Karotin ist übrigens ein wirksames Antioxidans). Diese Stoffe sorgen dafür, dass die besonders aggressiven Formen des Sauerstoffs, die freien Radikale, die bei jedem Atemzug in unseren Körper eindringen, unschädlich gemacht werden. Diese freien Radikale können, wenn sie Körperzellen angreifen, unter Umständen das Erbgut der Zellen ändern, sodass sie als Folge krebsig entarten. Die ausreichende Aufnahme von Antioxidanzien, z. B. über Algen oder Algenpräparate, verleiht dem Organismus einen gewissen Schutz vor den freien Radikalen und damit vor der Entstehung einer Krebserkrankung. Auch andere Mineralstoffe und Spurenelemente, darunter vor allem Selen und Zink, an denen Algen reich sind, helfen dabei, Krebs vorzubeugen.

Krebsbekämpfung durch Algen

Algen können vermutlich jedoch noch mehr als Krebs vorbeugen. Die Fucane, Stoffe die in Braunalgen enthalten sind und auch bei der Vorbeugung von Herz-Kreislauf-Erkrankungen eine Rolle spielen, können möglicherweise sogar zum Rückgang von Tumoren beitragen.

Vieles deutet darauf hin, dass bestimmte Inhaltsstoffe der Algen in der Lage sind, das Tumorwachstum zu verhindern.

In einer französischen Studie wurden Zellen eines Lungenkarzinoms im Reagenzglas Fucane hinzugefügt. Die Fucane bremsten daraufhin die Vermehrung der Krebszellen. Auch im Tierexperiment konnte eine Verringerung des Tumorwachstums festgestellt werden.

Die Fucane bremsten zudem im In-vitro-Experiment das Fortschreiten von Dickdarmkrebs. Auf die Zellen, die dem Karzinom einer weiblichen Brust entnommen wurden, zeigten sie allerdings keine Wirkung. Dennoch gehen verschiedene Wissenschaftler davon aus, dass Algen, darunter vor allem die Algenart Kombu, zumindest einen vorbeugenden Schutz vor Brustkrebs bieten können. Schließlich ist die Brustkrebsrate in fernöstlichen Ländern geringer als in Westeuropa.

Leider lassen sich die Ergebnisse der In-vitro-Studien und der Tierexperimente nicht ohne weiteres auf den Menschen übertragen. Es fehlen bislang noch klinische Studien, die die Wirkung von Algenextrakten auf Tumoren im menschlichen Organismus beweisen.

Aus diesem Grund sollten sich Krebspatienten unbedingt mit der herkömmlichen Krebsbehandlung, in der Regel bestehend aus Operation, Chemo- und/oder Strahlentherapie, einverstanden erklären und sie keinesfalls abbrechen, in der Hoffnung, dass Algenpräparate Wunder wirken werden. Selbstverständlich können Algenpräparate zusätzlich zur herkömmlichen Therapie eingesetzt werden. Eine Wechselwirkung von Algenpräparaten mit anderen Mitteln oder unangenehme Nebenwirkungen sind nicht zu erwarten. Und wer weiß? Vielleicht gelingt es den Wissenschaftlern tatsächlich über kurz oder lang aus Algen ein wirksames Mittel gegen Krebs zu entwickeln. Allerdings wird das wohl noch etwas Zeit in Anspruch nehmen, denn bevor ein Mittel auf den Markt kommt, müssen zahlreiche aufwendige Untersuchungen durchgeführt werden.

Die Schilddrüse, Jod und Algen

Wussten Sie, dass wir in einem Jodmangelgebiet leben? Und ist Ihnen bekannt, dass ein Jodmangel ganz verheerende Folgen für die Gesundheit haben kann? Nein? Dann ist es allerhöchste Zeit, einmal über unseren Jodbedarf, unsere Jodzufuhr und den Jodgehalt von Algen zu sprechen.

Jod ist ein Spurenelement, das unser Körper nicht selbst herstellen kann, das er aber dringend benötigt. Unsere Schilddrüse – das ist das kleine, schmetterlingsförmige Organ im vorderen Halsbereich – braucht täglich eine gewisse Menge Jod, um lebenswichtige Hormone herzustellen. Diese Hormone sind dafür zuständig, unseren Stoffwechsel aufrechtzuerhalten. Sie sind notwendig, damit all unsere Zellen ihre Funkton erfüllen können.

Herrscht ein Mangel an Schilddrüsenhormonen, verlangsamt sich der Stoffwechsel, die Zellen können nun nicht mehr so arbeiten wie bisher. Zu den negativen Folgen zählen unter anderem Mattigkeit, Abgeschlagenheit, ein Rückgang der Leistungsfähigkeit, aber auch Gewichtszunahme bei gleich bleibender Nahrungszufuhr, brüchige Haare und trockene Haut. Den Betroffenen fällt es insgesamt schwerer ihre Aufgaben zu erfüllen. Nicht selten fühlen sie sich deprimiert und zu nichts mehr in der Lage.

Das Spurenelement Jod ist für die Funktion der Schilddrüse unerlässlich.

Glücklicherweise kann die Schilddrüse auch mit geringen Mengen Jod noch eine ganze Zeit lang die notwendigen Schilddrüsenhormone herstellen – allerdings geht das zu ihren Lasten. Einen Jodmangel versucht die Schilddrüse auszugleichen, indem sie sich vergrößert. Sie verwertet dadurch das Jod besser, das ihr zur Verfügung steht. Eine solche Schilddrüsenvergrößerung wird als Kropf bezeichnet. Leider ist eine solche Kropfbildung nicht ganz ungefährlich: Infolge der Überarbeitung sterben manche Schilddrüsenzellen ab – es bilden sich funktionsunfähige Gewebsareale, die mit dem Begriff „kalte Knoten" bezeichnet werden. Andere Schilddrüsenzellen jedoch werden überaktiv und produzieren nun mehr Schilddrüsenhormone, als sie sollen. Diese Schilddrüsengebiete bezeichnet man als „heiße Knoten". Selbstverständlich kann es auch passieren, dass es der Schilddrüse trotz allem nicht gelingt, genügend Hormone herzustellen, dann kommt es zu einem Mangel an diesen Hormonen mit den eben genannten Symptomen. Und an allem ist häufig nur der Mangel an Jod schuld, der sich doch so leicht beheben ließe – beispielsweise durch die Zufuhr von Meeresalgen oder Präparaten, die aus Meeresalgen gewonnen werden.

Jodmangel während der Schwangerschaft

Besonders kritisch ist es im Übrigen, wenn eine Frau während der Schwangerschaft zu wenig Jod zu sich nimmt. Sie muss nämlich ihr ungeborenes Kind mitversorgen. Bei einem Jodmangel besteht für die Schwangere die Gefahr der Kropfbildung, für das Kind sind die Risiken jedoch ungleich größer: Erhält es zu geringe Mengen Jod, kann das ungeborene Kind in seiner Entwicklung zurückbleiben – insbesondere die Entwicklung des Gehirns kann gestört sein. In manchen Fällen zeigt sich ein Jodmangel direkt nach der Geburt durch eine Vergrößerung der Schilddrüse des Neugeborenen. Gründe genug, um insbesondere während der Schwangerschaft auf eine ausreichende Jodversorgung zu achten. Während der Stillzeit gilt das Gleiche, denn auch in dieser Phase muss die Mutter ihr Kind über die Muttermilch noch mit Jod versorgen.

Vor allem werdende und stillende Mütter müssen darauf achten, ihren täglichen Jodbedarf zu decken.

Wie viel Jod ist genug?

Eigentlich – so sollte man meinen – dürfte es uns nicht schwer fallen, genügend Jod mit der Nahrung zu uns zu nehmen. Schließlich benötigen Erwachsene nur die verschwindend geringe Menge von ca. 200 Mikrogramm pro Tag (Schwangere und Stillende: 230–260 Mikrogramm). Doch so wenig Jod, wie es den Anschein hat, ist das gar nicht. Die meisten Nahrungsmittel, die wir verzehren, enthalten nämlich wesentlich geringere Mengen Jod. Eine Ausnahme stellen Meeresfische dar, die in der Regel sehr jodreich sind.

Der Grund für den Jodmangel: Unsere Böden enthalten nur wenig Jod, somit können auch die auf ihnen wachsenden Pflanzen nur geringe Mengen dieses Spurenelements aufnehmen. Die tierischen Produkte, die wir verzehren, enthalten ebenfalls meistens geringe Mengen Jod, denn sie ernähren sich ja

Ausgewählte Nahrungsmittel und ihr Jodgehalt

Nahrungsmittel (100 g)	*Jodgehalt (Mikrogramm)*	*Menge zur Deckung des täglichen Jodbedarfs (g)*
Fischstäbchen, paniert	*175*	*115*
frische Algen	*50*	*400*
Thunfisch in Öl	*43*	*465*
Emmentaler Käse	*40*	*500*
Roquefort	*40*	*500*
Feldsalat	*35*	*570*
Tilsiter	*30*	*667*
Lachs, gebraten	*25*	*800*
Schafskäse	*25*	*800*

Meeresfisch ist reich an Jod, genau wie Algen auch.

vorwiegend von dem, was auf unseren Äckern wächst.

Algen – die „Jodbomben"

Da wir in einem Jodmangelgebiet leben, müssen wir darauf achten, eine ausreichende Menge dieses Spurenelements zu uns zu nehmen. Das ist allerdings nicht ganz so einfach. Die Verwendung von jodiertem Salz kann zwar ihren Teil zu unserer Jodversorgung beitragen, doch reicht dies in der Regel nicht aus, um unseren täglichen Bedarf zu decken. Zusätzlich sollte man deshalb darauf achten, möglichst viele Nahrungsmittel zu sich zu nehmen, die mit jodiertem Salz zubereitet wurden, und natürlich Nahrungsmittel, die „von Haus aus" jodreich sind wie Meeresfisch. Wer Algen in seine Ernährung mit einbezieht, wird keine Probleme haben seinen Jodbedarf zu decken. Algen ziehen aus dem Meereswasser jede Menge Jod und speichern es in ihren Zellen.

Während frische Algen durchschnittlich 50 Mikrogramm Jod pro 100 Gramm Gewicht enthalten, beinhalten getrocknete Algen, wie man sie bei uns in der Regel erhält, ein Vielfaches dieser Menge: Schon in einem Gramm getrockneter Algen können mehrere tausend Mikrogramm Jod vorkommen; manch-

Wer frische Algen bevorzugt, muss im Normalfall keine Angst haben, dass er zu viel Jod zu sich nimmt – bei getrockneten Algen ist allerdings Vorsicht geboten!

mal sind es allerdings auch nur 20 bis 50 Mikrogramm. Das ist – im Verhältnis zu den Mengen Jod, die wir sonst zu uns nehmen – natürlich sehr viel, weshalb man die getrockneten Algen auch sehr vorsichtig dosieren sollte. Dafür gibt es einige gute Gründe, wie Sie gleich sehen werden.

Gefahr Jodüberschuss

Genau wie es für den Körper ungesund ist, wenn er zu wenig Jod aufnimmt, birgt auch eine übermäßige Jodzufuhr gewisse Risiken für den Organismus. Sollte sich die Schilddrüse aufgrund eines anhaltenden Jodmangels bereits vergrößert haben und sollten sich deshalb einige Zellen aus dem normalen „Schilddrüsenbetrieb" ausgeklinkt haben, kann ein plötzlicher Jodüberschuss nämlich zu einer Schilddrüsenüberfunktion führen. Sie erinnern sich: In einem Kropf können sich so genannte heiße Knoten bilden, die keiner Kontrolle mehr unterworfen sind – sie produzieren auf eigene Faust Schilddrüsenhormone und davon natürlich umso größere Mengen, je mehr Grundstoff für diese Hormone in Form von Jod ihnen zur Verfügung steht.

Bei einem Jodmangel hält sich die Hormonproduktion natürlich noch in Grenzen, bei einem plötzlichen Jodüberschuss jedoch nicht mehr. Es werden so große Mengen Hormone hergestellt, dass sich der Stoffwechsel extrem beschleunigt. Das bringt eine Reihe negativer Folgen für den Organismus mit sich: Gewichtsabnahme trotz Heißhungers (die Körperzellen verbrennen die ihnen zugeführte Energie wesentlich rascher), Schweißausbrüche und starkes Schwitzen, große innere Unruhe und Reizbarkeit, zum Teil Aggressivität sowie Herzrasen, Verdauungsbeschwerden und ein verminderter Sexualtrieb.

Damit diese Beschwerden nicht auftreten, kaufen Sie am besten nur getrocknete Algen, auf deren Verpackung der Jodgehalt angegeben ist. Achten Sie darauf, dass die tägliche Jodzufuhr 200 Mikrogramm nicht wesentlich überschreitet. Treten dennoch einige der oben genannten Beschwerden auf, sollten Sie möglichst rasch den Arzt konsultieren.

Eines noch: Häufig werden getrocknete Algen wegen der Gefahr einer übermäßigen Jodaufnahme gar nicht als Nahrungsmittel, sondern als Kosmetikum verkauft. Dennoch können Sie die meisten Algen natürlich in Ihre Ernährung integrieren. Sie müssen nur vorsichtig mit der Dosierung sein.

Wer nach der Devise „Vorsicht ist die Mutter der Porzellankiste" handelt, kann natürlich auch zu Süßwasseralgen greifen. Diese enthalten kein Jod, denn im Süßwasser ist dieses Spurenelement in der Regel nicht oder nur in verschwindend geringen Mengen enthalten. An anderen Vitaminen und Mineralstoffen sind selbstverständlich auch die Süßwasseralgen reich.

Algen und radioaktive Strahlung

Das, was Sie nun lesen werden, mag Ihnen zunächst fast wie ein Märchen vorkommen – dennoch ist es die Wahrheit. Algen scheinen auch einen gewissen Schutz vor radioaktiven Stoffen und damit vor radioaktiver Strahlung zu bieten. Radioaktive Strahlung ist deshalb für unseren Organismus so gefährlich, weil sie verschiedene Krebsformen auslösen kann. Mithilfe von Algen oder Algenpräparaten können Sie also auch auf diese Weise Krebserkrankungen vorbeugen.

Radioaktive Strahlung ist heutzutage nahezu allgegenwärtig.

Unser Körper ist im Prinzip ständig radioaktiver Strahlung ausgesetzt. Da wäre erstens die natürliche radioaktive Strahlung, an die sich der Organismus aller Lebewesen aber im Prinzip gewöhnt hat. Gefährlicher sind da schon Röntgenstrahlen (ein Grund, warum man sich nicht zu oft röntgen lassen sollte), aber auch die Strahlung, die von Kernkraftwerken ausgeht. Besonders gefährlich ist es natürlich, wenn – wie 1986 bei dem Reaktorunglück von Tschernobyl – eine größere Menge Radioaktivität freigesetzt wird. Wie die meisten wissen, konnte auch in unseren Breiten eine erhöhte Strahlenbelastung festgestellt werden. Ein gewisser Schutz vor radioaktiver Strahlung kommt da natürlich gerade recht.

Doch auf welche Weise gelingt es Algen nun, gegen die radioaktive Strahlung anzugehen? Ganz einfach: mit Hilfe der Algine, die auch andere Umweltschadstoffe unschädlich machen. Diese Algine verbinden sich mit den radioaktiven Substanzen, die in unseren Körper gelangt sind. Sie ummanteln die radioaktiven Stoffe geradezu. Anschließend werden die radioaktiven Substanzen dann über den Darm ausgeschieden.

Besonders interessant ist auch, dass anscheinend die Folgeschäden radioaktiver Strahlung ebenfalls durch Algen bekämpft werden können. Wissenschaftler gaben Kindern, die zu den Opfern der Tschernobyl-Katastrophe gehörten, 45 Tage lang ein Präparat aus der Süßwasseralge Spirulina. Anschließend untersuchten Sie unter anderem den Urin und das Blut der Kinder. Die Ergebnisse: Die Radioaktivität im Urin verringerte sich bei mehr als 80 % der Kinder; bei der Untersuchung des Bluts wurde ein Anstieg von Immunzellen festgestellt, was auf eine erhöhte Fähigkeit des Körpers hindeutet, mit verschiedenen Krankheiten, darunter sogar Krebs, fertig zu werden.

Bei einer Untersuchung an Tschernobyl-Opfern verringerte die Spirulina-Alge die Konzentration von Radioaktivität im Urin der Opfer.

Algen bieten noch auf weitere Weise – wenn auch eher indirekt – Schutz vor radioaktiver Strahlung. Wer Algen (zumindest Meeresalgen) seiner Ernährung beifügt, wird mit Sicherheit nicht unter Jodmangel leiden. Das ist vor allem dann positiv, wenn z. B. durch eine Reaktorkatastrophe wie in Tschernobyl radioaktives Jod freigesetzt wird. Dieses radioaktive Jod gelangt in den menschlichen Körper und wird – wenn kein anderes, „normales" Jod vorhanden ist – von der Schilddrüse sozusagen aus dem Blut gefischt, um es als Ausgangsprodukt für die Herstellung der lebensnotwendigen Schilddrüsenhormone zu nutzen. Leider hat unser Körper noch keinen Mechanismus entwickelt, um sich vor solchen gefährlichen Stoffen wie dem radioaktiven Jod zu schützen. Also nimmt die Schilddrüse es auf und speichert es in ihren Zellen (nicht alles Jod, das die Schilddrüse aufnimmt, wird sofort verbraucht). Die radioaktive Strahlung kann nun unter Umständen die Schilddrüsenstellen schädigen, z. B. kann es zu Veränderungen im Erbgut der Zellen kommen, woraufhin manche zu Krebszellen entarten. Nach einer Weile, manchmal nach vielen Jahren, stellt sich dann heraus, dass sich Krebs der Schilddrüse entwickelt hat. Dann ist eine Entfernung der Schilddrüse meist unumgänglich. In anderen Fällen schädigt das radioaktive Jod die Zellen so stark, dass sie funktionsuntüchtig werden.

Wer regelmäßig Meeresalgen bzw. deren Präparate zu sich

nimmt, ist vor der Wirkung des radioaktiven Jods auf die Schilddrüse bis zu einem gewissen Grad geschützt. Schließlich ist seine Schilddrüse nicht auf das radioaktive Jod angewiesen – ihr steht genug „normales" Jod zur Verfügung, das sie für die Herstellung ihrer Hormone verwenden kann. Aus diesem Grund lagert eine Schilddrüse von regelmäßigen Algenkonsumenten in der Regel wesentlich weniger radioaktives Jod ein als die Schilddrüse von Personen, die unter Jodmangel leiden.

Schutz für Magen und Darm

Algen sind auch ganz hervorragend geeignet, um Magen- und Verdauungsbeschwerden vorzubeugen bzw. um sie zu bekämpfen. Besonders gut wirken sie beispielsweise Verstopfung entgegen. Der Grund dafür: Algen sind ungeheuer reich an unverdaulichen Nahrungsbestandteilen, den so genannten Ballaststoffen. Diese sorgen dafür, dass der Darm immer gut gefüllt ist, zudem binden sie überschüssiges Wasser, sodass sich die Darmfüllung noch erhöht. Ein gut gefüllter Darm muss selbstverständlich häufiger entleert werden als ein Darm mit geringerer Füllung. Aus diesem Grund kommt Verstopfung bei regelmäßigen Algenkonsumenten so gut wie nie vor.

Wer regelmäßig Algen zu sich nimmt, klagt selten über Verstopfung.

Außerdem schützen Algen die Wände von Magen und Darm vor schädlichen Einflüssen. Die schon so häufig erwähnten Algine kleiden die Magen- und Darmwände ein wenig aus – sie bilden sozusagen einen Schutzfilm in Magen und Darm. So können schädliche Stoffe nicht direkt auf die Magen- und Darmschleimhäute einwirken. Dadurch sinkt unter anderem die Gefahr für Magen- oder Darmgeschwüre.

Beide Mechanismen – eine erhöhte Darmfüllung durch die Ballaststoffe sowie die Auskleidung von Magen und Darm durch die Algine – beugen natürlich auch Krebserkrankungen im Magen-Darm-Trakt vor. Die Schadstoffe aus der Nahrung können bei regelmäßigem Algenkonsum nur kurzzeitig auf die Wände des Verdauungstrakts einwirken – eine Schädigung der Zellen wird umso unwahrscheinlicher.

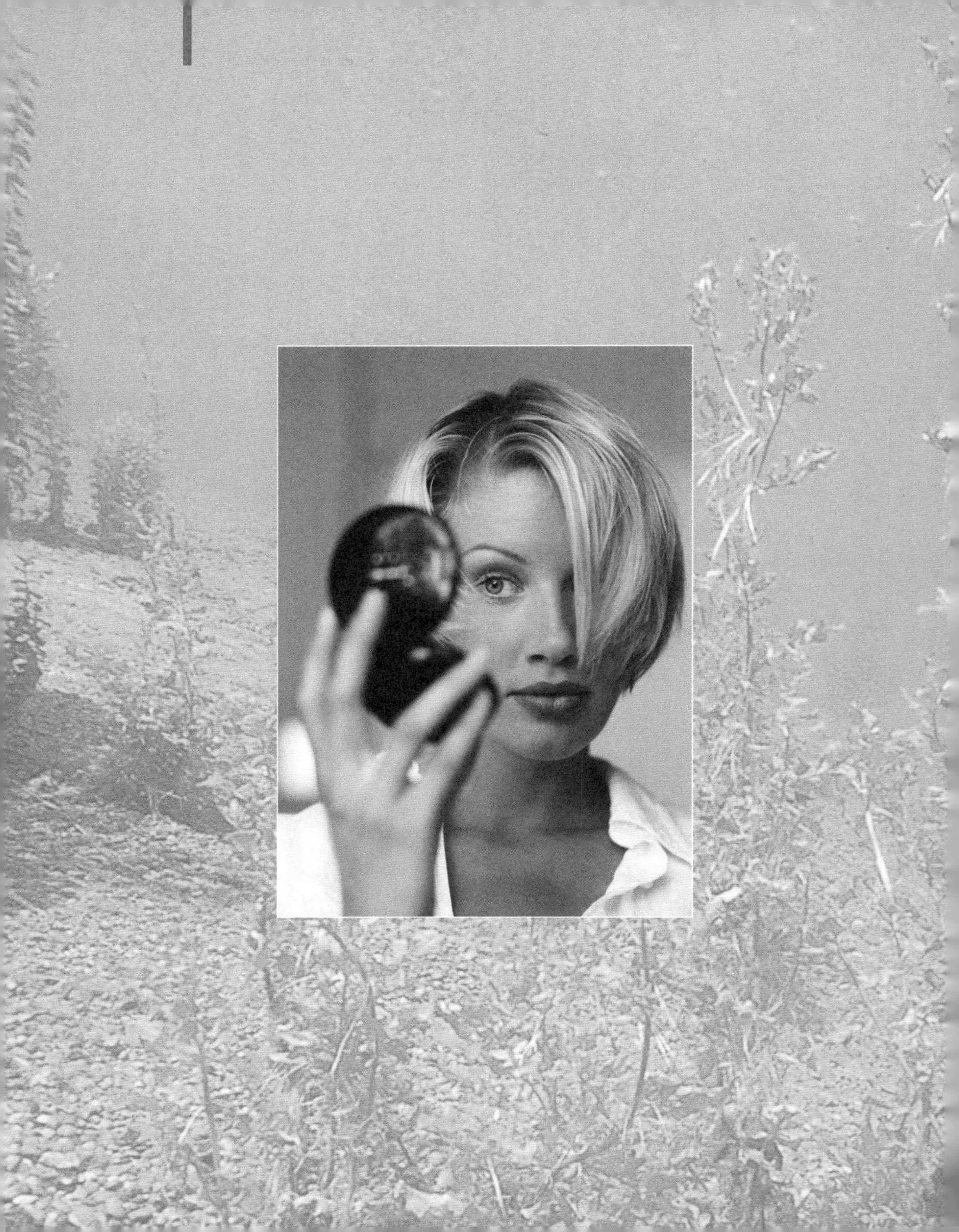

Algen-Power für die Schönheit

Algen sind wahre Wunder der Natur. So vielseitig einsetzbar wie Algen sind nur wenige andere Pflanzen. Sie dienen nicht nur der Gesundheit, sie können auch für zahlreiche kosmetische Zwecke verwendet werden. Sie tun einerseits der Haut gut, andererseits helfen sie bei der Gewichtsabnahme sowie der Entschlackung des Körpers. Auch die Haare profitieren von der Kraft der Algen.

Wenn die Kleidung nicht mehr passt …

Die meisten von uns kennen wohl folgende Situation: Da holt man sich eine Hose aus dem Schrank, die man schon eine Zeit lang nicht mehr angezogen hat – und was geschieht? Sie passt nicht mehr! Die Hose kneift im Bund und die ehemals weit geschnittenen Beine liegen nun enger an, als sie eigentlich sollten. In solchen Momenten wünscht man sich nichts sehnlicher, als dass die Hose bei der letzten Wäsche eingelaufen ist. Leider muss man sich jedoch meistens eingestehen, dass man seit der letzten Anprobe einige Kilo zugenommen hat – Grund genug, sich wieder einmal darüber zu ärgern, dass man nicht standhaft genug gegenüber den vielen Leckereien sein konnte, die einem so angeboten werden. Daraufhin ergreift man den festen Vorsatz endlich abzunehmen. Das Problem ist nur, wie. Schließlich haben die meisten von uns schon viele Diäten ausprobiert – allerdings in der Regel ohne anhaltenden Erfolg.

Wenn es Ihnen genauso oder ähnlich geht wie in diesem Beispiel, sollten Sie vielleicht einmal Algen in Ihre Schlankheitskur mit einbeziehen. Algen können nämlich einen nicht geringen Teil dazu beitragen, dass Sie an Gewicht verlieren und auf Dauer schlank bleiben – denn das ist oft das größte Problem.

Algen sind sowohl fett- als auch kalorienarm.

Das Fantastische an Algen ist, dass sie nahezu kein Fett und nur geringe Mengen Kilokalorien enthalten, stattdessen beinhalten sie jede Menge unverdauliche, jedoch äußerst sättigende Ballaststoffe – sie sind deshalb ein wunderbares Nahrungsmittel, um abzunehmen. Allerdings heißt das nicht, dass Sie sich fortan nur noch von Algen ernähren sollen – das wäre nicht im Sinne einer gesunden Ernährung. Algen gehören jedoch zu den Nahrungsmitteln, die Sie im Rahmen einer Diät im Hinblick auf ihren Nährwert unbesorgt zu sich nehmen können.

Wenn Sie Ihrer Nahrung Algen hinzufügen, sollten Sie jedoch unbedingt auf deren Jodgehalt achten, denn zu viel Jod in der Nahrung kann zu einer Schilddrüsenüberfunktion führen. Am besten ist es, wenn Sie frische Algen verwenden. Bei getrockneten Algen sollten Sie darauf achten, dass ihr Jodgehalt auf der Packung angegeben ist, damit Sie die Algen dementsprechend dosieren können. Mehr als 200 Mikrogramm Jod sollten Sie am Tag nicht zu sich nehmen.

Das Jod ist es aber auch, das Sie bei der Gewichtsabnahme unterstützen kann. Vielleicht leiden Sie – wie nicht wenige Menschen im Jodmangelgebiet Deutschland –, ohne es zu wissen, an einer Vergrößerung und einer leichten Unterfunktion der Schilddrüse. Falls das der Fall sein sollte, kann Ihnen das Jod in den Algen nämlich gute Dienste bei der Gewichtsabnahme leisten. Eine leichte Unterfunktion der Schilddrüse (die Schilddrüse produziert eine zu geringe Menge Hormone) ist nämlich nicht selten durch Jodmangel bedingt. Werden nicht genügend Schilddrüsenhormone hergestellt, verlangsamt sich der Stoffwechsel – die Umwandlung von Nahrung in Energie geht langsamer vonstatten. Zu den Folgen zählt auch eine Gewichtszunahme. Erhält die Schilddrüse wieder genug Jod, um Hormone zu produzieren, wird meist auch der Stoffwechsel angekurbelt – die Energie aus der Nahrung wird schneller verbrannt. Es kommt zur Gewichtsabnahme. Bevor Sie allerdings auf diese Wirkung bauen, sollten Sie Ihren Arzt fragen, ob Sie tatsächlich unter einer leichten Schilddrüsenunterfunktion leiden. Auf keinen Fall sollten Sie jedoch mehr Jod als empfohlen zu sich nehmen. Eine übermäßige Aufnahme von Jod nützt bei der Gewichtsabnahme nichts – sie kann jedoch der Gesundheit schaden.

Ansonsten sollten Sie darauf achten, höchstens 60–80 Gramm Fett mit der Nahrung aufzunehmen, wenn Sie abnehmen wollen. Meistens ist es nämlich eine übermäßige Zufuhr an Fetten, die zu einer Gewichtszunahme führt. Kohlenhydratreiche Speisen (Gemüse, Obst, aber auch Nudeln, Reis, Kartoffeln) können Sie dagegen meistens unbesorgt zu sich nehmen – diese machen im Normalfall nicht dick. Wenn Sie dann noch die Kalorien, die Sie am Tag zu sich nehmen, ein bisschen reduzieren (wirklich nur ein bisschen, sodass Sie etwas mehr Energie verbrauchen, als Sie zu sich nehmen), werden Sie langsam, aber stetig abnehmen, ohne groß hungern zu müssen.

Schöne Haut durch Algen

Algen – innerlich als auch äußerlich angewendet – sind ein wahres Schönheitsmittel für die Haut. Die vielen gesunden Inhaltsstoffe von Algen tragen dazu bei, dass sich die Haut besser regenerieren kann und deshalb frischer und glatter wirkt. Am besten wirken diese wertvollen Nährstoffe natürlich, wenn sie dem Körper von innen zugeführt werden. Schließlich erfolgt die Versorgung unserer Hautzellen über das Blut – sie ziehen alle für sie wichtigen Vitalstoffe daraus. Besonders wichtig für die Haut sind die Vitamine A und E sowie die Vitamine des B-Komplexes. An diesen Vitaminen sind die meisten Algenarten reich. Es ist daher sinnvoll, täglich ein Algenpräparat zu sich zu nehmen (Dosierungsanweisung auf der Packung beachten), um die Haut mit diesen für sie wichtigen Stoffen zu versorgen.

Sie können Ihrer Haut natürlich auch etwas Gutes tun, indem Sie Algen äußerlich anwenden. Dazu verwenden Sie entweder fertig zubereitete Algencremes, -lotionen oder -packungen, die Sie z. B. in der Apotheke oder in Fachgeschäften für Naturkosmetik erhalten, oder Sie rühren sich selbst ein wenig Algenkosmetik für die Haut an. So schwierig, wie es sich anhört, ist das gar nicht! Falls Sie jedoch nach der Anwendung feststellen, dass sich Rötungen zeigen oder dass die Haut zu

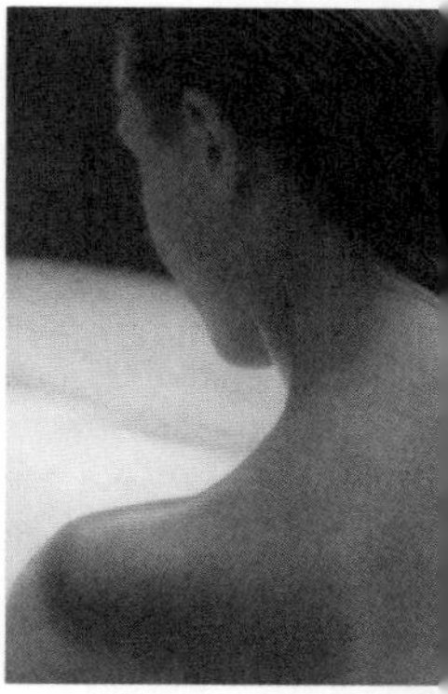

Algen und Algenpräparate führen der Haut wichtige Nährstoffe zu. Bei regelmäßiger Algenaufnahme wirkt die Haut frischer und gesünder.

Algenkosmetik zum Selbermachen

Nehmen Sie getrocknete Algen (etwa zehn Gramm) und weichen sie in lauwarmem Wasser ein, bis sie richtig aufgequollen sind. Anschließend legen Sie sie auf ein Stück Haushaltspapier zum Abtropfen. Dann geben Sie die Algen in eine Schüssel und zerkleinern sie mit einem Pürierstab. Geben Sie nun einige Tropfen Öl (gutes Pflanzenöl) hinzu und tragen Sie die Paste auf die Haut auf. Lassen Sie den Algenbrei etwa zehn Minuten einwirken und waschen Sie ihn dann gründlich ab. Wenn diese Prozedur zu umständlich ist, können Sie auch Algenpräparate (etwa zwei Tabletten oder Kapseln) aus der Apotheke oder der Drogerie in etwas Wasser auflösen und diese Mischung auf die Haut auftragen.

jucken beginnt, sollten Sie auf die äußerliche Anwendung der Algen verzichten. Möglicherweise reagiert Ihre Haut allergisch auf Algen.

Zellulitis – hauptsächlich ein Frauenproblem

Braunalgen (vor allem Fucus) können bei Zellulitis eingesetzt werden. Ganz zum Verschwinden bringen sie die Orangenhaut jedoch leider nicht.

Zellulitis oder Orangenhaut ist ein Problem, mit dem viele Frauen zu kämpfen haben. Die hässlichen hellen Streifen, die zumeist an den Oberschenkeln und am Bauch auftreten, stellen für zahlreiche Frauen eine große seelische Belastung dar. Sie entstehen infolge einer Schwangerschaft (so genannte Schwangerschaftsstreifen oder Striae) oder zum Teil nach großer Gewichtsabnahme. In der Regel tragen aber bestimmte Hormone, die vom weiblichen Körper häufiger ausgeschüttet werden als vom männlichen, Schuld an der Entstehung von Zellulitis.

Vollständig rückgängig machen kann man Zellulitis im Normalfall nicht, man kann aber etwas dafür tun, dass die „Orangenhaut" nicht mehr so stark auffällt. Dazu brauchen Sie wiederum Algen, am besten Braunalgen. Sie bereiten eine Algenpackung für Ihre Haut vor (Anleitung siehe oben) und tragen sie auf die betroffenen Stellen auf. Lassen Sie das Ganze zehn bis 15 Minuten einwirken. Eine noch bessere Wirkung erzielen Sie, wenn Sie die betroffenen Hautstellen zusätzlich warm halten, z. B. indem Sie sie für die Dauer der Packung mit Handtüchern bedecken.

Sie können natürlich auch eines der im Handel erhältlichen Fertigpräparate aus Algen gegen Zellulitis einsetzen – ganz, wie es Ihnen beliebt. Wunder dürfen Sie allerdings auch von Algen nicht erwarten – es dauert eine Zeit lang, bis sich kleinere Erfolge einstellen.

Den Körper dauerhaft entschlacken

In unserem Körper reichern sich auch bei noch so gesunder Ernährung Schadstoffe, z. B. Stoffwechselabbauprodukte, an. Das führt unter anderem dazu, dass die Haut nicht mehr frisch und rosig aussieht und die Haare stumpf wirken – ganz abgesehen davon, dass man sich schlapp fühlt, wenn sich diese Schlacken im Körper ansammeln. Aus diesem Grunde sollte man darauf achten, dass man seinen Organismus von Zeit zu Zeit von diesen Giftstoffen befreit, das heißt entschlackt. Dabei können Ihnen Algen und Algenpräparate eine große

Gegen die Schlackenstoffe, die sich im Körper ansammeln, sollten Sie etwas unternehmen, denn sie rufen unter anderem Müdigkeit und Antriebslosigkeit hervor.

Algenvollbad zum Entschlacken

Für ein ***Algenvollbad*** *brauchen Sie etwa 50 Gramm getrocknete Algen. Diese geben Sie in die Badewanne und lassen 34 bis 35 °C warmes Wasser einlaufen. Die Algen saugen sich nun mit dem Wasser voll und geben die in ihnen enthaltenen Nährstoffe an das Badewasser ab. Wenn die Wanne voll gelaufen ist, können Sie sich entscheiden, ob Sie die Algen vor dem Baden lieber abfischen wollen oder sie im Wasser belassen. Legen Sie sich dann für etwa zehn Minuten in die Wanne und genießen Sie die Wärme und die wohltuende Kraft der Algen. Vielleicht ist es Ihnen auch lieber, drei bis vier Süßwasseralgentabletten in warmem Wasser aufzulösen (notfalls vorher ein wenig zerdrücken) und dem Badewasser zuzugeben. Dann fällt das „Problem" mit den umherschwimmenden Algen weg. Für das richtige „Meerwasser-Feeling" können Sie dem Badewasser auch noch Meersalz (z. B. Totes-Meer-Salz, erhältlich in allen Drogerien) beifügen. Das tut Ihrer Haut zusätzlich gut.*

Achtung: *Falls Sie Herz- oder Kreislaufprobleme haben, fragen Sie zunächst Ihren Arzt, ob solch ein Bad für Sie geeignet ist.*

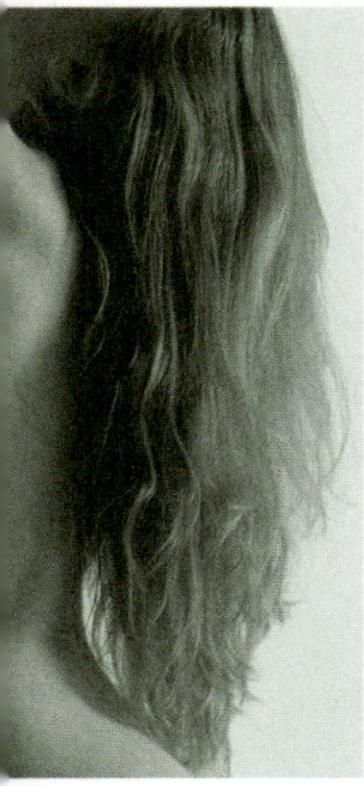

Algen lassen die Haare fülliger wirken und verleihen ihnen Glanz.

Hilfe sein. Wie Sie wissen, sind bestimmte Inhaltsstoffe der Algen, die Algine, wahre Meister im Ausleiten von Schadstoffen aus dem Körper. Diese Wirkung können Sie sich auch für Ihre Schönheit zunutze machen. Zudem enthalten viele Algen Kalium, das die Zellen entwässert und dazu beiträgt, dass sie von Stoffwechselabbauprodukten und anderen Schlackenstoffen befreit werden. Nehmen Sie also am besten täglich ein Algenpräparat (Dosierungsanleitung auf der Packung beachten!) zu sich. Falls Sie Probleme mit dem in Meeresalgen enthaltenen Jod haben, sollten Sie sich für jodfreie Präparate aus Süßwasseralgen entscheiden.

Ein Algenvollbad unterstützt die Ausleitung von Schlacken aus dem Körper.

Um die Entschlackung des Körpers zu unterstützen, können Sie zusätzlich einmal in der Woche ein Algenbad nehmen. Sie können Ihr Bad entweder selbst „zubereiten" oder einen fertigen Badezusatz verwenden. Doch auch hierfür gilt: Wenn Sie unter einer Schilddrüsenerkrankung leiden und mit Jod vorsichtig umgehen müssen, verzichten Sie lieber auf das Algenvollbad. Bislang weiß man nämlich noch nicht genau, ob und wenn ja, welche Mengen Jod über die Haut aufgenommen werden und ob über die Haut aufgenommenes Jod den Schilddrüsenstoffwechsel beeinflussen kann.

Algen für kräftiges, gesundes Haar

Natürlich kommen die in Algen und Algenpräparaten enthaltenen Mineralstoffe, Spurenelemente, Vitamine und anderen Vitalstoffe nicht nur der Haut zugute, auch die Haare profitieren von ihnen. Trockenes, sprödes Haar, das keinen Glanz besitzt, kann nämlich oft auf einen Nährstoffmangel zurückgeführt werden. Sie wissen doch: Wahre Schönheit kommt von innen! Nehmen Sie deshalb täglich ein Präparat aus Meeres- oder Süßwasseralgen ein, um Ihrem Organismus und vor allem Ihren Haaren die notwendigen Nährstoffe zuzuführen. Nach einiger Zeit werden Ihre Haare kraftvoll wirken und glänzen.

Selbstverständlich können Sie Ihren Haaren auch mit Algenshampoos und Haarpackungen etwas Gutes tun. Es gibt die verschiedensten Haarpflegeprodukte aus Algen, die jeweils auf ein bestimmtes Haarproblem (z. B. fettiges Haar oder strapaziertes Haar) abgestimmt sind. In der Regel sind sie in der Apotheke, in der Drogerie, aber auch in vielen Naturkosmetikläden erhältlich.

Während Algenshampoos nach dem Waschen meistens gleich wieder ausgespült werden, müssen Algenpackungen im Normalfall längere Zeit (ca. 30 Minuten) auf Haare und Kopfhaut (am besten unter einem Handtuch, das um den Kopf gewickelt wird) einwirken, um eine nachhaltige Wirkung zu zeigen. Erst dann werden sie wieder ausgespült.

Algenhaarwasser wird meistens nach dem Waschen in die Haare einmassiert und nicht wieder ausgespült. Beachten Sie jedoch bitte immer die Anleitungen für die Haarpflege, die den Pflegeprodukten aus Algen beiliegen oder die auf der Packung abgedruckt sind.

Algen-Schönheitsplan

- *Täglich ein **Algenpräparat** zu sich nehmen (Dosierungsanleitung beachten); hilft bei der Entschlackung des Körpers, sorgt zudem für schöne Haut, feste Nägel und gesundes Haar.*
- *Ein- bis zweimal die Woche eine **Algenpackung** oder -maske für die Haut; lässt die Haut frischer und jünger aussehen und hilft, auf Problemzonen aufgetragen, gegen Zellulitis.*
- *Einmal wöchentlich ein **Algenvollbad** nehmen; trägt vor allem zur Entschlackung des Körpers bei und hilft, den Stress des Alltags abzubauen. Tut gleichzeitig auch der Haut gut.*
- *Ein speziell auf das jeweilige Haarproblem abgestimmtes **Algenshampoo** und andere Pflegeprodukte aus Algen für die Haarpflege verwenden. Algen revitalisieren das Haar und verleihen ihm neuen Glanz.*

Register zu Algen

Karola Berger

Gesund und schön mit

Schwarzkümmel

Mit wertvollen
mehrfach ungesättigten Fettsäuren
und natürlichen Vitaminen
vorbeugen und heilen

Schwarzkümmel – ein bewährtes Naturheilmittel

Gegen Ende des 20. Jahrhunderts lernen wir als mündige Patienten mehr und mehr, für uns selbst zu sorgen, uns auf intelligente Weise gesund zu erhalten und Krankheiten sinnvoll vorzubeugen. Im Schwarzkümmel hat man in den letzten Jahren ein Heilmittel wiederentdeckt, das uns auf diesem Wege ein Stück weiterbringt.

Das Schwarzkümmelöl, von dem in diesem Buch die Rede ist, wird nicht in chemischen Labors aus verschiedenen Rohstoffen synthetisch zuammengesetzt, sondern aus den Samen von Pflanzen gepreßt, die in freier Natur gewachsen sind. Bereits während des Wachstums, aber auch später bei der Ölgewinnung werden keine chemischen Mittel zugesetzt. Wir bekommen also ein absolut reines Naturprodukt in die Hand.

Heilpflanze aus dem Morgenland

Der Schwarzkümmel hat seine Heimat vornehmlich im Morgenland, in Ägypten, Syrien, der Türkei, Nordafrika, Arabien und Indien. Dort ist die Pflanze seit undenklichen Zeiten als Würz- und Heilmittel benutzt worden. Im Grab des ägyptischen Königs Tut-ench-Amun hat man ein Fläschchen mit Schwarzkümmel gefunden. Offenbar war der Schwarzkümmel so kostbar, daß der Pharao ihn auf seine Reise ins Jenseits mitnehmen sollte. Von den ägyptischen Königinnen Nofretete und Kleopatra weiß man, daß sie Schwarzkümmelöl zur Körperpflege benutzten.

Bereits vor 6000 Jahren kannten die Assyrer und vermutlich auch die Sumerer den Schwarzkümmel und dessen wohltuende Wirkung bei Erkrankungen von Magen, Augen, Ohren, Haut und Haaren. Die Ägypter benutzten Schwarzkümmel als Brotgewürz und zur besseren Verdauung nach festlichen Gelagen. Der Prophet Mohammed hat Schwarzkümmel sogar als Allheilmittel angepriesen, und die Araber setzten ihn bei der medizinischen Behandlung ihrer wertvollen Pferde ein. Der persische Arzt Avicenna empfahl Schwarzkümmel zur Entgiftung bei Hautleiden sowie gegen Darmparasiten, Fieber und Erkältungen. In Europa kannten bereits die alten Griechen Schwarzkümmel, und der Römer Plinius erwähnte ihn als Gegenmittel bei Skorpionstichen und Schlangenbissen.

Die Äbtissin und Heilkundige Hildegard von Bingen (1098–1179) sowie Hieronymus

Bock (1498–1554) beschrieben ihn in ihren Kräuterbüchern. Um 1600 wurde Schwarzkümmel in Deutschland auf Feldern angebaut. Er muß also einige Jahrhunderte hindurch in der Heilkunde von einigem Wert gewesen sein, bevor er völlig in Vergessenheit geriet.

HINWEIS

Schwarzkümmel hat nichts mit dem allbekannten Küchengewürz Kümmel zu tun, obwohl die Samen eine entfernte Ähnlichkeit aufweisen. Die Benennung stammt aus früheren Zeiten, als es noch keine allgemeingültige botanische Klassifizierung gab und man den weniger bekannten Schwarzkümmel manchmal mit Kümmel verwechselte.

Wiederentdeckung als Medizin

In Deutschland war es ein Pferd, das in jüngster Zeit das Comeback des Schwarzkümmels einleitete. Es gehörte der Tochter eines Arztes und war an Asthma erkrankt. Ein befreundeter Ägypter riet zu einer Behandlung mit Schwarzkümmel, den er aus seiner Heimat kannte. Und das half. Dieser Erfolg erregte natürlich Aufsehen; Schwarzkümmel wurde sofort zu einem Untersuchungsgegenstand des erwähnten Arztes, des Immunologen Dr. Schleicher.

In Deutschland und in den USA werden seit Jahren die Inhaltsstoffe des Schwarzkümmels wissenschaftlich erforscht, analysiert und an Hunderten von Patienten getestet. Während man in früheren Jahrhunderten nur die eigenen Heilerfahrungen überliefern konnte, werden heute mit wissenschaftlichen Methoden die Heilwirkungen von Pflanzen chemisch analysiert und auf ganz bestimmte Inhaltsstoffe zurückgeführt. Dadurch ist auch Schwarzkümmel als Heilmittel gezielt einsetzbar.

Angebaut wird der Schwarzkümmel hauptsächlich nach wie vor in den Mittelmeerländern, vor allem in Oberägypten, weil dort das Klima besonders heiß und trocken ist und dadurch die Pflanzen besonders gut gedeihen.

Auch Syrien ist von alters her ein Anbauland für Schwarzkümmel, vor allem die Gegenden zwischen Euphrat und Tigris und südlich von Damaskus. In diesen Gebieten gibt es keine Industrie, daher sind sie weitgehend frei von Umweltverschmutzung. In der Türkei liegt das Hauptanbaugebiet in Mittelanatolien. Hier sind es meist Kleinbauern, die die Pflanze auf ihren Feldern im Fruchtwechsel mit Kichererbsen und Linsen kultivieren. Schon aus Geldmangel sind sie nicht in der Lage, Kunstdünger oder Unkrautvernichtungsmittel zu kaufen. Sie wissen sehr wohl, daß der internationale Handel strenge Qualitätsvorschriften hat, und achten daher auf die Einhaltung des richtigen Erntezeitpunkts und eine saubere Ölgewinnung.

Arten und Inhaltsstoffe

Der Schwarzkümmel, aus dem heute die Heilmittel gewonnen werden, ist unter dem botanischen Namen *Nigella sativa* bekannt; er gehört – wie alle Schwarzkümmel-Arten – zu den Hahnenfußgewächsen.

Die Pflanze wird 30 bis 50 cm hoch, hat feingefiederte Blätter und weißliche Blüten. Seine Samen sind zunächst grün, später schwarz, und sie reifen in Kapseln heran, wie wir es vom Mohn her kennen.

Eine andere Schwarzkümmelart, *Nigella damascena,* auch unter der Bezeichnung Türkischer Schwarzkümmel bekannt, ist uns Mitteleuropäern vor allem als Gartenblume bekannt.

Es ist die »Jungfer im Grünen«, die mit ihren großen runden hellblauen Blüten und ihren filigranartig verzweigten Blättchen während der Blütezeit besonders hübsch aussieht. Ihre Samen riechen nicht so streng wie die von *Nigella sativa,* sondern mehr nach Erdbeeren.

Sodann gibt es noch den Acker-Schwarzkümmel, *Nigella arvensis,* der kleiner und buschiger ist und vor allem als Unkraut auf Feldern vorkommt.

Über hundert verschiedene Wirkstoffe

Der Schwarzkümmel enthält eine Kombination von Wirkstoffen, die die unterschiedlichsten Körperfunktionen beeinflussen. Den weitaus größten Anteil haben die mehrfach ungesättigten Fettsäuren, Linolsäure (50–60 %), Ölsäure (20–25 %) und geringere Mengen anderer Fettsäuren. »Ungesättigt« heißt, daß diese Säuren – im Gegensatz zu den gesättigten – im Körper Verbindungen mit anderen Stoffen eingehen, vor allem mit solchen, die in ungebundener Form für den Körper schädlich sind. **Linolsäure** stärkt das Immunsystem, d.h. das Abwehrsystem des Körpers. **Ölsäure** vermindert zusammen mit den anderen ungesättigten Fettsäuren den Cholesteringehalt des Blutes. Die **Linolensäure** trägt zur Bekämpfung von Allergien bei.

HINWEIS

Die beiden Schwarzkümmel-Arten Nigella damascena *und* Nigella arvensis *haben nicht dieselbe Fülle an Inhaltsstoffen wie der echte Schwarzkümmel; daher werden sie auch nicht als Heilpflanzen genutzt.*

Die **11Eicosensäure** (ca. 5 %) stärkt die Zellmembranen und macht sie elastisch. Mit Hilfe der ungesättigten Fettsäuren werden im Körper die schnell vergehenden **Prostaglandine** laufend neu gebildet. Diese wirken entzündungshemmend, erweitern die Blutgefäße, regen den Kreislauf an.

Ferner enthält Schwarzkümmel u.a. Melanin, verschiedene Oxide, Limonen, Myrcen, Arachidonsäure, Sesquiterpene, Sabinen, Sabinenhydrate, Terpen-Alkohole, Ketone. Insgesamt sind bis jetzt etwa hundert Inhaltsstoffe bekannt. Es ist nicht ausgeschlossen, daß noch weitere gefunden werden. In Tausenden von Versuchen hat man bisher keinerlei schädliche Nebenwirkungen feststellen können. Das bedeutet, daß Schwarzkümmel äußerst bekömmlich ist und ohne Bedenken eingenommen werden kann.

Es ist also nachgewiesen, daß Schwarzkümmel nicht nur gegen bestimmte Krankheiten heilsam wirkt, sondern ein ganzes Bündel von Heilstoffen enthält, so daß man in ihm ein Medikament mit einem breiten Wirkungsspektrum sehen kann. Wo welche Inhaltsstoffe wirksam werden, wird in den folgenden Kapiteln ausführlich geschildert. Zusammenfassend seien hier noch einmal die wichtigsten Eigenschaften des Schwarzkümmels genannt: Er wirkt schmerzlindernd, entzündungshemmend, harntreibend, krampflösend, potenzsteigernd und verdauungsfördernd.

Weitere wichtige Inhaltsstoffe:

- **Nigellon** *erweitert die Bronchien und erleichtert die Atmung bei Asthma, Bronchitis und Husten.*
- **Nigellin** *hilft als Bitterstoff bei der Verdauung (ähnlich dem Wermut, dessen verdauungsfördernde Wirkung ja sprichwörtlich ist).*
- **Nigellin** *hilft auch bei Rheumatismus.*
- **Saponine** *lösen den Schleim bei Husten und Bronchitis und bewahren vor Herzinfarkt.*
- **Gerbstoffe** *bilden eine Schutzschicht gegen Entzündungen und werden daher zur Wundbehandlung eingesetzt.*
- **Thymochinon** *wirkt desinfizierend und bakterientötend.*
- **Thymohydrochinon** *reguliert die Gallensekretion und erleichtert die Verdauung.*
- **Ubichonon,** *besser unter dem Namen Coenzym* Q_{10} *bekannt, unterstützt die Zellatmung und ist für die Bildung von Körperenergie zuständig.*
- **Beta-Systosterin** *senkt den Cholesterinspiegel.*

Vorbeugende und heilende Wirkungen

Stärkung des Immunsystems

In jeder Sekunde unseres Lebens versuchen Bakterien, Viren und Pilze in unseren Körper einzudringen und dort Krankheiten zu verursachen. Dem Organismus steht jedoch eine schlagkräftige »Armee« von Abwehrzellen zur Verfügung.

Das Immunsystem

Das Immunsystem wird getragen von einer Gruppe weißer Blutkörperchen, den Lymphozyten. Unter diesen gibt es die B-Lymphozyten, die Antikörper gegen Krankheitskeime bilden, und die T-Lymphozyten, die sogenannten Killerzellen. Sie vernichten die eindringenden Krankheitskeime wie beispielsweise Mikroben, Viren oder Pilze. Etwa 10 % der Abwehrzellen sind ständig im Blut unterwegs wie Polizisten auf ihrem Reviergang. Bei Gefahr rufen sie ihre Kollegen zu Hilfe. Sind die Krankheitskeime überwältigt, werden sie in den Lymphknoten gesammelt und durch das Lymphsystem aus dem Körper transportiert. In der Milz und im Knochenmark werden ständig neue Abwehrzellen gebildet. In der Thymusdrüse und den Lymphknoten werden weitere Abwehrzellen auf Abruf bereitgestellt.

Bekämpfung von Bakterien und Viren
Vereinfachtes Ablaufschema:

1. *Krankheitskeime dringen in den Körper ein.*

2. *Wächterzellen bemerken die Eindringlinge und »schlagen Alarm«. Daraufhin treten Abwehr-, Freß- und Killerzellen auf den Plan.*

3. *Sie stürzen sich auf die Angreifer, um diese zu vernichten. Viele Krankheitskeime werden getötet.*

4. *Einige Eindringlinge setzen sich jedoch im Körper fest. Der Organismus erkrankt.*

5. *Schwarzkümmel ist in der Lage, zahlreiche Krankheitskeime zu besiegen und mit den roten Blutkörperchen zerstörte Zellen wieder aufzubauen.*

Immunschwäche

Von einer Abwehrschwäche oder Immunschwäche sprechen wir, wenn nicht genügend Lymphozyten vorhanden sind und der Körper sich nicht ausreichend gegen krankmachende Einflüsse von außen wehren kann, wie z.B. gegen Umweltgifte, Mikroben oder Viren. Wenn also ein Mensch dauernd krank wird oder sich ständig erkältet, leidet er an einer Immunschwäche. Dieser Zustand ist in den letzten Jahren vor allem durch die Immunschwächekrankheit AIDS bekannt geworden.

Eine Immunschwäche wird verstärkt durch Übergewicht und ungesunde Ernährungsgewohnheiten, aber auch durch Streß, Bewegungsmangel, Schock oder psychische Belastungen.

Diese Faktoren können die Bildung neuer Abwehrzellen behindern. Typische Krankheitserscheinungen bei Abwehrschwäche sind z.B. Neurodermitis, Leistungsschwäche, Fieber oder Asthma.

Körperabwehr gegen Krankheitskeime

Wenn wir regelmäßig Schwarzkümmel einnehmen, stärken wir dadurch das körpereigene Immunsystem, denn Schwarzkümmel bindet Schadstoffe und stärkt die Abwehrzellen.

Die Linolsäure im Schwarzkümmel hilft dem Körper, Prostaglandine zu bilden. Unter dem Einfluß von Prostaglandin E1 vermehren sich deutlich die Lymphozyten und die Phagozyten (Freßzellen), welche Bakterien, Viren und Pilze vernichten und so den Körper schützen. Diese Vorgänge werden von der Immunologie, einem Zweig der Medizin, wissenschaftlich untersucht. Dazu gehört auch die Krebsforschung.

Hinweis

Krebsforschungsinstitute haben festgestellt, daß Schwarzkümmel die Krebsauslöser bekämpft, ja sogar ein stark gestörtes Immunsystem wieder normalisieren kann.

Lindernd bei Allergien

Bei Allergien zeigen sich Krankheitsbilder, die infolge äußerer Reize ganz plötzlich auftreten und bei Entfernung des Reizes auch wieder verschwinden. So hat **Heuschnupfen** z.B. nichts mit einem »echten« Schnupfen zu tun. Er kann entstehen, wenn ein Allergiker den Blütenstaub (Pollen) einer bestimmten Pflanze einatmet. Der Körper reagiert dann mit Niesreiz, die Augen beginnen zu tränen, die Schleimhäute schwellen an und sondern Flüssigkeit ab, und oft ist auch die Atmung behindert. Dabei handelt es sich um eine an sich unnötige starke Abwehrreaktion des Körpers auf harmlose Stoffe. Man könnte sagen, daß die Abwehrzellen Amok laufen. Schwarzkümmel wirkt in solchen Fällen harmonisierend auf das Immunsystem:

- Er läßt die Schleimhäute abschwellen und lindert den Juckreiz.
- Das mit seiner Hilfe im Körper erzeugte Prostaglandin E1 hemmt die Ausschüttung von allergieauslösenden Botenstoffen, so daß die allergischen Reaktionen unterbunden werden.
- Eine Langzeitbehandlung mit Schwarzkümmel kann auch verhindern, daß aus einer Allergie ein chronisches Asthma wird.

Neurodermitis ist ebenfalls eine allergische Erkrankung, d.h. auch hier reagiert das Immunsystem übertrieben. Neurodermitis zeigt sich in roten juckenden Hautausschlägen und dauert meistens recht lange.

Bei einer Untersuchung des Immunologen Dr. Schleicher wurden 70 % der Testpatienten – u.a. auch Neurodermitiker und Pollenallergiker – durch Einnehmen von Schwarzkümmel geheilt. Dr. E. Armano berichtet in seinem Buch (siehe Literaturverzeichnis) von einer Neurodermitis-Patientin, die nach mehr als zwanzig Jahren vergeblicher Behandlung endlich durch Anwendung von Schwarzkümmel geheilt wurde.

WICHTIG

Durch Einnehmen von Schwarzkümmel wird das Immunsystem normalisiert, der Juckreiz gelindert und die Bildung neuer Haut unterstützt.

Wirksamer Hautschutz

Die Haut umgibt unser Körperinneres wie ein Schutzmantel, der es vor mechanischen Einwirkungen wie Druck und Stoß sowie vor Krankheitserregern und ätzenden Stoffen wie z.B. Reinigungsmitteln oder Giften bewahrt. Die Haut ist flächenmäßig unser größtes Organ und besteht aus drei Schichten. Die Unterhaut wird bis zu einem Zentimeter dick und speichert Nährstoffe sowie Flüssigkeiten für die Zellen. Darüber liegt die Lederhaut, sie macht das Gewebe elastisch und reißfest, weil sie aus vielen ineinander verflochtenen Faserbündeln besteht.

Als oberste Schicht kommt die Oberhaut unmittelbar mit der Außenwelt in Berührung. Sie ist kaum ein Zehntel Millimeter dick. Ständig sterben Hautzellen ab und werden abgestoßen. Um sie zu ersetzen, bilden sich in der Unterhaut neue Hautzellen, die nach oben wandern. Die Inhaltsstoffe des Schwarzkümmels beschleunigen diesen Prozeß und verhelfen so geschädigten Hautpartien zu schneller Heilung.

Schädigungen der Haut werden beispielsweise durch **Akne, Pickel und Ekzeme** sichtbar. Sie entstehen, wenn die Talgdrüsen der Haut verstopft sind und sich entzünden. Das im Schwarzkümmel enthaltene Thymochinon bekämpft die Entzündungsneigung, mindert den Juckreiz und trägt zur Heilung bei.

Bei **Schuppenflechte (Psoriasis)** zeigt die Haut ein gerötetes, schuppiges Aussehen, das ebenfalls mit starkem Juckreiz verbunden ist. Hier hilft Einreiben mit Schwarzkümmelöl, besonders in seiner ozonisierten Form. (Man kann das Öl in einer Naturheilpraxis ozonisieren lassen.)

Tip

Auch gegen **Hautparasiten wie Läuse und Krätzmilben** *kann man Schwarzkümmelöl erfolgreich einsetzen. Bei* **Sonnenbrand,** *anderen* **Verbrennungen und kleinen Wunden** *hilft Schwarzkümmel schnell, neue Zellen und damit neues Hautgewebe aufzubauen. Bei Neigung zum Schwitzen beruhigt Schwarzkümmel die Schweißdrüsen und beseitigt den Schweißgeruch.*

Wohltuend für die Atemwege

Als Atemwege bezeichnet man diejenigen Organe, durch die der Atem aus der Luft geholt und zur Lunge gebracht wird, also Nase oder Mund, Rachen, Luftröhre und Bronchien. Dieser Weg kann bereits am Körpereingang – nämlich in der **Nase** – verstopft sein. Wir alle haben das schon bei einem **Schnupfen** erfahren: Die Nasenschleimhäute schwellen an, und wir bekommen keine Luft mehr. Die Natur selbst versucht, durch Niesen die entstehenden Sekrete zu beseitigen. Manchmal entwickelt sich aus der Erkältung eine **Nebenhöhlenentzündung,** d.h. die Wände der Hohlräume neben und über der Nase entzünden sich und füllen sie mit Schleim. Schwarzkümmel kann Schnupfen und Nebenhöhlenentzündungen zum Stillstand bringen, indem er die Körperabwehrzellen stärkt, welche die eingedrungenen Bakterien oder Viren bekämpfen. Seine Wirkstoffe lösen den Schleim, dämpfen den Schmerz, lassen die Schleimhäute abschwellen und beruhigen sie.

Nachdem die Atemluft die Nase passiert hat, fließt sie durch den Rachen in die **Luftröhre.** Auch dort kann sie aufgehalten werden, wenn z.B. ein rauhes und trockenes Gefühl im Rachen und an den Innenwänden der Luftröhre einen Hustenreiz auslöst. **Husten** ist ein Reflex, mit dem der Körper die Atemwege von Schleim oder anderen Fremdkörpern befreien will. Schwarzkümmel wirkt beruhigend auf die Zellen der Luftröhre und stoppt den Hustenreiz.

Aus der Luftröhre fließt der Atem in die **Bronchien,** das sind die Verästelungen, die in die einzelnen Lungenlappen führen und die Atemluft zu den Lungenbläschen leiten. Wenn diese Bronchien sich entzünden, z.B. infolge einer Erkältung, sprechen wir von **Bronchitis.** Sie verursacht Schmerzen in der Brust, Husten und oft auch einen schleimigen Auswurf. Da Schwarzkümmel Entzündungen bekämpft, kann er auch bei Bronchitis Erleichterung bringen.

Besonders schnell wirkt das ätherische Schwarzkümmelöl, wenn seine Wirkstoffe durch Inhalieren direkt in die Bronchien gebracht werden.

WARNUNG

Das ätherische Öl darf nicht mit den Augen in Berührung kommen, und mit den Schleimhäuten nur in starker Verdünnung. Es ist nicht zum Einnehmen geeignet.

Eine allergische Erkrankung der Atemwege, die anfallartig auftritt, ist das **Asthma.** Die Muskeln im Brustbereich verkrampfen sich und verengen dadurch die Bronchien. Atemnot tritt ein, die Schleimhäute schwellen an, und es kann zu Husten mit Auswurf kommen. Die im Schwarzkümmel enthaltenen Stoffe Nigellon und Thymochinon bringen schnell Linderung, indem sie die Bronchien erweitern, die Muskeln entkrampfen und den Schleim lösen.
Dr. E. Armano berichtet in seinem Buch (siehe Literaturverzeichnis im Anhang) über den ehemaligen Bundesinnenminister Friedrich Zimmermann, daß er nach eigenen Aussagen durch Schwarzkümmel vom Asthma geheilt wurde.

Wenn am Ende des Weges die Atemluft in den Millionen von **Lungenbläschen** angekommen ist, tritt sie dort durch die Wände der Bläschen in das Blut über. Auch diese Lungenbläschen können erkranken. Bei einem **Lungenemphysem** werden ihre Wände mit der Zeit immer dünner und lösen sich schließlich ganz auf, so daß anstelle von vielen Bläschen nur noch eine einzige schlaffe Hülle übrigbleibt, die nicht mehr so viel Atemluft fassen kann, wie für eine ausreichende Sauerstoffversorgung des Körpers notwendig ist. Der Mensch leidet dann, besonders bei Anstrengung, an Atembeschwerden.

Die im Schwarzkümmel enthaltenen Stoffe Nigellon und Thymochinon lindern auch diese Atemwegserkrankung, indem sie die Bronchien beruhigen und die Muskeln entspannen, so daß das Atmen dem Patienten leichter fällt.

Belebend für den Kreislauf

Der Blutkreislauf ist das Transportsystem unseres Körpers, das z.B. den eingeatmeten Sauerstoff an alle Körperzellen verteilt, das Kohlendioxyd aus den Zellen einsammelt und wieder an die Außenluft befördert. Es bringt die von Magen und Darm bereitgestellten Nahrungsbausteine dorthin, wo sie benötigt werden.

Die Adern dieses Kreislaufsystems sind – wie alle Leitungen – hohl. Sie sind aber nicht – wie z.B. unsere Wasserleitungen – aus starrem Material, sondern ihre Wände sind elastisch, so daß sie sich ausdehnen und zusammenziehen können. Leider bleibt das nicht immer so, sondern bei vielen Menschen machen mit zunehmendem Alter Cholesterin- und Kalkablagerungen an den Innenwänden die Adern hart und starr, so daß im schlimmsten Fall das ganze Transportsystem zusammenbricht. Dann kann der Körper nicht überleben.

Cholesterin wird abgebaut

Normalerweise wird schädliches Cholesterin von weißen Blutkörperchen, den Freßzellen, vernichtet. Ist jedoch zuviel Cholesterin im Blut, können die Freßzellen es nicht restlos beseitigen, und es lagert sich an den Innenwänden der Blutgefäße ab. Dadurch werden die Blutgefäße immer starrer und enger, es kann immer weniger Blut hindurchfließen.

Diese Versteifung und Verengung, die durch Kalkablagerungen noch verstärkt wird, nennt man medizinisch **Arteriosklerose.**

Bei einer ärztlichen Blutuntersuchung wird auch der Cholesteringehalt festgestelllt.

Schwarzkümmel enthält besonders viele ungesättigte Fettsäuren. Um Kreislauferkrankungen zu heilen – oder noch besser ihnen vorzubeugen –, sollte man Diät halten und regelmäßig Schwarzkümmel einnehmen. Schwarzkümmelsamen lassen sich auch gut Salaten, Aufläufen und Suppen als Gewürz beifügen. In den Samen ist der cholesterinsenkende Wirkstoff Beta-Sitosterin enthalten.

Tip

Wieviel Cholesterin wir im Blut haben, hängt ganz entscheidend von unserer Ernährung ab: Der Cholesteringehalt erhöht sich, wenn wir mit der Nahrung in erhöhtem Maße **gesättigte Fettsäuren** *zu uns nehmen; diese sind z.B. in der Butter, im Käse, in Kokosfett, in Schweineschmalz, Speck und fettem Fleisch enthalten. Der Cholesteringehalt nimmt ab, wenn wir* **mehrfach ungesättigte Fettsäuren** *mit der Nahrung aufnehmen, die wir z.B. in Fisch, grünem Gemüse und Ölsamen finden.*

Arteriosklerose

Arteriosklerose kann lebensgefährlich werden, weil sie den gesamten Blutkreislauf zum Erliegen bringen kann, wenn sich an einer Stelle die Adern ganz geschlossen haben. Es können aber auch nur einzelne Körperteile betroffen sein. Wenn z.B. die Gehirndurchblutung gestört ist, können Kopfschmerzen, Schwindelanfälle, Ohrgeräusche oder Schlafstörungen auftreten. Durchblutungsstörungen in den Nieren können zu Nierenversagen führen. In all diesen Fällen kann Schwarzkümmel den Zustand verbessern, weil die in ihm enthaltenen Stoffe Nigellon und Thymochinon die Blutgefäße erweitern. Damit verbessert sich auch die Durchblutung, und der Blutdruck sinkt.

Unterstützend für den Stoffwechsel

Unter Stoffwechsel verstehen wir die Umwandlung der Nahrung in Stoffe, die von der einzelnen Zelle aufgenommen und genutzt werden können. Diese Umwandlung leistet unser Verdauungssystem. Die Verarbeitung beginnt im Mund mit der Zerkleinerung und Einspeichelung der Nahrung. Durch die Speiseröhre gelangt der Nahrungsbrei in den **Magen,** wo er durch Magensäfte vorverdaut wird. Störungen des Magens können als Erbrechen, Geschwüre oder Magenschmerzen auftreten. Dabei kann Schwarzkümmelsamen Linderung bringen, und zwar einmal durch die Beseitigung von Infektionen und zum andern durch die entkrampfende Wirkung.

Der nächste Schritt des Verdauungsvorgangs spielt sich im **Zwölffingerdarm** ab, wo die Nahrung in Eiweiße, Fette und Kohlenhydrate zerlegt wird. **Leber und Galle** sorgen vorwiegend für die Fettverdauung, die **Bauchspeicheldrüse** schickt Insulin und Bauchspeichel in den Zwölffingerdarm und sorgt für die Verdauung der Kohlenhydrate (Stärke und Zucker).

Die häufigste Erkrankung im Zusammenhang mit der Bauchspeicheldrüse ist der **Diabetes mellitus** (die Zuckerkrankheit). Von Diabetes spricht man, wenn die Bauchspeicheldrüse nicht mehr fähig ist, genügend Insulin auszuschütten. Dann bleibt zuviel Zucker im Blut, was zu einem Kreislaufzusammenbruch führen kann. Regelmäßig eingenommener Schwarzkümmel kann bei Diabetes den Blutzuckergehalt senken und normalisieren. Durch den Inhaltsstoff Thymochinon regt Schwarzkümmel auch den Gallenfluß an.

Nachdem der Nahrungsbrei den Zwölffingerdarm durchlaufen hat, tritt er in den **Dünndarm** ein. Dort wird die Nahrung noch weiter chemisch aufgeschlossen und verflüssigt, so daß sie durch die Darmwände ins Blut übertreten und zu den einzelnen Zellen transportiert werden kann. Die Därme können an Darmentzündungen oder Darmpilzen erkranken, was sich in Form von Bauchschmerzen, Blähungen, Durchfall oder Verstopfung äußert. Solche Beschwerden mögen durch nervöse Anspannung entstehen (z.B. vor Prüfungen), durch eine Infektion oder durch falsche Ernährung.

Auf dem Weg vom Mund durch Speiseröhre und Magen gelangen mit den Nährstoffen alle möglichen Bakterien und Schadstoffe in den Darm. Aber Schwarzkümmel stärkt die »Kampfkraft« des Immunsystems, so daß mit diesen Bakterien und anderen Krankheitskeimen kurzer Prozeß gemacht wird.

Dauergäste im Darm sind auch Tausende von gutartigen und hilfreichen Bakterien. Sie bilden die sogenannte Darmflora, helfen bei der Verdauung und wehren schädliche Bakterien ab. Sie werden durch Einnehmen von Schwarzkümmelsamen in ihrer Arbeit unterstützt.

Am Ende des Darms werden die übriggebliebenen Abfallstoffe ausgeschieden. Flüssigkeiten werden durch **Nieren und Blase** entsorgt. Nieren- und Blasenentzündungen können – wie alle Entzündungen – durch Schwarzkümmel bekämpft werden. Wenn Schwarzkümmelöl regelmäßig eingenommen wird, befreit es die Nieren von Nierengrieß. Gegen Nierensteine helfen besser Schwarzkümmelsamen.

Pflegend für Haut und Haare

Der Überlieferung nach wurde der ebenmäßige Bronzeteint der ägyptischen Königinnen durch Behandlung der Gesichtshaut mit Schwarzkümmelöl erreicht. Dieses Öl kann auch heute zur Hautreinigung verwendet werden, es wirkt vitalisierend und entspannend, was besonders für die alternde, empfindliche und müde Haut vorteilhaft ist. Die Wirkung wird noch verstärkt durch regelmäßiges Einnehmen von Schwarzkümmel, wodurch alle Körpervorgänge harmonisiert werden und die Haut ein glattes und elastisches Aussehen bekommt. Denn auch durch die Anwendung von innen wird die Zellalterung verlangsamt und die Zellerneuerung gefördert. Wie man mit Schwarzkümmel darüber hinaus die verschiedensten Hautkrankheiten heilen kann, wurde schon im Abschnitt »Wirksamer Hautschutz« (Seite 108) ausführlich beschrieben. Die Anwendungsmöglichkeiten des Schwarzkümmels bei der Körperpflege sind vielfältig. Im Orient sind viele Rezepte von alters her überliefert, und im heutigen Ägypten gibt es beim Friseur und in Parfümerien ein breites Angebot an Schönheitsmitteln auf Schwarzkümmelbasis, so z.B. Massageöle, Haarpflege- und Haarwuchsmittel, Gesichtsmasken sowie Mittel gegen Ungeziefer. Mit ein bißchen Experimentierfreude können auch Sie sich solche Mittel selbst herstellen. Anleitungen dazu sind im Nachschlageteil ab Seite 128 aufgeführt.

Stabilisierend für das Selbstvertrauen

Da Schwarzkümmel unser Immunsystem so beeinflußt, daß wir weniger krank werden, fühlen wir uns natürlich kräftiger und den Anforderungen des Alltags besser gewachsen. Da Schwarzkümmel den Blutdruck senkt, können wir gelassener und ruhiger unsere Probleme bewältigen. Und wenn Schwarzkümmel unserer Haut ein jugendlicheres Aussehen gibt, gefallen wir uns selbst und unseren Mitmenschen besser. All diese positiven Wirkungen führen automatisch zu mehr Selbstvertrauen, und das tut der Seele gut. Das ätherische Öl hat darüber hinaus, wenn es regelmäßig inhaliert wird, einen stabilisierenden Einfluß auf das vegetative Nervensystem und bewirkt eine seelische Harmonisierung.

WARNUNG

Das ätherische Öl ist nicht zum Einnehmen gedacht.

Zusammenfassung

Alle auf den vorhergehenden Seiten beschriebenen Körperprozesse dienen nur dem einen Zweck, jede einzelne Zelle zu versorgen und wachsen zu lassen. Denn unser Körper besteht aus nichts anderem als aus Zellen lebendigen Gewebes. Sie sind es, für die wir die Nahrung zu uns nehmen und auch den Sauerstoff. Sie schützen uns vor Krankheit und sorgen alle miteinander dafür, daß wir uns bewegen und unsere Arbeit tun können.

Selbstverantwortung übernehmen heißt daher für uns heutige Menschen, daß wir für unsere Zellen sorgen. Wir müssen z.B. für die Zellen unseres **Verdauungssystems** sorgen, indem wir ihnen keine belastenden oder unverdaulichen Speisen zumuten, wie z.B. zuviel Fett, Fast food, zuviel Süßigkeiten, schlecht gekaute Nahrung, zu kalte oder zu heiße Speisen. Die Verdauungsorgane arbeiten am besten, wenn die Nahrung einen Anteil an Faserstoffen enthält, wie sie z.B. in frischem Obst und Gemüse

Schwarzkümmel wirkt auf große Bereiche des Körpers ein, nämlich auf:

das Immunsystem,	das ist die Polizeitruppe des Körpers,
den Blutkreislauf,	das Transportsystem des Körpers,
das Verdauungssystem,	das die Nahrung verwertet,
den Atemapparat,	der für den Gasaustausch im Körper sorgt.

Wenn eines dieser Systeme gestört und in seiner Funktion behindert ist, ist der ganze Körper krank.

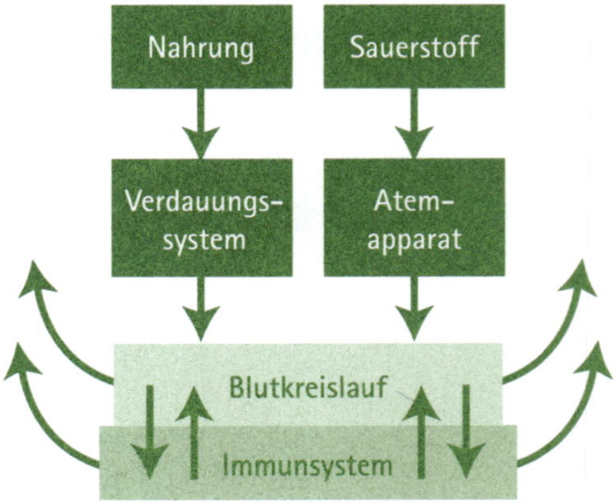

enthalten sind. Wir erleichtern Magen und Darm die Arbeit, wenn wir ihnen möglichst naturbelassene Nahrung anbieten und nicht zu fein ausgemahlenes Mehl, das noch Vitamine und Mineralien aus der Getreidepflanze enthält. Wenn wir lernen, sorgfältig auf unseren Körper zu hören, spüren wir automatisch, was ihm bekommt und was nicht.

Wir tun den Zellen der **Atemwege** gut, wenn wir sie alle benutzen und nicht nur einen Teil, d.h. wir sollten möglichst häufig tief aus- und einatmen und dabei den Atem durch Vorwölben des Bauches tief nach unten ziehen. Sport ist u.a. auch deswegen so gesund, weil die Anstrengung uns zwingt, für eine Weile tief und kräftig zu atmen, so daß die gesamte Lunge richtig »durchgepustet« wird. Natürlich sollten wir dazu möglichst frische Luft benutzen, also Wald- oder Berg- bzw. Seeluft, und nicht eine Luft, die mehr Autoabgase enthält als Sauerstoff. Denn Sauerstoff ist ja das, was die Zellen zum Leben und Wachsen brauchen und was ihnen durch die Lunge und den Blutkreislauf zugeführt wird. Sie können selbst spüren, wann Sie vor lauter Lufthunger ins Freie hinaus müssen und wann es für Sie genug ist.

Für unseren **Blutkreislauf** können wir ebenfalls durch Sport etwas tun, zumindest durch tägliches Gehen und Radfahren. Dadurch wird mehr Blut durch die Adern gepumpt, weil ja die Zellen während der sportlichen Betätigung mehr Sauerstoff brauchen. Auch werden die Muskeln abwechselnd angespannt und entspannt, und das wirkt sich auf die Blutgefäße aus, die durch diesen Wechsel elastisch bleiben. Ständiges Sitzen, Stehen oder Liegen läßt die Blutgefäße erschlaffen.

Das **Immunsystem** schließlich wird schon allein durch richtige Ernährung und Atmung unterstützt, denn beides stärkt ja die Zellen, so daß sie nicht so leicht Krankheitskeimen zum Opfer fallen. Zum andern kommen auch den Abwehrzellen Ernährung und Atmung zugute, so daß sie ihren Dienst optimal erfüllen können. Darüber hinaus sollten wir das Immunsystem nicht unnötig durch (Genuß-)Gifte oder durch Aufenthalt in ungesunder Umgebung belasten. Mit normalen Verhältnissen wird das Immunsystem gut fertig, ja, es braucht sie sogar zur Abhärtung. Amerikanische Studien haben gezeigt, daß Kinder, die in keimfreier Umgebung aufgezogen werden, denen man sich nur mit Mundschutz und Handschuhen näher und deren Nahrung stets abgekocht wird, viel leichter einer Krankheit zum Opfer fallen als normal aufgewachsene Kinder. Versuchen Sie, ein gesundes Mittelmaß zu finden!

Biologischer Anbau und Produktherstellung

Das Rohprodukt Schwarzkümmel

Die Schwarzkümmelpflanzen, aus denen das Öl gewonnen wird, werden auf Feldern angebaut, und zwar in Ägypten, Syrien, der Türkei, im Sudan, Iran, Irak, in Indien, Äthiopien und Pakistan. Das Klima muß warm und sonnig sein, der Boden nicht zu schwer. Natürlich dürfen die Felder nicht chemisch gedüngt werden, da die Rückstände der Chemikalien das Heilmittel verfälschen und möglicherweise zu einem Gift machen würden. Zum Teil werden die Schwarzkümmelpflanzen im biodynamischen oder »Demeter-Anbau« aufgezogen, d.h. nach anthroposophischen Grundsätzen.

Die Aussaat erfolgt im Herbst, die Ernte im Frühjahr oder Sommer, wenn die Samenkapseln braun werden und die Pflanze beginnt, von unten her abzusterben. Alle Pflanzen werden vor Sonnenaufgang geerntet, weil sonst die Feuchtigkeit des Morgentaus die nächsten Schritte des Verarbeitungsprozesses behindern würde. Die Pflanzen werden auf großen Tüchern in der Sonne ausgebreitet, damit sie auch von innen her austrocknen. Dann springen nach einigen Tagen die Samenkapseln auf, die ähnlich wie Mohnkapseln aussehen. Die Samenkörner fallen heraus, oder sie werden herausgedroschen. Ein Teil wird als Gewürz verkauft, aus den anderen wird in einer Ölmühle das Öl herausgepreßt. Für Schwarzkümmel-Heilmittel werden also ausschließlich die Samen der Pflanze gebraucht.

Das Öl darf nur kalt den Samen entzogen werden, denn die wichtigen ungesättigten Fettsäuren würden durch Hitze zerstört. Die meisten Produzenten verwenden sehr viel Sorgfalt darauf, dieses Verfahren möglichst schonend zu gestalten und für Sauerstoffabschluß zu sorgen, damit das Öl nicht ranzig wird. Viele Hersteller kontrollieren den gesamten Produktionsvorgang, von der Auswahl des Saatgutes angefangen über den chemiefreien Anbau, den Transport und die Lagerung bis zur Ölgewinnung. Einige Hersteller sind dazu übergegangen, das Öl erst in Deutschland aus den Samen pressen zu lassen, weil sie hier eine bessere Kontrolle haben. Nach der Gewinnung wird das Öl gefiltert und abgefüllt. Im Labor werden regelmäßig Stichproben auf Reinheit und Qualität untersucht. Das ätherische Öl wird nicht gepreßt, sondern durch Wasserdampfdestillation gewonnen.

TIP

Der ganze aufwendige Herstellungsvorgang verursacht natürlich hohe Kosten und macht das Öl relativ teuer. Deshalb lohnen sich Preisvergleiche.

Die vier Produktformen

Schwarzkümmel-Erzeugnisse werden von verschiedenen pharmazeutischen Firmen vertrieben; am einfachsten kann man sie in Reformhäusern, Apotheken oder Gesundheitsläden kaufen. Angeboten werden viererlei Produkte:

- Schwarzkümmelöl,
- Schwarzkümmelkapseln (die ebenfalls das Öl enthalten),
- Schwarzkümmelsamen,
- ätherisches Schwarzkümmelöl.

Die Samen können Sie auch in Spezial-Gewürzhandlungen und in indischen oder türkischen Lebensmittelgeschäften erhalten. Die Firma Primavera bietet sowohl ägyptisches als auch syrisches Schwarzkümmelöl an – beide Sorten stammen von der gleichen Pflanze *Nigella sativa*. Das syrische Öl schmeckt etwas milder und erfrischender.

Die Firma Primavera vertreibt ein ätherisches Schwarzkümmelöl, also ein sogenanntes Duftöl, das man zur Verbesserung des Raumklimas oder auch zum Inhalieren verdunsten läßt.

Ätherische Öle wie z.B. Rosenöl werden aus Blüten gewonnen. Majoranöl aber wird aus den Blättern gepreßt, Ingweröl aus den Wurzeln der Ingwerpflanze, Orangenöl aus der Schale der Frucht, und ätherisches Schwarzkümmelöl gewinnt man aus den Samen.

Dieses Öl wirkt sowohl keimtötend und entzündungshemmend als auch anregend und belebend sowie krampflösend. Es darf nicht eingenommen werden, da es stark konzentriert ist und die Schleimhäute angreifen könnte. Ätherische Öle können Sie in Drogerien und Esoterik-Läden kaufen.

HINWEIS

Lesen Sie vor dem Kauf die Angaben auf der Packung, oder fragen Sie den Verkäufer, was das Präparat außer Schwarzkümmel noch alles enthält. Oft sind Vitamine oder Mineralien hinzugefügt. Überlegen Sie, ob Sie die genannten Zusatzstoffe wirklich brauchen und in Kauf nehmen wollen. Lesen Sie die Mengenangaben. Prüfen Sie, welches Präparat für Ihre Zwecke am sinnvollsten ist: Brauchen Sie etwas zum Einnehmen oder zum Einreiben? Was können Sie am besten schlucken, was am besten auf der Haut vertragen? Bitten Sie auch, einmal an dem Öl riechen zu dürfen – manchen Menschen sagt der Geruch nicht zu.

Schwarzkümmel als Hausmittel

Neben Ihrem Schwarzkümmelvorrat im Gewürzschränkchen sollten Sie auch eine Flasche Schwarzkümmelöl als »Erste Hilfe« in Ihrer Hausapotheke haben. Auf den folgenden Seiten finden Sie Vorschläge, wie Sie die verschiedensten Beschwerden mit Schwarzkümmel lindern oder heilen können. Diese Ratschläge dürfen jedoch nicht den Arzt ersetzen.

Bei ernsthaften Krankheitserscheinungen suchen Sie also bitte immer Ihren Haus- oder Facharzt auf. Bis zu Ihrem Arztbesuch können Sie sich mit Hilfe von Schwarzkümmel Linderung verschaffen. Fragen Sie Ihren Arzt, ob Sie den Heilungsvorgang durch Einnehmen oder Auftragen von Schwarzkümmel unterstützen können.

Wenn es sich um geringfügige Alltagsprobleme handelt, die Sie bereits kennen, schlagen Sie die nachfolgenden Seiten im Teil »Behandlung einzelner Beschwerden« nach, und lesen Sie, wie Sie sich mit Schwarzkümmel selbst helfen können. Nehmen Sie Schwarzkümmel auch zur Vorbeugung, wenn z.B. die Erkältungszeit wieder herannaht oder die Urlaubszeit Gefahren wie Sonnenbrand oder Magenverstimmung befürchten läßt.

Anwendungsformen

Schwarzkümmel nimmt unter den Heilmitteln deswegen eine Sonderstellung ein, weil man es sowohl innerlich als auch äußerlich anwenden und somit in vielen Fällen die Wirkung verstärken kann.

Von innen: Bei regelmäßiger Einnahme über längere Zeit hindurch beeinflußt Schwarzkümmel die grundlegende Struktur der Körperzellen. Diese Veränderungen gehen schrittweise vor sich, so daß sie erst allmählich nach außen hin sichtbar werden. Um Mangelerscheinungen und den daraus entstehenden Krankheiten vorzubeugen, kann man Schwarzkümmel z.B. trinken, indem man das Öl mit etwas Flüssigkeit zu sich nimmt oder sich aus den Samen einen Schwarzkümmel-Tee kocht. Man kann ihn auch als Kapsel oder Öl einnehmen.

Von außen: Schwarzkümmel kann man in Form von Öl oder Salbe auftragen. Man kann die schmerzenden oder juckenden Hautstellen betupfen oder einreiben. Man kann Kompressen oder Umschläge machen, ätherisches Schwarzkümmelöl inhalieren oder ein Schwarzkümmel-Bad nehmen.

Nachstehend werden einige Anwendungen ausführlich beschrieben.

Tip

Die Anwendung von Schwarzkümmel läßt sich sehr gut mit anderen Naturheilverfahren kombinieren, z.B. mit Kneipp-Kuren, Diätkuren, Atemtherapie, Akupunktur und Akupressur, Körperenergiearbeit, Farbtherapie und einigen anderen.

Baden

Um einen erkrankten **Finger** zu baden, verrühren Sie einen Teelöffel Schwarzkümmelöl in einem Becher warmen Wassers. Halten Sie den Finger etwa zehn Minuten lang hinein. Wiederholen Sie das Bad alle zwei Stunden.

Für ein **Sitzbad** füllen Sie eine Kinderbadewanne oder eine große Waschschüssel mit warmem Wasser und verrühren darin acht Eßlöffel Schwarzkümmelöl. Sie können auch acht Teelöffel gemahlenen Schwarzkümmelsamen mit kochendem Wasser übergießen, zehn Minuten lang ziehen lassen und dann dem Badewasser zusetzen.

Setzen Sie sich für zehn Minuten hinein. Bewegen Sie sich ab und zu. Trocknen Sie sich hinterher gut ab, und ziehen Sie sich warm an. Noch besser: Legen Sie sich ins Bett!

Für ein **Fußbad** nehmen Sie eine große Waschschüssel oder einen Eimer voll warmen Wassers und fügen vier Eßlöffel Schwarzkümmelöl hinzu. Oder übergießen Sie vier Teelöffel Schwarzkümmelsamen mit kochendem Wasser, und lassen Sie dies zehn Minuten lang ziehen. Wiederholen Sie das Bad dreimal täglich.

Betupfen/Auftragen

Geben Sie aus der Schwarzkümmelöl-Flasche einen Tropfen Öl auf Ihren kleinen Finger oder zwei Tropfen auf ein Wattestäbchen. Tragen Sie damit das Öl vorsichtig auf die zu behandelnde Stelle auf. Wiederholen Sie diesen Vorgang jede halbe Stunde.

Das Betupfen ist angebracht bei Pickeln, kleinen verbrannten Hautstellen, Insektenstichen u.ä. Stellen im Gesicht betupfen Sie am besten vor dem Spiegel, weil es sonst leicht danebengeht.

Dampfbad

Wenn Sie die Struktur Ihrer Gesichtshaut verbessern wollen, eignet sich vor allem das ätherische Schwarzkümmelöl. Schütten Sie einen halben Liter kochendes Wasser in eine Schüssel, und verrühren Sie es mit acht Tropfen des ätherischen Öls. Setzen Sie sich vor die Schüssel, beugen Sie das

Gesicht darüber, und hängen Sie ein großes Handtuch so über Ihren Kopf und die Schüssel, daß darunter ein geschlossener Raum entsteht und nichts von dem aufsteigenden Dampf entweichen kann. Lassen Sie nun den Dampf zehn Minuten lang auf Ihre Gesichtshaut einwirken. Trocknen Sie hinterher Ihr Gesicht ab, und cremen Sie es ein.

Einnehmen

Nehmen Sie zwei Kapseln Schwarzkümmelöl (bei Klein- oder Schulkindern genügt eine Kapsel) mit einem Schluck Flüssigkeit, wie z.B. Tee, Kaffee, Saft oder Mineralwasser, ein. Schlucken Sie die Kapseln mit der Flüssigkeit zusammen hinunter. Trinken Sie noch ein oder zwei Schlucke hinterher, damit die Kapseln besser die Speiseröhre hinunterrutschen. Oder nehmen Sie vom Schwarzkümmelöl einen Teelöffel voll in den Mund, und schlucken Sie es hinunter. Am Anfang kann es sein, daß Ihr Stuhl weicher und breiig wird. Das kommt, weil jedes Öl im Körper den Stuhl gleitfähiger macht. (Denken Sie an Rizinus-Öl!) Diese Wirkung verliert sich nach ein bis zwei Tagen.

In vielen Fällen wird im Nachschlageteil (ab Seite 128) eine Langzeiteinnahme empfohlen. Am besten sehen Sie dafür immer die gleiche Tageszeit vor. Legen Sie sich einen Zettel mit den genauen Einnahmezeiten auf den Eßtisch. Falls Sie noch andere Medikamente nehmen, benutzen Sie einen Vorratsbehälter, in dem die Dosis für jeden Morgen, Mittag und Abend bereits passend bereitliegt.

Gesichtsmaske

Sie können sich eine Gesichtsmaske machen, indem Sie einen Eßlöffel Ihrer normalen Gesichtscreme mit einem Teelöffel Schwarzkümmelöl gut vermischen.

Streichen Sie nun die Creme aufs Gesicht, und lassen Sie sie zehn Minunten lang einwirken. Entfernen Sie die Reste mit warmem Wasser. Eine Maske feuchtet die angespannte Haut an und beruhigt sie; und sie öffnet die Poren, so daß Eiter und Giftstoffe aus der Haut heraustreten können.

Gurgeln

Vermischen Sie ein halbes Glas warmes Wasser mit zwei Teelöffeln Schwarzkümmelöl. Nehmen Sie davon einen Schluck in den Mund, legen Sie den Kopf nach hinten, öffnen Sie den Mund leicht, und stoßen Sie den Atem durch das Wasser hindurch aus. Durch das Verändern der Mundöffnung und der Zungenstellung können Sie den »Wasserstand« ändern und verschiedene Teile des Rachens behandeln. Beim Gurgeln kommt es darauf an, daß der Schwarzkümmel möglichst oft und ausgiebig mit den Schleimhäuten in Hals und Kehle in Berührung kommt. Gurgeln Sie bei akuten Halsbeschwerden anfangs jede Stunde, bei abklingenden Beschwerden viermal täglich.

Inhalieren

Diese Behandlungsweise ist angebracht bei allen Atemwegserkrankungen, wie z.B. Husten oder Bronchitis. Zum Inhalieren eignet sich vor allem das ätherische Schwarzkümmelöl. Schütten Sie einen halben Liter kochendes Wasser in eine Schüssel oder in ein Inhaliergerät, und verrühren Sie es mit sechs Tropfen des ätherischen Öls. Wenn Sie kein Inhaliergerät haben, setzen Sie sich vor die Schüssel, neigen Sie den Kopf darüber, und hängen Sie ein großes Handtuch so über Ihren Kopf und die Schüssel, daß darunter ein geschlossener Raum entsteht und nichts von dem aufsteigenden Dampf entweichen kann. Atmen Sie nun acht Minuten lang den Dampf ein. Trocknen Sie hinterher Ihr Gesicht ab.

Massage

Da Schwarzkümmelöl die Haut strafft und kräftigt, lohnt sich eine regelmäßige Körpermassage damit. Vermischen Sie 20 Milliliter Weizenkeimöl mit derselben Menge Schwarzkümmelöl. Geben Sie davon eine kleine Menge in Ihre Hände, und beginnen Sie mit der Massage. Legen Sie ein altes Hand- oder Bettuch unter, denn das Öl hinterläßt leicht Fettflecken.

Mundspülung

Nehmen Sie eine Tasse mit warmem Wasser oder Tee, und fügen Sie einen Teelöffel Schwarzkümmelöl hinzu. Alternativ geben Sie zwei Teelöffel voll gemahlenen Schwarzkümmelsamen in eine Tasse, übergießen Sie sie mit kochendem Wasser, und lassen Sie das Gewürz zehn Minuten lang ziehen. Nehmen Sie davon einen Schluck, bewegen Sie die Flüssigkeit mit der Zunge im Mund, und saugen Sie sie durch die Zähne, so daß das Innere des Mundes und das Zahnfleisch überall bespült werden. Spucken Sie die Flüssigkeit nach zwei Minuten aus, und wiederholen Sie diesen Vorgang.

Nasenspülung

Bei akutem Schnupfen mischen Sie einen Teelöffel Schwarzkümmelöl in einen Eierbecher voll warmen Wassers und geben es in ein Schnabelkännchen bzw. etwas davon in die hohle Hand. Halten Sie nun das linke Nasenloch zu, und ziehen Sie die Mischung durch das rechte Nasenloch hoch. Dann halten Sie das rechte Nasenloch zu und ziehen die Mischung durch das linke hoch.

Wiederholen Sie diesen Vorgang dreimal. Durch das Hochziehen kommen die Schleimhäute in der Nase mit dem Schwarzkümmel in Berührung, das Sekret wird ausgespült, die Schleimhautzellen beruhigen sich.

Ölkauen

Durch Ölkauen können die verschiedensten Krankheiten behandelt und ausgeheilt werden. Es dient der Entgiftung des Körpers und verbessert die Stoffwechselverhältnisse sowie das Allgemeinbefinden ganz wesentlich. Es hat keine schädlichen Nebenwirkungen. Wenn Sie viermal am Tag Öl kauen, lassen akute Erkrankungen bereits in wenigen Tagen nach. Bei chronischen Leiden kann es mehrere Monate dauern, bis die Beschwerden verschwinden. Zur Vorbeugung ist eine Anwendung täglich (am besten vor dem Frühstück) ausreichend.

Anwendung: Vermischen Sie einen Teelöffel kaltgepreßtes Pflanzenöl (z.B. Sonnenblumen- oder Distelöl) mit einem Teelöffel Schwarzkümmelöl, nehmen Sie es in den Mund, und kauen Sie es fünfzehn bis zwanzig Minuten lang regelrecht durch. Bewegen Sie es im Mund, und saugen Sie es durch die Zähne. Das Öl wird dabei dünnflüssig und weiß; es entzieht dem Körper allerlei Toxine und Mikroben. Ist die Flüssigkeit beim Ausspucken gelb, so ist das ein Zeichen dafür, daß Sie nicht lange genug gekaut haben.

WARNUNG

Das Öl darf auf keinen Fall hinuntergeschluckt, sondern muß ausgespuckt werden. Danach putzen Sie gründlich die Zähne, spülen Sie den Mund aus, und reinigen Sie das Waschbecken, damit alle Gifte und Krankheitskeime restlos entfernt werden.

Ölkauen kann helfen zur Festigung lockerer Zähne, bei Zahnfleischbluten und Parodontose, bei Zahnschmerzen, Kopfweh, Erkältungen und Bronchitis, bei Appetitlosigkeit und Arthrosen. Es lindert Leberkrankheiten, rheumatische Beschwerden, Herz- und Nierenbeschwerden, Hauterkrankungen, Schlafstörungen, Blutkrankheiten, Magen- und Darmbeschwerden, Frauenerkrankungen, Nervenleiden, Lähmungen und Lungenerkrankungen.

Umschläge, Wickel, Kompressen

Gießen Sie einen Liter heißes Wasser in eine Schüssel oder ins Waschbecken, und verrühren Sie darin sechs Eßlöffel Schwarzkümmelöl. Sie können auch sechs Teelöffel gemahlene Schwarzkümmelsamen mit einem Liter kochenden Wassers übergießen und zehn Minuten lang ziehen lassen. Tauchen Sie dann ein baumwollenes Taschentuch in die Lösung. Wringen Sie es

aus, und legen Sie es auf den Abszeß bzw. die verbrannte oder allergisch gerötete Hautstelle. Lassen Sie es dort zehn Minuten lang liegen. Wenn Sie sich während dieser Zeit bewegen wollen, binden Sie das Tuch mit einem Schal o.ä. fest, so daß es nicht herunterrutschen kann. Wiederholen Sie diese Behandlung alle zwei Stunden.
Eine Kompresse ist ein kleineres Tuch, z.B. ein zusammengefaltetes Stück Verbandmull, mit dem Sie genauso verfahren. Man kann Kompressen bei Augenentzündungen verwenden.

Hinweis

Es kann vorkommen, daß sich Ihre Beschwerden zunächst kurzfristig verschlimmern; dies geschieht bei manchen Naturheilmethoden und ist als »**Erstverschlimmerung**« *bekannt. Erschrecken Sie nicht! Die Erstverschlimmerung zeigt, daß der Körper auf die neue Behandlungsweise reagiert und sich darauf einstellt. Ihre Schwarzkümmel-Anwendung sollte deshalb nicht abgebrochen werden.*

Übersicht der häufigsten Anwendungsarten.

- **Baden** *bei Blasenentzündung, Fußschweiß.*
- **Betupfen** *bei Akne, Ekzemen, Hautkrankheiten, Insektenstichen, Mitessern, Ohrentzündung, Pickeln, Sonnenbrand.*
- **Dampfbad** *zur Gesichtspflege, bei Stirnhöhlenvereiterung.*
- **Einnehmen** *bei allen Beschwerden.*
- **Einreiben** *bei Arthritis, Rheumatismus, Schuppenflechte, Krätze.*
- **Gurgeln** *bei Halsschmerzen, Mandelentzündung.*
- **Inhalieren** *bei Asthma, Bronchitis, Husten.*
- **Massage** *bei Haarproblemen.*
- **Mundspülung** *bei Zahnfleischreizungen.*
- **Nasenspülung** *bei Schnupfen.*
- **Ölkauen** *bei Zahnfleischreizungen, Halsentzündung.*
- **Umschläge, Wickel, Kompressen** *bei Abszessen, Augenschmerzen, zur Gesichtspflege, bei Hämorrhoiden, Neurodermitis, Nierensteinen, Prostata-Beschwerden.*

Schwarzkümmel als Gewürz in der Küche

In Indien und in den arabischen Ländern wird Schwarzkümmel häufig als Gewürz verwendet. Es gibt den Speisen einen angenehm herzhaften Geschmack und hilft beispielsweise Kohlgerichte besser zu verdauen. Schwarzkümmel verlängert auch die Haltbarkeit; darum benutzt man ihn zum Einlegen von Essiggemüse, dem man einen Löffel voll Schwarzkümmelsamen beifügt. Lassen Sie sich nicht durch die dunkelbraune Farbe des Öls und der Samen stören.

Die Samenkörner des Schwarzkümmels können Sie auch mahlen, wenn sie Ihnen zu grob sind. Sicher haben Sie eine Pfeffermühle (grob), eine Kaffeemühle (fein) oder einen Mörser im Hause.

Erste Versuche

Für einen ersten Versuch ist es am einfachsten, wenn Sie mit einem Getränk experimentieren: Geben Sie ein paar Tropfen Schwarzkümmelöl in ein Glas Saft oder in einen Becher Früchtetee. Das macht den Geschmack noch aromatischer.

Oder tun Sie eine Prise fein gemahlenen Schwarzkümmelsamen mit in Ihren Kaffeefilter beim Aufgießen. Viele Menschen mögen einen solchen »aromatisierten« Kaffee besonders gern.

Für Teetrinker besteht die Möglichkeit, sich aus gemahlenen Schwarzkümmelsamen einen Tee aufzugießen, dem Sie je nach Ihrem persönlichen Geschmack noch andere Gewürze, Sahne oder Honig beimischen können.

Nehmen Sie einen Eßlöffel Samen auf ein Glas Wasser. Wenn Ihnen die Beimischung nachher nicht schmeckt, können Sie schlimmstenfalls den Kaffee oder Tee wegschütten.

Nun versuchen Sie es mit einer Suppe. Füllen Sie eine Tasse voll ab, und geben Sie tropfenweise Schwarzkümmelöl hinzu, bis Ihnen der Geschmack zusagt. Dann probieren Sie, wieviel Sie für den ganzen Suppentopf brauchen. Ähnlich können Sie mit einem Eintopfgericht verfahren.

Sehr gern wird Schwarzkümmel auch zum Würzen von Rohkost und Salaten genommen. Sie können entweder die Samen darüberstreuen oder etwas Schwarzkümmelöl an die Salatsoße geben.

Etwas schwieriger wird es bei Gemüsegerichten, weil Sie hier die Samen mitkochen, so daß der Geschmack in das Gemüse einzieht. Hierbei müssen Sie schon zu Beginn eine ungefähre Vorstellung davon haben, wieviel Sie etwa brauchen.

Dasselbe gilt für Aufläufe oder Eintopfgerichte wie z.B. Irish Stew. Gerade zu Kohl, aber auch zu Rüben oder Schwarzwurzeln paßt der Schwarzkümmelgeschmack ausgezeichnet. Anhaltspunkte geben auch die nachfolgenden Rezeptvorschläge.

TIP

Wenn Sie die aufgeführten Rezepte ausprobieren wollen, nehmen Sie dazu möglichst frische, naturbelassene Lebensmittel vom Biomarkt, direkt vom Erzeuger oder aus dem eigenen Garten.

Rezepte für Fortgeschrittene

Experimentieren Sie gern in Ihrer Küche? Dann versuchen Sie einmal, Essiggemüse selbst herzustellen oder ein Gemüse-Aspik! Vielleicht haben Sie auch schon selbst Wurst gemacht? In allen drei Fällen bringt ein Löffel voll Schwarzkümmelsamen oder ein Schuß Schwarzkümmelöl Abwechslung in Ihren Speisezettel.

Bei Fleischgerichten haben Sie etwas mehr Mühe, denn Schwarzkümmelöl eignet sich nicht zum Braten, kann jedoch anderem Öl als Geschmacksverbesserer beigemischt werden. Damit sollte man den Braten regelmäßig begießen, bis er gar ist. Ihre Frikadellen werden besonders pikant, wenn Sie etwas Schwarzkümmel hinzufügen.

Sobald Sie etwas sicherer im Abmessen der Gewürzportionen sind, können Sie sich auch ans Backen wagen. Ob es sich nun um Brot, Brötchen oder feineres Gebäck handelt, mischen Sie doch einmal etwas grob- oder feingemahlene Schwarzkümmelkörner mit unter den Teig. Oder streuen Sie sie oben auf das Backwerk, bevor Sie es in den Ofen schieben (ähnlich wie Sesamsamen). Setzen Sie Ihrer Familie oder Ihren Gästen auch einmal eine Schwarzkümmel-Pizza vor!

Wenn Sie Schwarzkümmelsamen gemahlen oder ungemahlen auf den Rettich streuen oder unter den Quark mischen, bekommen Sie einen Brotbelag mit einer neuen, pikanten Geschmacksnote.

Überall, wo Sie normalerweise Pfeffer verwenden, können Sie statt dessen auch Schwarzkümmelsamen nehmen. Sie schmecken etwas bitterer, aber nicht so scharf wie Pfeffer. Sehr viele indische Gerichte werden mit Schwarzkümmel zubereitet, aber auch in unseren Breiten vertragen sich Hülsenfrüchte wie Linsen, Erbsen oder weiße, braune oder schwarze Bohnen sehr gut mit diesem Gewürz.

Schwarzkümmel-Aspik

Zutaten

3 Möhren (Karotten)
200 g Hühnerfleisch (oder Speck, Cornedbeef, Thunfisch)
3 Eier
3 Essiggurken
6 Blatt Gelatine (oder 1 Päckchen gemahlene Gelatine)
1/2 Liter Fleischbrühe (evtl. Fertigprodukt),
2 Eßlöffel Schwarzkümmelsamen
Zum Verzieren! Dill oder Basilikum.

Kochen Sie die Möhren und das Fleisch gar, die Eier hart. Schneiden Sie die Möhren, Gurken und Eier in Scheiben, das Fleisch in Würfel. Weichen Sie die Gelatine 5 Minuten lang in der kalten Fleischbrühe ein, erwärmen Sie sie dann unter ständigem Rühren auf der Herdplatte (nicht kochen!). Wenn die Gelatine aufgelöst ist, geben Sie das Gemüse, das Fleisch und die Schwarzkümmelsamen hinzu. Verteilen Sie die Masse auf mehrere Tassen (soviel, wie Personen zum Essen kommen). Stellen Sie die Tassen kalt, und stürzen Sie den Aspik vor dem Essen auf kleine Teller. Verzieren Sie jede Portion mit einem Blatt Basilikum oder einem Dillzweiglein.

Schwarzkümmel-Pfannkuchen (für 4 Personen)

Zutaten

250 g Mehl
4 Eier
3 Eßlöffel Schwarzkümmelsamen
Salz
Zucker
150 g Fett
3/8 Liter Milch,
Für den Belag: 1 kg Äpfel oder 300 g Speck oder ein anderer Belag

Sieben Sie das Mehl in eine Schüssel. Drücken Sie in die Mitte eine Kuhle, und geben Sie das Eigelb und das Eiweiß von den vier Eiern hinein. Verrühren Sie es von der Mitte her mit dem Mehl. Geben Sie nach und nach die Milch hinzu, bis Sie einen gleichmäßigen Teig haben. Mahlen Sie den Schwarzkümmel möglichst fein, und geben Sie ihn mit je einer Prise Salz und Zucker in den Teig. Schneiden Sie die Äpfel in Scheiben und die Scheiben nochmals in Viertel. Braten Sie die Apfelstücke in einer Pfanne mit etwas Fett an. Geben Sie den Teig hinzu. Wenn die Unterseite goldgelb ist, geben Sie nochmals etwas Fett in die Pfanne, und wenden Sie den Pfannkuchen.

Auf dieselbe Weise können Sie den Pfannkuchen auch mit Speck oder einem Belag Ihrer Wahl backen.

Lottis Früchtebrot

Zutaten

50 g Mehl
3 Eßlöffel Kakao

100 g gehackte Haselnüsse
100 g gehackte Mandeln
150 g Orangeat
50 g Zitronat
2 Eßlöffel gemahlenen Schwarzkümmelsamen
1 Teelöffel Zimt
je eine Prise gemahlene Nelken, Ingwer, Muskat, Koriander
100 g Zucker
100 g Honig
Zum Verzieren: Puderzucker

Vermischen Sie Mehl, Kakao, Nüsse, Mandeln und Gewürze miteinander. Verrühren Sie Zucker und Honig miteinander, und erwärmen Sie diese Masse langsam, bis sich der Zucker aufgelöst hat. Mischen Sie diese Masse unter den Teig. Legen Sie eine Springform (25 cm Ø) mit Backpapier aus, füllen Sie den Teig hinein, und streichen Sie ihn glatt. Heizen Sie den Backofen auf 150° Celsius vor, und backen Sie den Kuchen ca. 30 Minuten lang. Nehmen Sie ihn aus der Form, lassen Sie ihn abkühlen, und streuen Sie Puderzucker darüber.

Reisfleisch mit Schwarzkümmel

Zutaten

1 Pfund Hühnerfleisch
2 große Paprikaschoten
250 g Zwiebeln
1 Pfund Tomaten
50 g durchwachsener Speck
1/2 Liter Fleischbrühe
Fett zum Braten
3 Eßlöffel gemahlenen Schwarzkümmelsamen
Salz, Pfeffer, Basilikum (frische Blätter, gehackt)
250 g Langkornreis
1/2 Liter Wasser

Kochen Sie das Hühnerfleisch, und schneiden Sie es in Würfel. Waschen, entstielen und entkernen Sie die Paprikaschoten, entfernen Sie die weißen Scheidewände im Innern, und schneiden Sie die Schoten in Stücke. Ziehen Sie die Zwiebeln ab, und schneiden Sie sie in kleine Würfel. Legen Sie die Tomaten kurze Zeit in kochendes Wasser, enthäuten Sie sie, und schneiden Sie die Stengelansätze heraus. Schneiden Sie den Speck in kleine Würfel, und braten Sie ihn in der Pfanne an. Geben Sie Paprika und Zwiebeln hinzu, und lassen Sie sie etwa zehn Minuten lang schmoren. Geben Sie die Fleischbrühe, die Tomatenviertel und das Fleisch hinzu, und schmecken Sie das Ganze mit den Gewürzen ab. Kochen Sie den Reis in Wasser gar, und rühren Sie die Gemüse-Fleisch-Mischung aus der Pfanne darunter.

Behandlung einzelner Beschwerden

Abszeß

Ein Abszeß ist eine eitrige Entzündung, bei der der Eiter nicht abfließen kann und sich im Gewebe ansammelt. Schwarzkümmel bindet die Gift- und Abfallstoffe und beruhigt die Haut. Verrühren Sie einen Teelöffel voll Schwarzkümmelöl mit einem halben Liter warmem Wasser, tränken Sie ein Baumwolltaschentuch damit, wringen Sie es aus, und legen Sie es auf den Abszeß. Lassen Sie es etwa acht Minuten lang einwirken. Wiederholen Sie diese Behandlung stündlich.

Akne

Bei Akne entstehen eitrige Pickel, weil die Talgdrüsen in der Gesichtshaut verstopft sind und sich entzünden. Mischen Sie einen Eßlöffel Ihrer normalen Gesichtscreme mit acht Tropfen Schwarzkümmelöl, und tragen Sie die Mischung auf die Gesichtshaut auf.

Wiederholen Sie diese Behandlung dreimal täglich. Nehmen Sie über drei bis vier Monate hinweg täglich dreimal einen Teelöffel voll Schwarzkümmelöl oder zwei Kapseln ein.

(Weitere Ausführungen zur Akne finden Sie im Abschnitt »Wirksamer Hautschutz«, Seite 108.)

Allergien

Bei Allergien reagiert das Immunsystem übersteigert auf Reize, die von außen kommen, wie z.B. Blütenstaub, Hausstaubmilben oder Katzenhaare. Schwarzkümmel kann diese Fehlreaktion abbauen.

Bei akuten Hautbeschwerden schauen Sie weiter hinten unter »Hautkrankheiten« nach, bei Heuschnupfen unter »Schnupfen«. Um die Bereitschaft Ihres Körpers zu allergischen Reaktionen abzubauen, nehmen Sie drei Monate lang dreimal täglich einen Teelöffel voll Schwarzkümmelöl oder zwei Kapseln ein.

TIP

Wenn Sie unter Pollenallergie leiden, wissen Sie ja vorher, wann die allergieauslösenden Pflanzen blühen. Beginnen Sie zwei Monate vorher – besser bereits ab Februar – vorbeugend mit dem Einnehmen von Schwarzkümmel.

Alterserscheinungen

Viel von der Unbeweglichkeit und Steifheit des Alters ist auf die Verlangsamung des Kreislaufs und einen entsprechenden Verlust an Muskelspannkraft zurückzuführen. Schwarzkümmel erweitert die Blutgefäße und regt den Kreislauf an. Nehmen Sie über drei bis vier Monate hinweg regelmäßig dreimal täglich einen Teelöffel voll Schwarzkümmelöl oder zwei Kapseln ein. Sie werden sich nach dieser Zeit beweglicher und gelenkiger fühlen.

Appetitlosigkeit

Der Wirkstoff Nigellin im Schwarzkümmel regt die Verdauungssäfte in Magen und Darm an und fördert so den Appetit. Nehmen Sie bei häufiger oder ständiger Appetitlosigkeit zwei bis drei Monate lang dreimal täglich einen Teelöffel voll Schwarzkümmelöl oder zwei Kapseln.

Arthritis

Mit Arthritis bezeichnet man eine entzündliche Erkrankung der Gelenke. Nehmen Sie anfangs alle zwei Stunden eine Kapsel oder einen Teelöffel voll Schwarzkümmelöl ein, ab dem zweiten Tag dann dreimal täglich. Um die Schmerzen zu lindern, können Sie die betroffenen Gelenke auch mit Schwarzkümmelöl einreiben.

Asthma

Bei Asthma leidet der Patient an Atemnot, weil sich die Bronchien krampfartig verengen. (Weitere Ausführungen zu Asthma finden Sie im Abschnitt »Wohltuend für die Atemwege«.) Gehen Sie zum Arzt!

Schwarzkümmel eignet sich zur unterstützenden Anwendung, er entkrampft und beruhigt die Bronchien. Nehmen Sie zwei bis drei Monate lang dreimal täglich einen Teelöffel voll Schwarzkümmelöl oder zwei Kapseln. Inhalieren Sie mit ätherischem Schwarzkümmelöl. (Das Inhalieren wird ausführlich in dem Abschnitt »Anwendungsformen« erklärt.)

Augenschmerzen

Geben Sie auf einen Eierbecher warmen Wassers drei Tropfen Schwarzkümmelöl, und vermischen Sie beides gründlich. Schließen Sie das schmerzende Auge, und tragen Sie diese Lösung jede halbe Stunde auf das Oberlid auf. Meist lassen die Schmerzen schon nach zwei bis drei Anwendungen nach. Sie können auch Augenkompressen machen. (Über Kompressen können Sie ausführlich in dem Kapitel »Anwendungsformen« nachlesen.)

Das gleiche Verfahren können Sie bei Augenentzündung anwenden. Achten Sie jedoch darauf, daß Sie niemals Schwarzkümmelöl in das Auge hineingeben. Dadurch würden die feinen Häute im Auge zu sehr gereizt, und die Beschwerden würden sich verschlimmern.

Bindegewebsschwäche

Wenn Sie oft Blutergüsse haben oder sich leicht Gelenke verstauchen oder verzerren, geben Sie Ihren Gewebezellen mehr Stabilität durch Einnehmen von Schwarzkümmelöl. Nehmen Sie dreimal täglich einen Teelöffel voll nach den Mahlzeiten in Tee oder Saft verrührt ein. Die Einnahme muß über längere Zeit hinweg regelmäßig erfolgen, denn die Stabilisierung der Bindegewebszellen braucht verständlicherweise einige Zeit.

Blähungen

Zuviel Luft in den Därmen kann eine Begleiterscheinung anderer Krankheiten sein oder auch als Folge von Angst oder Beunruhigung auftreten. Schwarzkümmel normalisiert in jedem Falle die Verdauung.

Nehmen Sie jede Stunde einen Teelöffel voll Schwarzkümmelöl, eventuell in etwas Tee oder Saft, bis die Beschwerden aufhören. Wenn die Blähungen häufiger auftreten, nehmen Sie zwei bis drei Monate lang dreimal täglich einen Teelöffel voll Schwarzkümmelöl oder zwei Kapseln.

Blasenentzündung

Die im Schwarzkümmel enthaltenen Gerbstoffe wirken auf alle Entzündungen, also auch auf Blasenentzündung, hemmend. Wenn Sie allgemein zu Entzündungen neigen, nehmen Sie über drei bis vier Monate hinweg regelmäßig dreimal täglich einen Teelöffel voll Schwarzkümmelöl ein. Im akuten Fall nehmen Sie alle drei Stunden ein Sitzbad in warmem (nicht heißem!) Wasser, dem sie acht Eßlöffel voll Schwarzkümmelöl untergemischt haben. (Über das Sitzbad können Sie im Abschnitt »Anwendungsformen« nachlesen.)

Bluthochdruck

Bluthochdruck tritt häufig im Alter auf, weil sich die Adern durch Kalk- und Cholesterinablagerungen verengt haben. Die ungesättigten Fettsäuren im Schwarzkümmelöl vermindern das Cholesterin und bewirken dadurch eine bessere Durchlässigkeit der Blutgefäße. Nehmen Sie drei Monate lang dreimal täglich einen Teelöffel voll Schwarzkümmelöl oder zwei Kapseln ein.

Tip

Wenn Ihnen der Geschmack des unverdünnten Schwarzkümmelöls nicht zusagt, können Sie Ihre Dosis in einem Becher Tee oder einem Glas Saft verrühren.

Bronchitis

Bronchitis ist eine Entzündung der Schleimhäute in den Bronchien. Dort können sich dann auch leicht Krankheitserreger einnisten. Schwarzkümmelöl weitet die Bronchien, so daß Sie wieder mehr Luft bekommen, bekämpft die Bakterien und löst den Schleim.

Nehmen Sie bei akuten Bronchial-Beschwerden jede Stunde einen Teelöffel voll Schwarzkümmelöl ein. Um Ihren Körper widerstandsfähig gegen Erkältungskrankheiten zu machen, nehmen Sie drei Monate lang dreimal täglich einen Teelöffel voll Schwarzkümmelöl oder zwei Kapseln ein.

Inhalieren Sie mit dem ätherischen Schwarzkümmelöl und trinken Sie Schwarzkümmeltee. (Lesen Sie dazu die ausführlichen Anleitungen im Abschnitt »Anwendungsformen«.)

Brüchige Nägel

Nehmen Sie dreimal täglich einen Teelöffel voll Schwarzkümmelöl nach den Mahlzeiten, in Tee oder Saft verrührt, oder zwei Kapseln. Das stärkt die nachwachsende Nagelsubstanz. Bis der ganze Nagel erneuert ist, dauert es einige Monate, darum nehmen Sie Schwarzkümmel mindestens drei Monate lang ein.

Cholesterin

Cholesterin setzt sich an den Innenwänden der Blutgefäße fest und verengt dadurch ihren Durchmesser immer mehr, so daß sich schließlich das Blut nur noch unter großem Druck hindurchzwängen kann. Diesen Druck muß das Herz ausüben. Wenn das längere Zeit erforderlich ist, kann es zu einer Überanstrengung und schließlich zum Versagen des Herzens führen. Das geschieht vor allem dann, wenn das Herz nicht genügend mit Sauerstoff versorgt wird, weil auch die Herzkranzgefäße nicht mehr durchlässig sind (siehe auch: »Belebend für den Kreislauf«, Seite 110).

Um zu verhindern, daß die Herzkranzgefäße nicht mehr durchlässig sind, nehmen Sie rechtzeitig regelmäßig Schwarzkümmelöl ein, am besten dreimal täglich einen Teelöffel voll. Die ungesättigten Fettsäuren im Schwarzkümmelöl bauen das Cholesterin ab und bewirken, daß die Adern wieder weiter werden und als Folge davon das Blut besser fließen kann.

Chronische Müdigkeit

Chronische Müdigkeit ist erst seit kurzem in der Medizin als eigenes Krankheitsbild anerkannt. Die Ursachen sind noch nicht erforscht. Nehmen Sie dreimal täglich einen Eßlöffel Schwarzkümmelöl oder zwei Kapseln über drei bis vier Monate hinweg.

Darmstörungen

Darmstörungen können sich als Bauchschmerzen, Blähungen, Durchfall oder Verstopfung äußern. Der Bitterstoff Nigellin im Schwarzkümmel unterstützt die Verdauung und beruhigt die Darmwände. Nehmen Sie bei akuten Beschwerden jede Stunde einen Teelöffel voll Schwarzkümmelöl ein. An den nächsten Tagen nehmen Sie jeweils vor dem Essen einen Teelöffel voll.

Diabetes

Von Diabetes mellitus oder Zuckerkrankheit spricht man, wenn die Bauchspeicheldrüse nicht mehr genügend Insulin für die Zuckerverdauung herstellt. Diabetes gehört in ärztliche Behandlung (siehe auch: »Anregend für den Stoffwechsel«, Seite 112).

Der Patient kann durch fett- und kalorienarme Diät sowie durch viel Bewegung seinen Blutzuckerspiegel niedrig halten, ebenso durch Einnehmen von Schwarzkümmel, der ja die Verdauung unterstützt.

WARNUNG

Besprechen Sie die Einnahme mit Ihrem Arzt. Es hat schon Fälle gegeben, wo die Schwarzkümmeldosis zu stark war und eine Unterzuckerung hervorgerufen hat.

Nehmen Sie regelmäßig Schwarzkümmelöl ein, am besten dreimal täglich einen Teelöffel voll oder zwei Kapseln.

Durchfall

Durchfall kann durch eine Infektion, durch falsche Ernährung oder nervöse Anspannung entstehen (z.B. vor Prüfungen). In allen Fällen hilft Schwarzkümmel, die Därme zu beruhigen. Nehmen Sie alle drei Stunden einen Teelöffel voll oder zwei Kapseln ein. Trinken Sie Schwarzkümmeltee. (Siehe auch unter »Anwendungsformen«.) Wenn der Durchfall nach zwei Tagen nicht aufgehört hat, müssen Sie unbedingt zum Arzt gehen!

Ekzeme

Ekzeme sind entzündliche Hauterkrankungen mit roten Stellen, Bläschen und Schuppenbildung. Wie bei allen Hauterkrankungen hilft Schwarzkümmel auch hier.

Bestreichen Sie die erkrankten Stellen mit einer Schwarzkümmel-Lösung, die zur Hälfte aus Wasser und zur anderen Hälfte aus Schwarzkümmelöl besteht. Wenden Sie Schwarzkümmelöl auch innerlich an, indem Sie dreimal täglich einen Teelöffel voll einnehmen oder zwei Kapseln.

Erschöpfung

Nehmen Sie bei Erschöpfung oder chronischer Müdigkeit über drei bis vier Monate hinweg regelmäßig dreimal täglich einen Teelöffel voll Schwarzkümmelöl oder zwei Kapseln. Achten Sie darauf, daß Sie genügend Schlaf bekommen. Machen Sie Entspannungsübungen wie z.B. autogenes Training.

Fieber

Der Körper intensiviert die Wärmeentwicklung, die wir Fieber nennen, weil er eine innere Störung bekämpft. Gehen Sie auf jeden Fall zum Arzt! Schwarzkümmel hilft bei diesem Kampf, indem er das Immunsystem stärkt. Nehmen Sie alle zwei Stunden einen Teelöffel voll Schwarzkümmelöl, bis das Fieber abklingt oder die verursachende Krankheit geheilt ist.

Fußschweiß

Nehmen Sie jeden Tag ein Fußbad in warmem Wasser, das Sie mit einem Eßlöffel Schwarzkümmelöl vermischt haben. (Lesen Sie die ausführliche Anleitung für ein Fußbad im Abschnitt »Anwendungsformen«.) Reiben Sie vor dem Ausgehen und vor längeren Wanderungen die Fußsohlen mit Schwarzkümmelöl ein. Um die Überproduktion der Schweißdrüsen auf ein normales Maß zu reduzieren, bedarf es einer Langzeitbehandlung. Nehmen Sie dreimal täglich einen Teelöffel Schwarzkümmelöl oder eine Kapsel über drei bis vier Monate hinweg.

Gallenkolik

Zu einer Gallenkolik kommt es, wenn der Schließmuskel am Gallenausgang sich verkrampft und die Gallenflüssigkeit nicht mehr abfließen kann. Als erste Hilfe nehmen Sie jede halbe Stunde einen Teelöffel Schwarzkümmelöl ein. Gehen Sie sobald wie möglich zum Arzt, oder rufen Sie den Notarzt.

Gesichtspflege

Schwarzkümmelöl wirkt auf die Gesichtshaut straffend und desinfizierend. Geben Sie einen Teelöffel Schwarzkümmelöl auf einen Liter warmes Wasser, tränken Sie ein Baumwolltaschentuch damit, wringen Sie es aus, und legen Sie es auf die strapazierten Hautstellen, auf Hautunreinheiten, Mitesser, Pickel oder auf rote Stellen, die durch allergische Reaktionen hervorgerufene sind. Das öffnet die Poren und zieht die Bakterien heraus. Lassen Sie das Tuch zehn Minuten lang liegen, und wiederholen Sie die Behandlung täglich. Welke und faltige Haut wird durch regelmäßige Umschläge wieder straffer. Die Haut wird widerstandsfähiger und elastischer, wenn Sie über drei Monate hinweg regelmäßig dreimal täglich einen Teelöffel voll Schwarzkümmelöl oder zwei Kapseln einnehmen. Nehmen Sie regelmäßig ein Gesichtsdampfbad. (Eine ausführliche Anleitung finden Sie im Abschnitt »Anwendungsformen«.)

Grippe

Grippe ist eine Infektionskrankheit mit Kopfschmerzen, Gliederschmerzen und Schnupfen. Schwarzkümmelöl hilft dem Immunsystem, die Grippeviren zu bekämpfen. Nehmen Sie alle zwei Stunden einen Teelöffel voll Schwarzkümmelöl. Wenn die Beschwerden nachlassen, nehmen Sie dreimal täglich einen Teelöffel voll oder zwei Kapseln.

TIP

Wenn eine Grippeepidemie grassiert und Sie Ansteckung befürchten, nehmen Sie vorbeugend dreimal täglich einen Teelöffel Schwarzkümmelöl ein.

Haarprobleme

Wenn das Haar spröde, trocken und glanzlos ist, liegt das meistens daran, daß die Talgdrüsen nicht richtig arbeiten, was wiederum auf einen Mangel an Hormonen zurückzuführen ist. Massieren Sie die Kopfhaut eine Viertelstunde vor dem Waschen mit drei Teelöffeln Schwarzkümmelöl. Falls vorhanden, können Sie dies mit einem Teelöffel Birkenöl mischen. Nehmen Sie über drei Monate hinweg regelmäßig dreimal täglich einen Teelöffel voll Schwarzkümmelöl oder zwei Kapseln ein. Auch gegen Haarausfall kann eine solche Schwarzkümmelkur helfen. Sie kann jedoch nicht die Glatzenbildung verhindern, da diese erblich bedingt ist.

Hämorrhoiden

Hämorrhoiden sind krampfaderähnliche, juckende und schmerzende Erweiterungen der Venen am Ende des Darms. Mischen Sie vier Eßlöffel Schwarzkümmelöl mit einem halben Liter warmem Wasser. Tauchen Sie ein Baumwolltaschentuch oder ein Stück zusammengefalteten Verbandmull in diese Lösung, und drücken Sie das überschüssige Wasser hinaus. Legen Sie das Tuch auf die schmerzende Stelle, und lassen Sie es zehn Minuten lang liegen. Nehmen Sie auch Sitzbäder in warmem Wasser, das Sie mit acht Eßlöffeln Schwarzkümmelöl verrührt haben. Gehen Sie dennoch zum Arzt.

Hautkrankheiten

Wenn Ihre Haut trocken und überempfindlich ist und schlecht heilt, wenn kleine Verletzungen oder Pickel sich entzünden und eitern, können Sie zur Linderung der Schmerzen und des Juckreizes die entzündeten Stellen äußerlich behandeln, indem Sie auf hundert Milliliter Weizenkeimöl zwanzig Tropfen ätherisches Schwarzkümmelöl geben. Bestreichen Sie damit die erkrankten Stellen. Wiederholen Sie diese Behandlung dreimal täglich. Zur Verbesserung des Hautzustandes insgesamt ist eine Langzeitbehandlung notwendig. Nehmen Sie über drei bis vier Monate hinweg regelmäßig dreimal täglich einen Teelöffel voll Schwarzkümmelöl ein oder zwei Kapseln (siehe auch: »Wirksamer Hautschutz«, Seite 108).

Husten

Bei Husten sind die Schleimhäute des Rachens und der Bronchien gereizt und sondern mehr Schleim ab als gewöhnlich. Der Körper versucht, diesen Schleim durch Husten hinauszubefördern. Trinken Sie zur Linderung alle zwei Stunden Kamillen- oder Salbeitee, den Sie mit einem Teelöffel Schwarzkümmelöl pro Tasse vermischen. Inhalieren Sie Schwarzkümmeldämpfe. Gurgeln Sie mit einer Schwarzkümmel-Lösung. (Siehe unter »Anwendungsformen«.) Schwarzkümmel erweitert die Bronchien und löst den Schleim. Nehmen Sie zur Verbesserung Ihres Immunsystems über drei bis vier Monate hinweg regelmäßig dreimal täglich einen Teelöffel voll Schwarzkümmelöl oder zwei Kapseln ein.

Immunschwäche

Von Immunschwäche sprechen wir, wenn der Körper nicht genügend Abwehr- und Freßzellen hervorbringen kann, um Infektionen erfolgreich zu bekämpfen. Schwarzkümmel hilft dem Körper, vermehrt solche Abwehrzellen auszubilden.

Nehmen Sie dazu über drei bis vier Monate hinweg regelmäßig dreimal täglich einen Teelöffel voll Schwarzkümmelöl oder zwei Kapseln.

Impotenz

Impotenz kann durch Streß, Umweltgifte, Alkohol, Stoffwechselprobleme, rheumatische Krankheiten oder seelische Ursachen ausgelöst werden. Schwarzkümmel ist von alters her für seine potenzfördernde Wirkung bekannt. Vor allem erweitert er die Blutgefäße auch im Penis.

Verrühren Sie täglich einen Eßlöffel feingemahlenen Schwarzkümmelsamen in Ihre Speisen oder Getränke.

Insektenstiche

Schwarzkümmel bindet das Insektengift, wirkt Entzündungen entgegen und beruhigt die Haut. Rühren Sie eine Mischung aus einem Eßlöffel Schwarzkümmelöl und einer

Tasse lauwarmem Wasser an, und tragen Sie diese auf die betreffende Stelle auf. Wiederholen Sie diese Behandlung regelmäßig.

TIP

Um Mücken fernzuhalten, geben Sie etwas Holzkohle in ein Weihrauchgefäß und bringen sie zum Glühen. Streuen Sie Weihrauchkörner und Schwarzkümmelsamen auf die Holzkohle. Der entstehende Rauch vertreibt die Insekten.

Kieferhöhlenentzündung

Bestreichen Sie von außen die schmerzenden Bereiche jede halbe Stunde mit Schwarzkümmelöl. Dadurch läßt der Schmerz nach, und die Entzündung geht zurück. Um Ihren Körper insgesamt weniger anfällig für Nebenhöhlenentzündungen zu machen, nehmen Sie über drei bis vier Monate hinweg regelmäßig dreimal täglich einen Teelöffel voll Schwarzkümmelöl oder zwei Kapseln.

Konzentrationsschwäche

Wenn das Gehirn nicht genügend durchblutet wird, kann es zu Konzentrationsschwäche, Gedächtnisstörungen und zu Schwindelgefühlen kommen. Konzentrationsschwäche ist eine Ursache von Lernstörungen. Nehmen Sie über drei Monate hinweg täglich dreimal einen Teelöffel voll Schwarzkümmelöl ein. Verdunsten Sie ätherisches Schwarzkümmelöl, indem Sie etwas kochendes Wasser in eine Duftlampe geben, das darunterstehende Teelicht anzünden und fünf bis sechs Tropfen ätherisches Schwarzkümmelöl hinzufügen. Der Duft belebt vor allem bei schriftlichen Arbeiten.

Kopfschmerzen

Kopfschmerzen können vielerlei körperliche und seelische Ursachen haben. Um Ihre Anfälligkeit für Kopfschmerzen zu verringern, nehmen Sie über drei bis vier Monate hinweg regelmäßig dreimal täglich einen Teelöffel voll Schwarzkümmelöl ein. Wenn

TIP

Schnelle Hilfe zur besseren Durchblutung des Gehirns gibt auch die Nasen-Wechselatmung: Verschließen Sie mit dem rechten Zeigefinger sanft das linke Nasenloch (nicht drücken!). Atmen Sie zum rechten Nasenloch ein. Dann verschließen Sie mit dem rechten Daumen das rechte Nasenloch, öffnen dabei gleichzeitig das linke wieder und atmen links aus. Dann atmen Sie links wieder ein. Danach erfolgt wieder der Wechsel: linkes Nasenloch verschließen, mit dem rechten ausatmen und einatmen. Wechseln Sie jedesmal nach dem Einatmen das Nasenloch. Atmen Sie dabei tief und gleichmäßig weiter. Entspannen Sie Kiefer, Gaumen, Nase, Kinn, Mund, Augen und Halsmuskeln.

die Kopfschmerzen über Tage hinweg anhalten, gehen Sie zum Arzt.

Krätze

Krätze ist eine Hautkrankheit, die von den Krätzmilben übertragen wird. Diese sind wegen ihrer Kleinheit kaum zu sehen und fressen Löcher und Gänge in die Haut, vor allem in den Hautfalten an Fingern, Handgelenken und unter den Achseln. Dort entstehen dann stark juckende, entzündliche Knötchen. Säubern Sie die Stellen mit Seife, und reiben Sie sie mindestens eine Woche lang mit Schwarzkümmelöl ein. Nehmen Sie außerdem acht Wochen lang dreimal täglich einen Teelöffel Schwarzkümmelöl oder eine Kapsel ein.

Kreislaufbeschwerden

Schwarzkümmelöl erweitert die Blutgefäße. Dadurch kann das Blut wieder besser fließen, und Kreislauf- und Herzbeschwerden lassen nach. Nehmen Sie über drei bis vier Monate hinweg regelmäßig dreimal täglich einen Teelöffel voll Schwarzkümmelöl oder zwei Kapseln ein. Diese Anleitung ist nur für gelegentliches Augenflimmern, kalte Füße oder dergleichen gedacht; grundsätzlich müssen Kreislaufbeschwerden ärztlich behandelt werden. Zu den am weitesten verbreiteten Kreislaufbeschwerden gehören mangelhafte Gehirndurchblutung, die mit Schwindelgefühlen, Ohrensausen oder Konzentrationsschwäche verbunden sein kann, ferner Durchblutungsstörungen in den Beinen oder Armen, kalte Füße und Hände und »absterbende« Finger.

Leber-Galle-Störungen

Störungen im Bereich von Leber oder Galle zeigen an, daß diese Organe ihre Aufgaben nicht bewältigen können. Schwarzkümmel regt sämtliche Verdauungsorgane an. Nehmen Sie alle zwei Stunden einen Teelöffel voll Schwarzkümmelöl, bis die Beschwerden nachlassen. Wenn Sie öfter einen Druck oder Schmerzen im Bereich von Leber und Galle spüren, sollten Sie zum Arzt gehen. Nehmen Sie unterstützend über drei bis vier Monate hinweg regelmäßig dreimal täglich einen Teelöffel voll Schwarzkümmelöl ein.

TIP

Bei fremder Kost im Urlaub können Sie durch regelmäßiges Einnehmen von Schwarzkümmel Leber-Galle-Störungen vorbeugen.

Magenstörungen

Schwarzkümmelöl fördert die Verdauung und bindet die Schadstoffe, die im Magen entstehen können. Nehmen Sie dreimal täglich direkt vor dem Essen einen Teelöffel voll Schwarzkümmelöl oder zwei Kapseln. Bei akuten Beschwerden nehmen Sie jede Stunde einen Teelöffel voll.

Massage

Da Schwarzkümmel die Haut strafft und kräftigt, lohnt sich eine Massage mit Schwarzkümmelöl. Geben Sie drei Eßlöffel Ihres Massageöls auf eine Untertasse, und mischen Sie es mit drei Eßlöffeln Schwarzkümmelöl. (Lesen Sie mehr über Massage im Abschnitt »Anwendungsformen«.)

Menstruationsbeschwerden

Schwarzkümmelöl wirkt schmerzlindernd, entkrampfend und zellerneuernd vor und während der Menstruation. Nehmen Sie bei akuten Beschwerden alle zwei Stunden einen Teelöffel voll Schwarzkümmelöl ein, danach über drei bis vier Monate hinweg regelmäßig dreimal täglich einen Teelöffel voll oder zwei Kapseln. Trinken Sie Schwarzkümmeltee. (Siehe unter »Anwendungsformen«.)

Migräne

Bei Migräne handelt es sich um einen – oftmals einseitigen – Kopfschmerz, der mit Übelkeit und Lichtempfindlichkeit verbunden ist. Für eine anhaltende Verbesserung des Zustandes ist eine Langzeitbehandlung notwendig: Nehmen Sie über drei bis vier Monate hinweg regelmäßig dreimal täglich einen Teelöffel voll Schwarzkümmelöl oder zwei Kapseln ein. Mahlen Sie eine Mischung aus einem Eßlöffel Schwarzkümmelsamen, einem Eßlöffel Anis und einem Eßlöffel Nelken ganz fein. Nehmen Sie von dieser Mischung zweimal täglich einen Teelöffel voll in den Mund, speicheln Sie das Pulver gut ein, und schlucken Sie es herunter.

Mitesser

Mitesser entstehen, wenn Talgdrüsen in der Haut sich verstopft und entzündet haben. Betupfen Sie die Mitesser alle zwei Stunden mit Schwarzkümmelöl. Nehmen Sie außerdem über drei Monate hinweg dreimal täglich einen Teelöffel voll Schwarzkümmelöl ein oder zwei Kapseln. Dann wird sich Ihre Hautstruktur insgesamt verbessern, Sie werden jünger aussehen.

Neurodermitis

Neurodermitis ist vermutlich eine allergische Erkrankung, d.h. die Abwehrzellen greifen statt der Krankheitskeime die eigene Haut an. Neurodermitis zeigt sich in roten, juckenden Hautauschlägen. Durch Einnehmen von Schwarzkümmel wird das Immunsystem normalisiert, der Juckreiz gelindert und das Abheilen der betroffenen Hautstellen unterstützt. Nehmen Sie über drei bis vier Monate hinweg dreimal täglich einen Teelöffel voll Schwarzkümmelöl oder zwei Kapseln ein. Bestreichen Sie die erkrankten Hautstellen morgens und abends mit warmem Schwarzkümmelöl (siehe auch: »Lindernd bei Allergien«, Seite 107).

Nierenentzündung

Wie alle Entzündungen, dämmt Schwarzkümmel auch die Nierenentzündung ein. Nehmen Sie über drei bis vier Monate hinweg regelmäßig dreimal täglich einen Teelöffel voll Schwarzkümmelöl oder zwei Kapseln ein.

Nehmen Sie Sitzbäder in warmem (nicht heißem!) Wasser, das Sie mit acht Eßlöffeln Schwarzkümmelöl angereichert haben. Trinken Sie täglich mindestens zwei Liter Flüssigkeit, d.h. Mineralwasser, Säfte oder Kräutertee.

Nierensteine

Nierensteine entstehen aus Mineralsalzen, die normalerweise im Urin gelöst sind. Sie müssen ärztlich behandelt werden. Die Behandlung kann durch Schwarzkümmel unterstützt werden, der bei schmerzhaften Beschwerden krampflösend wirkt. Nehmen Sie über drei bis vier Monate hinweg dreimal täglich einen Teelöffel voll Schwarzkümmelöl oder zwei Kapseln ein. Machen Sie täglich einen Nierenwickel. Vermischen Sie dafür zwei Eßlöffel Schwarzkümmelöl mit zwei Eßlöffeln Olivenöl, und erwärmen Sie die Mischung. Geben Sie sie auf ein Baumwolltuch, und bedecken Sie die Nierengegend damit. Lassen Sie das Öl etwa zwanzig Minuten lang einwirken.

Ohrentzündung

Entzündungen des äußeren Gehörganges können Sie von außen behandeln, indem Sie zunächst alle dreißig Minuten einen Tropfen Schwarzkümmelöl vorsichtig mit dem kleinen Finger oder einem Wattestäbchen in den äußeren Gehörgang einführen.

Wiederholen Sie diese Prozedur ab dem zweiten Tag dreimal täglich. Schwarzkümmel läßt die Entzündung zurückgehen. Nehmen Sie außerdem dreimal täglich einen Teelöffel voll Schwarzkümmelöl oder zwei Kapseln ein.

TIP

Legen Sie Ihren Finger vor die Lücke im vorderen Ohrrand, und tasten Sie dann einen Fingerbreit nach unten bis auf den Knochen. Drücken Sie den so gefundenen Punkt ganz leicht pulsierend etwa eine Minute lang. Wiederholen Sie diesen Vorgang am anderen Ohr.

Pickel

Schwarzkümmel verbessert die Hautstruktur, wirkt Entzündungen entgegen und beruhigt die Haut. Betupfen Sie die Pickel alle zwei Stunden mit Schwarzkümmelöl. Machen Sie außerdem eine Schwarzkümmel-Kur, indem Sie über drei Monate hinweg dreimal täglich einen Teelöffel voll Schwarzkümmelöl oder zwei Kapseln einnehmen.

Pilzerkrankungen

Mit »Pilze« sind hier nicht die im Wald wachsenden Pilze gemeint, sondern Kleinstlebewesen, die mit bloßem Auge nicht erkennbar sind und sich auf der Kopfhaut, zwischen den Zehen oder den Fingernägeln und auf anderen Teilen der Haut festsetzen und sie verändern. Schwarzkümmel ist ein wirksames Mittel gegen solche Pilze. Bestreichen Sie die erkrankten Stellen dreimal täglich mit Schwarzkümmelöl. Bestimmte Pilze siedeln sich auch im Darm, in der Scheide oder anderen Körperorganen an. Um diese zu bekämpfen, nehmen Sie dreimal täglich einen Teelöffel voll Schwarzkümmelöl oder zwei Kapseln ein.

Prostata-Beschwerden

Die Prostata-Erkrankung besteht darin, daß die Drüsen der hinteren Harnröhre zu wuchern beginnen und diese mehr oder weniger versperren. Oft entzünden sich diese Stellen auch und jucken. Schwarzkümmel bekämpft den Juckreiz und erweitert die Wände der Harnröhre. Nehmen Sie regelmäßig dreimal täglich einen Teelöffel voll Schwarzkümmelöl oder eine Kapsel ein.

Stellen Sie eine Schwarzkümmel-Lösung her, indem Sie in einem halben Liter Wasser zwei Eßlöffel voll Schwarzkümmelöl verrühren. Feuchten Sie damit ein Baumwolltaschentuch an, und legen Sie es zehn Minuten lang auf die erkrankte Stelle. Wiederholen Sie dies zweimal täglich.

Rheumatismus

Rheumatische Beschwerden können verschiedene Ursachen haben. Doch weiß man aus der Praxis, daß Schwarzkümmel die Schmerzen lindert. Nehmen Sie über drei bis vier Monate hinweg regelmäßig dreimal täglich einen Teelöffel voll Schwarzkümmelöl ein. Reiben Sie unterstützend zusätzlich die schmerzenden Stellen mit Schwarzkümmelöl ein.

Schlafstörungen

Wenn Sie einen unruhigen Schlaf haben, nachts öfter aufwachen oder Alpträume haben, nehmen Sie über drei bis vier Monate hinweg regelmäßig dreimal täglich einen Teelöffel voll Schwarzkümmelöl ein oder zwei Kapseln. Trinken Sie morgens nach dem Aufwachen und abends vor dem Schlafengehen je eine Tasse Schwarzkümmel-Tee, den Sie auf gemahlenen Schwarzkümmelsamen aufgießen. Wahrscheinlich können Sie bereits nach einer Woche besser schlafen. (Lesen Sie über Schwarzkümmel-Tee im Abschnitt »Anwendungsformen«, S. 118, nach.)

Hinweis

Für diese und andere Beschwerden gilt: Längeres Einnehmen stabilisiert den Heilerfolg. Deswegen hören Sie bei den Anzeichen einer Besserung nicht mit der Einnahme von Schwarzkümmel auf, sondern fahren Sie damit noch mindestens zwei Wochen lang fort.

Schnupfen

Geben Sie bei akutem Schnupfen einen Teelöffel Schwarzkümmelöl auf eine Tasse mit warmem Wasser, und vermischen Sie beides. Halten Sie nun das linke Nasenloch zu, und ziehen Sie die Lösung durch das rechte Nasenloch hoch. Dann halten Sie das rechte Nasenloch zu und ziehen die Lösung durch das linke hoch. Wiederholen Sie das mehrmals. Um sich gegen Erkältungskrankheiten besser zu schützen, nehmen Sie über zwei bis drei Monate hinweg regelmäßig dreimal täglich einen Teelöffel voll Schwarzkümmelöl ein oder zwei Kapseln.

Schuppenflechte

Die Ursachen der Schuppenflechte - mit medizinischem Namen Psoriasis - sind noch nicht vollständig erforscht (siehe auch: »Wirksamer Hautschutz«, Seite 108). Man weiß jedoch, daß Schwarzkümmel den Juckreiz lindert und die Haut insgesamt widerstandsfähiger macht. Nehmen Sie über zwei bis drei Monate hinweg regelmäßig dreimal täglich einen Teelöffel voll Schwarzkümmelöl oder zwei Kapseln ein. Bestreichen Sie die erkrankten Hautstellen dreimal täglich mit Schwarzkümmelöl, oder machen Sie Umschläge damit. (Lesen Sie über Umschläge im Abschnitt »Anwendungsformen« nach.)

Schwäche

Wenn Sie schnell ermüden, Ihre Arbeit nicht mehr schaffen und sich schlapp fühlen, kann die Ursache natürlich eine Krankheit sein. Nehmen Sie in jedem Falle über zwei bis drei Monate hinweg regelmäßig dreimal täglich einen Teelöffel voll Schwarzkümmelöl ein. Trinken Sie Schwarzkümmel-Tee. (Siehe den Abschnitt »Anwendungsformen«, S. 118)

Sonnenbrand

Da Schwarzkümmelöl das Hautgewebe stärkt, kann es auch verbrannte Hautstellen zur Heilung anregen. Außerdem lindert es den Juckreiz. Lösen Sie zwei Eßlöffel Schwarzkümmelöl in sechs Eßlöffeln warmen Wassers auf, und tragen Sie diese Mischung am ersten Tag alle zwei Stunden, danach dreimal täglich auf die verbrannten Hautstellen auf.

TIP

Zur Vorbeugung von Sonnenbrand beginnen Sie im Frühjahr schrittweise mit dem Sonnenbaden: Legen Sie sich am ersten Tag nur zehn Minuten lang in die Sonne, am zweiten Tag fünfzehn Minuten, usw. Noch besser ist es, diese Zeit nicht liegend zuzubringen, sondern sich zu bewegen.

Stirnhöhlenentzündung

Bestreichen Sie die Stirn jede halbe Stunde von außen mit Schwarzkümmelöl. Dadurch läßt der Schmerz nach, und die Entzündung geht zurück. Gehen Sie zum Arzt. Um Ihren Körper insgesamt widerstandsfähiger gegen Nebenhöhlenentzündungen zu machen, nehmen Sie über drei bis vier Monate hinweg regelmäßig dreimal täglich einen Teelöffel voll Schwarzkümmelöl oder zwei Kapseln.

Verbrennungen

Schwarzkümmel regt das Wachstum neuer Zellen an und sorgt so dafür, daß sich schnell wieder gesunde neue Haut bildet. Außerdem lindert Schwarzkümmel die Schmerzen und den Juckreiz. Verrühren Sie zwei Eßlöffel Schwarzkümmelöl in sechs Eßlöffeln warmen Wassers, und tragen Sie diese Mischung am ersten Tag alle zwei Stunden, danach dreimal täglich auf die verbrannten Hautstellen auf.

Verstopfung

Wenn es mit dem Stuhlgang nicht mehr klappt, fehlt es dem Darm an Flüssigkeit. Trinken Sie täglich mindestens zwei Liter Flüssigkeit, d.h. Wasser, Säfte oder Kräutertee. Um die Verdauung und die Elastizität des Darms zu verbessern, nehmen Sie alle zwei Stunden einen Teelöffel voll Schwarzkümmelöl ein, bis der Stuhl wieder normal ist. Das Melanthin im Schwarzkümmel wirkt abführend.

Zahnfleischreizungen

Wenn Sie zu wunden Stellen und Reizungen am Zahnfleisch neigen, spülen Sie den Mund nach jeder Mahlzeit mit einer Schwarzkümmellösung und betupfen die schmerzenden Stellen damit. Für die Lösung geben Sie einen Teelöffel Schwarzkümmelöl auf ein viertel Glas lauwarmen Wassers. Weitere Erleichterung bringt Ihnen das Ölkauen, wie es im Abschnitt »Anwendungsformen«, Seite 122 ausführlich beschrieben ist.

Literatur zu Schwarzkümmel

Berger, K.:
Gesund ohne Arzt, Berlin 1997

Linditsch, J.:
ABC des Schwarzkümmels - Heilanwendungen, München 1997

Luetjohann, S.:
Das große Schwarzkümmel-Handbuch
Aitrang, 1997

Meyer-Nachschlagewerk:
Wie funktioniert das? Der Mensch und seine Krankheiten, Mannheim 1973

Schleicher, P.; Saleh, M.:
Natürlich heilen mit Schwarzkümmel,
München 1997

Simons, A.:
Das Schwarzkümmel-Praxisbuch,
München 1997

Register zu Schwarzkümmel

Register zu Schwarzkümmel

Klaus P. Waldmann

Natürlich heilen und gesund bleiben mit

Weizengras

Mit Ernährungstips, Rezepten und vielfältigen Informationen über die schützenden Wirkstoffe des Grases

Einleitung

Wenn Sie bislang Weizen nur als Mehl oder Bestandteil von Tierfutter gekannt haben, dann wissen Sie zu wenig von dieser seit der Steinzeit vom Menschen genutzten Kulturpflanze. Denn in ihr steckt ein ungeheures Heilungspotential.

Naturmediziner haben vor allem in den Vereinigten Staaten, jetzt aber auch zunehmend bei uns, das lange Zeit beinahe vergessene Wissen über die Heilkräfte wiederentdeckt und weiterentwickelt. Mußten die Druiden im Schottland der Antike noch mystische Kräfte als Erklärung für die Heilkraft der ungeheuer fruchtbaren Graspflanze verantwortlich machen, haben es heute hunderte wissenschaftlicher Untersuchungen in Labors und Kliniken bewiesen: Der Saft junger Weizenpflanzen ist ein ideales Mittel zur Vorbeugung und Heilung vieler Krankheiten und Beschwerden.
In diesem Buch erfahren Sie alles Wichtige über die Pflanze, ihren Anbau, die Gewinnung des Safts und seine vielfältigen Einsatzmöglichkeiten.

Sie können der Kraft dieses Safts übrigens bedenkenlos vertrauen, denn er hat bis heute keine unerwünschten Nebenwirkungen gezeigt und ist gut verträglich. Sogar Menschen, die unter einer Weizenallergie leiden, können den Saft in der Regel problemlos verwenden.

Und das beste an dieser Medizin ist: Sie können Weizengras problemlos auf dem Fensterbrett selbst anbauen. Probieren Sie es doch einfach aus!

Eine uralte Kulturpflanze

Die ersten Getreidearten, die von den Menschen genutzt wurden, waren Wildgräser. Aus einem unscheinbaren Gras, dem wilden Einkorn (*Triticum monococcum*), hat sich im Lauf von über 10 000 Jahren die heute weltweit wichtigste Kulturpflanze, der Weizen, entwickelt. Dieses Einkorn ist eine Pflanze aus einer sehr fruchtbaren Region des Nahen Ostens. Sie trägt auf ihren sehr kurzen Halmen in den Ährchen lediglich ein einziges Samenkorn, selten reifen auch einmal zwei Körner. Die Spelzen sind fest mit dem Korn verwachsen. In Kleinasien, an den Ufern der mächtigen Ströme Euphrat und Tigris, in den Niederungen des Jordantals und vor allem in den Ebenen Anatoliens sowie in Äthiopien wuchs und wächst das Gras.

Die Heimat des Einkorns

Erst im Jahr 1997 konnten Botaniker des Kölner Max-Planck-Instituts für Züchtungsforschung die Heimat der alten Kulturpflanze bestimmen. Dies geschah anhand genetischer Untersuchungen von heute noch vorkommenden Wildformen des Einkorns, seiner Zuchtformen und vor allem von einzelnen Körnern, die Archäologen und Botaniker bei ihren Ausgrabungen fanden. In den Bergen von Karacadag in der Osttürkei, so ergaben ihre Forschungen, haben die Menschen bereits in der Jungsteinzeit, also vor 10 000 Jahren, auf den vermutlich ersten Äckern der Menschheitsgeschichte ihr Einkorn angebaut, um Vorräte für das Überleben in den langen, kalten und schneereichen Wintermonaten zu bekommen. Auch heute noch wird das Einkorn, dessen Ähren allerdings mittlerweile 20 und mehr Samenkörner tragen, in einigen Regionen rund um das Mittelmeer angebaut und kultiviert.

Dabei sind die Samen, die auf den kleinen Feldern ausgesät wurden, bereits Kulturformen, weil die Steinzeitmenschen gezielt die kräftigsten und ertragreichsten wilden Pflanzen gesammelt hatten, um sie zu kultivieren. Die vermutlich ersten Anbauversuche wurden in den Tälern der Berge nördlich des Atatürk-Stausees unternommen. Denn dort entdeckten die Kölner Forscher beim Durchsieben alter Bodenschichten neben mehreren Zuchtformen auch Körner, deren Gene Ähnlichkeiten mit denen der Wildform aufwiesen. Die Siedlungen der Menschen, die das Korn auf ihren Feldern anbauten, stammen aus der Jungsteinzeit.

Das Beispiel der ersten Einkorn-Bauern machte offenbar Schule, denn man weiß heute, daß die Pflanze im sogenannten »fruchtbaren Halbmond« angebaut wurde. Dieses Gebiet erstreckt sich von der Region um Bagdad, der heutigen Hauptstadt des Irak, bis weit hinein in die südöstliche Türkei.

Der Ur-Weizen wurde bald zu einem wichtigen Handelsgut, und offenbar breiteten sich auch die Anbaugebiete im Lauf der Zeit aus. Denn auch in ägyptischen Königsgräbern fand man die Körner als wertvolle Beigabe, die den Toten als Nahrung für die Reise ins Totenreich dienen sollte. Außerdem zeigen ägyptische Grabdenkmäler, wie der Weizen gesät und geerntet wurde.

Verschiedene Kreuzungen

In Europa dagegen dauerte es sehr lange, ehe Einkorn, Emmer und Dinkel bekannt wurden. Als Brotgetreide bauten die Menschen damals vor allem Gerste an.

Erst zu Beginn der Eisenzeit vor rund 2500 Jahren lernten es unsere Vorfahren, den Weizen als lebenserhaltendes Getreide anzubauen. In unseren Breiten eignete sich Dinkel aufgrund seiner Ansprüche an Klima und Boden am besten zum Anbau. Er wurde im Lauf vieler Jahrhunderte noch vor der Gerste und dem Roggen zum wichtigsten Brotgetreide.

Es war allerdings ein sehr weiter Weg, ehe aus dem unscheinbaren Einkorn wirklich ertragreiche Sorten entstanden. Durch Kreuzung des Einkorns mit einem Wildgras (*Aegilops speltoides*, Spelzgras) entstanden die Urformen des wilden Emmers. Diese Weizenart (*Triticum dicoccum*) hatte meist zweiblütige Ährchen. Eine weitere Kreuzung von Emmer und einem Verwandten des Spelzgrases führte schließlich zu den Urformen von Spelz oder Dinkel. Diese Sorten sind vermutlich vor etwa 5000 Jahren entstanden, und es dauerte nochmals mehrere Jahrtausende, bis schließlich die heute angebauten Formen Hartweizen, Rauhweizen und Saat- oder Weichweizen entstanden.

Diese Kreuzungen haben die Menschen erst in den letzten 100 Jahren gezielt und mit wissenschaftlicher Methodik entwickelt. In den Jahrtausenden zuvor waren es Zufälle, die zu immer neuen Zuchtformen führten. Wenn in der Nähe eines Einkornfeldes zufällig auch ein paar Spelzgräser wuchsen, besorgte der Wind die Bestäubung. Der Eingriff des Menschen beschränkte sich darauf, die besonders ertragreichen und fruchtbaren neuen Sorten des Emmers oder Dinkels im Feld zu entdecken und die Körner für die nächste Aussaat aufzuheben.

Während der Anbau von Einkorn heute kaum noch wirtschaftliche Bedeutung hat, haben sich aus weiteren Kreuzungen und durch züchterische Auswahl die weltweit wichtigsten Weizensorten entwickelt. Aus Emmer entstanden Gommer (»Polnischer Weizen«) und schließlich Hart- und Rauhweizen mit sehr langen, dicken und damit ertragreichen Ähren. Die Dinkelreihe führte schließlich zum Saat- oder Weichweizen, der heute weltweit am häufigsten angebauten Sorte. Sie stellt allerdings auch die höchsten Ansprüche an Klima, Wasserhaushalt und Nährstoffgehalt des Bodens.

Ein wesentliches Merkmal aber haben sich alle Sorten bis heute bewahrt: Sie bilden als ein- oder zweijährige Gräser nur einmal einen oder mehrere Halme aus, auf denen die Ähren sitzen. Wenn die Samenkörner ausgereift sind, ist die Mutterpflanze bereits abgestorben und macht Platz für die nächste Generation.

Der Winterweizen wird im Herbst ausgesät und wächst bis zum Wintereinbruch zu kleinen Pflanzen heran. Sobald der Boden im Frühjahr aufgetaut ist, wachsen die Pflänzchen weiter und werden daher viel früher erntereif als die Sommerweizen-Sorten, die erst im März oder April ausgesät werden.

Mit Hilfe gezielter Kreuzungen gelang es Botanikern und Züchtern, immer ertragreichere, widerstandsfähigere Sorten zu entwickeln und den Weizen an die unterschiedlichsten klimatischen Verhältnisse zu gewöhnen. Bauern und Farmer ernten weltweit jedes Jahr über 600 Millionen Tonnen Weizen von ihren Feldern. Es wird mehr Weizen geerntet als Reis oder andere Getreidesorten. Weizen macht allein rund ein Drittel der weltweiten Getreideproduktion aus, benötigt dafür aber 40 Prozent der Anbauflächen.

Ein immer größerer Teil der Welternte wird heute an Rinder, Schweine, Hühner und Puten verfüttert, um Fleisch, Milch und Eier zu erhalten. Einen ebenfalls großen Teil des Weizens verarbeitet man zu Brot, Kuchen, Nudeln, Grieß, Graupen und Mehl, in geringeren Mengen verwendet man ihn auch für die Herstellung von Branntweinen wie Korn oder Whisky und zum Brauen von Weizenbier.

Früher gediehen bei uns fast ausschließlich weiche Saatweizensorten, Hartweizen dagegen bevorzugte trockenheißes Steppenklima. Doch in den letzten Jahrzehnten wurden weitere neue Sorten des besonders wertvollen Hartweizens entwickelt, die auch in unseren gemäßigten Klimazonen gute Erträge bringen.

Die Heilkräfte wiederentdecken

Es ist leicht nachvollziehbar, daß eine Pflanze wie der Weizen nicht nur das Interesse der ersten Bauern auf der Welt fand. Auch die Zauberer sowie die heilkundigen Frauen und Männer begannen bald, die Pflanze zu erforschen und ihre Wirkung zu erproben. Wer beobachtet, mit welcher Kraft sich innerhalb kürzester Zeit aus einem harten, scheinbar toten Samenkorn eine Pflanze entwickelt, dem drängt sich beinahe automatisch die Frage auf, ob sich diese ungeheure Lebenskraft nicht auch in einer bestimmten Form für kranke, geschwächte Menschen nutzbar machen läßt.

Immerhin kommt die einzelne Pflanze mit einem Minimum an Platz aus, bildet vergleichsweise wenig Blattfläche aus und bringt trotzdem innerhalb weniger Wochen einen hohen Ertrag an äußerst nahrhaftem Getreide.

Durch die Mannigfaltigkeit der Formen ist der Weizen in fast allen Gebieten der Erde verbreitet. Einkorn, Emmer, Dinkel und vor allem die modernen Weizensorten wandeln Nährstoffe, Wasser und Sonnenlicht wesentlich wirkungsvoller in Kohlenhydrate, Eiweiß und Ballaststoffe um als viele andere Nutzpflanzen.

In der Vorstellungskraft der Menschen früherer Jahrtausende, die sich dieses Phänomen nicht naturwissenschaftlich erklären konnten, mußten daher den Körnern besondere göttliche Kräfte innewohnen. Und wenn diese den Pflanzen nutzten, konnten sie dem Menschen auch nicht schaden. Es ist nur logisch, daß die Heilkundigen die Kräfte der lebenden Pflanze für ihre Zwecke nutzen wollten.

Die traditionelle Verwendung

Zeugnisse für die medizinische Verwendung des Weizens bzw. seiner Vorfahren kennt die Wissenschaft in großer Zahl. Chinesische Ärzte, indianische Medizinmänner, keltische Druiden und die Priesterärzte der Essener wußten um die Heilkraft des Weizens.

Die Essener waren eine besonders fromme Gemeinschaft von Juden, die sich etwa 150 Jahre v.Chr. entwickelte und rund 220 Jahre bestand. Ihre Mitglieder lebten in ordensähnlichen Verbänden zusammen, hatten Gütergemeinschaft, achteten streng auf das Einhalten der religiösen Vorschriften: Sie hielten sich strikt an einen festgelegten

Tages- und Jahresrhythmus von rituellen Waschungen, Gebeten, Bibelauslegung, kultischen Mahlzeiten und Arbeit. Der engere Zirkel der geistlichen Führer lebte ehelos.

Die meisten Gemeinschaften der Essener lebten in der Gegend des Toten Meeres und hatten vermutlich enge Kontakte zu der Gemeinde von Kumran, die ähnliche Ziele verfolgte. Religiöse Schriftrollen aus dieser Zeit wurden in den 40er Jahren in Höhlen unweit von Kumran gefunden. Die Essener haben nach erhaltenen Überlieferungen Weizengras im Rahmen ihrer kultischen Behandlungsrituale als stärkendes und heilkräftiges Mittel gekannt und genutzt.

Bei den kultischen Heilzeremonien der Druiden in Schottland und vermutlich auch in anderen von ihnen bevölkerten Gegenden wie Irland oder Nordfrankreich spielten Urformen und Verwandte des Weizens eine wichtige Rolle. Besonders in der Wundbehandlung sollen die keltischen Priesterärzte auf die Kraft des Weizengrassafts vertraut haben. Sie verteilten außerdem Weizengrassaft als »Zaubertrank« vor Kriegszügen an die Mitglieder des eigenen Stammes.

Ähnliches wird von indianischen Stämmen Mittelamerikas berichtet. Bei ihnen wurde entweder frisches, zerquetschtes Gras auf die Wunden gelegt, oder die Heiler mischten Säfte verschiedener Kräuter und Mineralien mit Weizengrassaft und gaben ihren Patienten die Medizin als kräftigendes, blutreinigendes Mittel.

Auf die blutreinigende Wirkung des Safts vertrauten auch chinesische Heilkundige, die den Kaisern der Ming-Dynastie (14. bis 17. Jahrhundert) im Frühjahr Weizengrassaft-Kuren zur Blutreinigung verordneten. Im China des Mittelalters heilte man Schwächezustände und Impotenz mit dem Saft des Grases.

Lange Zeit geriet das Wissen um die heilende Wirkung von Weizengras weitgehend in Vergessenheit. Nur in wenigen Rezepturen der Volksmedizin war es noch enthalten. Im Jahre 1935 begann man damit, die Wirkstoffe des jungen Grases genauer zu untersuchen, allerdings zunächst nicht, um sie für die Menschen zu nutzen. Vielmehr suchte man nach optimalen Futtermitteln für Tiere, vor allem für Nutztiere.

Die Wirkung von Weizengras bei Tieren

Auf die Idee, sich überhaupt mit Gräsern zu befassen, kam die Wissenschaft aufgrund einer weitverbreiteten Verhaltensweise vieler Wild- und Haustiere. Selbst ausgesprochene Fleischfresser und Raubtiere wie Katzen, Wiesel oder Hunde fressen zu manchen Gelegenheiten bestimmte Gräser: zum Beispiel, wenn sie Probleme mit ihrer Verdauung haben.

Manche Tiere, die sonst kaum pflanzliche Nahrung zu sich nehmen, ergänzen instinktiv ihre Versorgung mit Vitaminen, bestimmten Proteinen und Mineralstoffen, indem sie auf Feldern, Weiden und Wiesen Gras fressen. Auch viele Vögel, die entweder von Insekten und Larven oder aber von Nüssen und Samen leben, ergänzen ihre Ernährung instinktiv durch frisches Gras.

Kräftigung und Stärkung

Sehr schnell hatten die Wissenschaftler die wichtigsten Inhaltsstoffe des jungen Grases analysiert und wußten, warum so viele Tierarten junges Gras fressen: Es ist eine ideale Kombination aus Eiweißbausteinen, Mineralien und Kohlenhydraten, die den Pflanzen und ihrem Saft ihre äußerst positive Wirkung verleiht. Bei Versuchen stellte man fest, daß Tiere, die Weizengras erhielten, deutlich schneller und besser zunahmen als ihre Weide- und Stallgenossen, die in gewohnter Weise ernährt wurden. Noch etwas konnte man beobachten: Mit Weizengras ernährte Tiere erkrankten seltener und hatten kaum gesundheitliche Probleme. Man gab auch kranken und schwächlichen Tieren Weizengras und stellte fest, daß sie wesentlich schneller als erwartet wieder zu Kräften kamen.

So berichtete der amerikanische Forscher Dr. Charles Schnabel über erstaunliche Erfolge, nachdem er Weizengras an Hühner verfüttert hatte. Im Verlauf langer Untersuchungsreihen in den 40er Jahren kam er zu dem Ergebnis, daß bereits 15 Pfund Weizengras dem Nährwert von 350 Pfund normalen Futterpflanzen oder Gartengemüsen entsprechen. Umgerechnet bedeutet dies, daß bereits ein Schnapsglas voll Weizengrassaft, also 0,02 Liter, den Nährwert von knapp einem Pfund gartenfrischem Gemüse enthält.

Aufbauend auf diesen Berechnungen entwickelten andere Wissenschaftler ausgeklügelte Zucht- und Mastmethoden, bei denen frisch gemähtes, sehr junges Weizengras die entscheidende Rolle spielte. Vor allem alternativ wirtschaftende amerikanische Farmer setzen heute auf die ungeheure Kraft der jungen Pflanze, die je nach Jahreszeit und Klimazone etwa sieben bis 20 Tage nach dem Keimen geerntet und unter das normale Futter der Tiere gemischt wird. Nicht nur Hühner, sondern alle gezüchteten Nutztiere gedeihen besser als ihre Artgenossen, die kein Weizengras erhalten. Dies wurde in zahlreichen vergleichenden Untersuchungen amerikanischer Wissenschaftler belegt.

Die Methode von Dr. Ann Wigmore

Trotz eindeutiger und erstaunlicher Erfolge bei Tieren dauerte es bis Mitte der 80er Jahre, ehe Weizengras auch für uns Menschen wiederentdeckt wurde. Es war die aus Lettland stammende amerikanische Theologin und Naturwissenschaftlerin

Dr. Ann Wigmore, die das Wissen um die Heilkräfte des Weizengrases in die moderne Naturheilkunde einbrachte.

Ihre Großmutter war Heilpraktikerin, und Ann Wigmore half ihr oft in ihren Kinder- und Jugendjahren. So versorgten die beiden bereits in den Notzeiten des 1. Weltkrieges, als akuter Mangel an Medikamenten und Verbandsmaterialien herrschte, viele Patienten erfolgreich mit Pflanzen- und Kräutermitteln.

Die Lehre von den »lebendigen Nahrungsmitteln«

Doch erst als Ann Wigmore im höheren Lebensalter an Krebs erkrankte, erinnerte sie sich an die Methoden der Naturheilkunde, die sie von ihrer Großmutter gelernt hatte, und probierte sie an sich selbst aus. Sie setzte auf die Aktivierung ihrer Selbstheilungskräfte und brach die medizinische Therapie mit Medikamenten und operativen Eingriffen ab. Im Jahr 1963 zählte sie nach ihrer Genesung zu den Gründungsmitgliedern des »Hippokrates Gesundheitsinstituts« in Boston. Dort lehrte sie Naturheilkunde und vervollkommnete ihre Lehre von den Living Foods, den »lebendigen Nahrungsmitteln«.

Wichtige Bestandteile dieser ganzheitlichen Ernährung sind neben heilenden Kräutern vor allem frische, junge Gräser. Sie werden als Nahrungsergänzung nach genau festgelegten Methoden angebaut, geerntet und aufbereitet. Dabei wird Weizengras in speziellen Pressen entsaftet, und die Flüssigkeit soll man sofort frisch trinken. Auch die anderen Lebensmittel werden auf schonendste Weise zubereitet, und zwar unmittelbar vor dem Verzehr, um dem Körper alle Enzyme und sonstigen Bestandteile im lebensfähigen und vollwertigen Zustand zuzuführen.

Dr. Ann Wigmore heilte sich mit ihrer Methode auch von einem Gangrän, einer dramatischen Durchblutungsstörung ihrer Beine. Das Gewebe begann abzusterben, und ihr drohte eine Amputation. Nach ihrer erfolgreichen Therapie soll sie sogar am legendären Boston Marathon teilgenommen haben. Im Jahr 1985 gründete sie die gemeinnützige Ann-Wigmore-Stiftung in Boston, die sich der Verbreitung ihrer Lehre und der praktischen Schulung widmet. An verschiedenen Orten in den Vereinigten Staaten kann man zweiwöchige Kurse besuchen, in denen man lernt, die verschiedenen Lebensmittel so zuzubereiten, daß sie kaum Vitalstoffe verlieren.

Das Spektrum der Themen dieser Kurse reicht von theoretischen Grundlagen ihrer Lehre vom »Leben mit lebendigen Nahrungsmitteln« über die fachgerechte Aussaat und Kultur der Gräser, Gemüse, Früchte und Kräuter bis hin zur schonenden Ernte und sofort anschließenden Aufbereitung. Die Lebensmittel werden ausschließlich als Rohkost oder schonend getrocknete

Nahrungsmittel gegessen. Denn durch Kochen, Braten, Backen oder Grillen gehen die wichtigsten Bestandteile verloren, die Enzyme und Vitalstoffe. Die Ziele dieser Methode sind zum einen die optimale Versorgung des Körpers mit allen notwendigen Nährstoffen in der genau richtigen Menge und der höchsten Qualität, um ihn in einem Zustand der größtmöglichen Gesundheit und Widerstandskraft zu halten. Zum anderen sollen durch die aktivierenden Nährstoffe Stoffwechselschlacken und Gifte gelöst und ausgeschieden werden. Diesem Ziel dienen auch gründliche Spülungen des Dickdarms, in dem sich oft Schadstoffe ablagern.

Die Ursachen von Krankheiten

Dr. Wigmore führte – wie auch viele andere Naturärzte und Heilpraktiker – Krankheiten auf zwei Ursachen zurück: auf Giftablagerungen und den Mangel an bestimmten Nährstoffen. Daher setzte sie neben der »lebendigen Nahrung« auch auf Entgiftung des Körpers als heilendes Prinzip. Viele der in diesem Buch geschilderten Erfahrungen und Behandlungswege gehen auf die Forschungen von Dr. Wigmore und ihrer Schüler zurück.

Wie schon die alten Römer wußten, lebt ein gesunder Geist nur in einem gesunden Körper. Die Methode der »lebendigen Lebensmittel« versetzt den Körper in einen Zustand optimaler Gesundheit, und diese führt auch zu einem ungeahnten geistig-seelischen Wohlbefinden.

Bei Dr. Ann Wigmore führte dieses Wohlbefinden jedenfalls dazu, daß sie trotz der schweren Erkrankungen, die sie durchmachen mußte, erst im gesegneten Alter von 84 Jahren im Februar 1994 starb. Ihre Lebenserwartung wäre normalerweise, ohne ihre gesunde Lebensweise sehr viel geringer gewesen. Dr. Wigmore würde übrigens möglicherweise noch heute leben, wenn sie nicht an den Folgen einer schweren Rauchvergiftung gestorben wäre, die sie bei dem Brand ihrer Wohnung in Boston erlitten hatte.

Seit Dr. Wigmore vor 35 Jahren ihr Wissen um die »lebendige Nahrung«, in der Weizengrassaft eine entscheidende Rolle spielt, zu verbreiten begann, sind tausende kranker, schwacher und mutloser Patienten gesund geworden und haben neue Lebenskräfte gefunden. Unter ihnen sind viele Menschen, die an sehr ernsten, lebensbedrohlichen Krankheiten litten.

Das sagt die Schulmedizin

Bereits im Jahr 1940 wurde in den USA ein Artikel des Arztes Dr. Benjamin Gruskin veröffentlicht, der über seine Erfahrungen bei der Behandlung von 1200 Patienten berichtete, denen er Weizengrassaft verabreichte. So brauchten Wunden und Verletzungen teilweise um ein Viertel weniger Zeit zum Heilen als bei Patienten, die den Saft nicht erhielten. Auch bei Gastritis

(Magenschleimhautentzündung), Infektionen der Schleimhäute in Mund und Rachen oder Hautkrankheiten bewies Weizengrassaft seine Wirksamkeit. Dr. Gruskin listete mehr als 100 Krankheiten und Beschwerden auf, bei denen er den Saft erfolgreich eingesetzt hatte.

Weizengras als Nahrungsergänzungsmittel
Abgesehen von den Untersuchungen von Dr. Gruskin hat sich die naturwissenschaftlich orientierte Medizin bislang kaum mit Weizengrassaft befaßt. Er ist, das muß in aller Deutlichkeit gesagt werden, nicht als Heilmittel anerkannt, weder in den USA, wo der Saft besser bekannt ist als bei uns, noch in Deutschland oder einem anderen europäischen Staat. Weizengrassaft gilt als Nahrungsergänzungsmittel. Daher wird ihm zwar von offizieller Seite keine eindeutig nachgewiesene Heilkraft oder gar Arzneiwirkung zugeschrieben, doch sie wird auch nicht ausgeschlossen. Kurz gesagt – bislang interessieren sich die Schulmediziner und die Gesundheitspolitiker schlicht und einfach noch sehr wenig für den Weizengrassaft.

Doch das könnte sich bald ändern, denn immer häufiger verabreichen naturmedizinisch und ganzheitlich orientierte Ärzte ihren Patienten neben anderen Mitteln auch Weizengrassaft. Und sie berichten sogar bei der Behandlung von Krebs und anderen gefährlichen Krankheiten von teilweise erstaunlichen Erfolgen.

Immer häufiger erscheinen in den wissenschaftlichen Fachzeitschriften für Ärzte und Apotheker Artikel, in denen über Heilerfolge, aber auch über Studien berichtet wird, in denen Weizengrassaft nach anerkannten wissenschaftlichen Regeln als alleiniges oder unterstützendes Medikament für die Behandlung größerer Patientengruppen eingesetzt wird.

Die Suche nach Beweisen
Bislang allerdings fehlt der Wissenschaft der letzte, entscheidende Beweis, daß die in den Studien beschriebenen Erfolge auch wirklich nur auf Weizengrassaft zurückzuführen sind. Außerdem stehen noch genaue Analysen darüber aus, wie die einzelnen im Saft enthaltenen Substanzen auf den menschlichen Körper, auf die verschiedenen Organe und Zellen wirken und warum sie in ihrer natürlichen Kombination ungleich wirkungsvoller sind, als wenn man sie allein und unabhängig voneinander einnehmen würde.

Doch von solchen »Mängeln« sollten Sie sich nicht abhalten lassen, Ihre persönliche Weizengrassaft-Kur zu beginnen. Denn auch Wirksamkeit und Wirkungsmechanismen vieler anderer, von der Schulmedizin längst anerkannter und regelmäßig verordneter Medikamente der pharmazeutischen Industrie sind nicht immer zweifelsfrei nachgewiesen. Tatsache ist, daß der Weizengrassaft bereits Patienten geholfen hat, bei denen auch erfahrene Ärzte mit ihrem Latein am Ende waren.

Von Krebs geheilt

In einem eindrucksvollen Bericht schildert der Amerikaner Gary Garrett seinen erfolgreichen Kampf gegen eine sehr schwere Krebserkrankung. Wir geben hier eine Zusammenfassung von seinem Aufsatz wieder. Sie können den englischen Originaltext im Internet (http:// www.wheat-grass.com) jederzeit in voller Länge nachlesen.

»Im Juni 1995 wurde bei mir ein großer Dickdarmtumor entdeckt. Mein Arzt sagte, ich hätte nur eine Chance, nämlich mich sofort operieren und den Tumor entfernen zu lassen.« Gary Garrett unterzog sich der Operation, mußte sich aber danach von den Ärzten sagen lassen, daß der Tumor die Größe eines Baseballs erreicht hatte und durch den Darm in das Bindegewebe hineingewachsen sei.«

Krebs im Frühstadium ist heilbar, weil der Tumor im allgemeinen zunächst langsam wächst und noch keine großen Zerstörungen anrichtet. Bei Gary Garrett hatten die Ärzte jedoch schon weitere Tochtergeschwülste (Metastasen) entdeckt, die sich in den Lymphbahnen und der Leber angesiedelt hatten. »Meine Chancen standen nicht sehr gut. Die Ärzte erwarteten, daß sich innerhalb eines Jahres neue Tumoren bilden würden.«

Auch nach der Operation stand Gary das Glück nicht auf seiner Seite. Die Narbe wollte und wollte nicht verheilen. Er litt unter starken Schmerzen, besonders bei den häufig durchzuführenden Verbandswechseln. Er konnte sie nur mit starken Schmerzmitteln wie Morphium ertragen.

Wirksame Behandlungsmethoden sind neben der operativen Entfernung des Krebsgeschwürs eine Strahlenbehandlung sowie eine Chemotherapie. Dabei werden zellwachstumshemmende Medikamente gegen die Krebszellen eingesetzt.

Die Ärzte rieten Gary, so schnell wie möglich eine kombinierte Strahlen- und Chemotherapie zu beginnen. Doch diese Behandlung kann erst erfolgen, wenn die Narbe verheilt ist. Die Therapie mußte also verschoben werden, und durch diese Komplikationen wurden die Heilungschancen noch geringer.

In dieser schweren Zeit erhielt Gary unerwartet Hilfe von einem Freund, der selbst von dieser gefährlichen Krankheit betroffen gewesen war. Gary schreibt im oben genannten Artikel folgendes über seinen Freund: »... Er hatte vor einiger Zeit einen ähnlichen Kampf gegen Krebs geführt, viele Bücher gelesen und eigene Versuche gemacht. Daher hatte er sich viel Wissen angeeignet, das er mit mir teilen wollte ...«

Garys Freund hatte, als er sich über die Krankheit und seine Behandlung informierte, besonders über verschiedene Ernährungstherapien und über eine Umstellung der Ernährung nachgedacht. Außerdem wußte er eine Menge über die alte Kulturpflanze Weizen, über das Gras und den Saft des Weizengrases.

»Weizen kennen wir alle als Getreide mit dem man Brot bäckt (...) Sobald der Keim ans Licht durchgebrochen ist, beginnt er, die Kraft der Sonne einzufangen. Diesen Vorgang nennt man Photosynthese. Alle lebenden Pflanzen und Bäume nutzen ihn. Sie bilden Chlorophyll, und genau diese Substanz erhält man, wenn man das Gras erntet und seinen Saft auspreßt.«

Erst 12 Tage nach der Operation konnte Gary wieder etwas Flüssigkeit trinken, nachdem er die Tage zuvor mit Infusionen ernährt wurde. Als erstes trank er dann Weizengrassaft, von dem ihm sein Freund ein gefülltes Wasserglas in die Klinik gebracht hatte. Gary berichtet von diesem Tag: »Ich trank das Glas aus und merkte zunächst gar nichts, bis am nächsten Morgen die Nachtschwester zum gefürchteten Verbandswechsel kam (...) Doch diesmal wurde ich angenehm überrascht, denn ich konnte es gut aushalten, als die Krankenschwester den Verband abnahm. Doch etwas Erstaunliches passierte. Als die Krankenschwester die Wundauflage abhob, bemerkten wir beide, daß sie eine grünliche Färbung angenommen hatte.« Eine solche Verfärbung kann zum Beispiel durch eine schwere Infektion ausgelöst werden, die den Heilungsprozeß erheblich verzögern und weitere Komplikationen bewirken würde. »Doch als ich der Schwester von dem Weizengrassaft erzählte, führte sie die Verfärbung auf das Chlorophyll zurück.«

Als Gary das Krankenhaus verlassen durfte, war er noch sehr schwach. Weil er weiterhin täglich ein Glas Weizengrassaft trank, kehrten innerhalb weniger Wochen seine Kräfte wieder und blieben ihm bis heute erhalten.

Gary Garret ist weiterhin in ärztlicher Behandlung und freut sich darüber, daß bei den regelmäßigen Kontrolluntersuchungen bislang kein neuer Tumor diagnostiziert worden ist.

Er hat erkannt, daß der Kampf gegen Krebs weitaus mehr erfordert als irgendeine medizinische Therapie. Der von dieser schrecklichen Krankheit Betroffene muß vielmehr bereit sein, umzudenken. Nur wenn man weiß, wie Enzyme, Vitamine, Mineralstoffe, Eiweiße, die gesamte Ernährung auf jeden persönlich und dabei besonders auf den Stoffwechsel wirken, kann die Krankheit mit Erfolg besiegt werden.

Kaufen oder selbst ziehen?

Frisches Weizengras können Sie nirgendwo kaufen. Es wäre auch wenig sinnvoll, die Pflanzen nach der Ernte erst stunden- oder tagelang zu Händlern zu transportieren und sie dann portionsweise abzugeben. Bis man schließlich so weit wäre, den wertvollen Saft abzupressen, wären die zarten Blätter längst welk und hätten in der Zeit, die zwischen Ernte und Pressung vergeht, einen ganz erheblichen Teil ihrer Vitalstoffe und Wirkungskraft verloren.

Andererseits aber führen manche entsprechend ausgerichteten Reformhäuser den Saft des Grases. Der Bedarf für eine Woche kann allein allerdings bereits mehrere hundert Euro kosten. Das werden sich, zumindest für eine länger dauernde Therapie, nicht viele Leute leisten können oder wollen. Und es ist auch nicht notwendig. Denn Sie können Weizen jederzeit selber aussäen, heranziehen, ernten und verarbeiten.

Vorteile des eigenen Anbaus

Die Eigenproduktion hat einen enormen Vorteil, denn sie garantiert Ihnen optimale, bestmögliche Qualität. Sie können durch die Wahl geeigneter Erde, den Verzicht auf Düngung und synthetischen Pflanzenschutz selbst für einen schadstofffreien Saft sorgen. Außerdem haben Sie die Möglichkeit, den Saft innerhalb weniger Minuten herzustellen und zu trinken, noch bevor Sauerstoff und Sonnenlicht die höchst empfindlichen lebendigen Enzyme, Proteine und sonstigen Vitalstoffe verändern oder zerstören können.

Es spricht also alles für die Eigenproduktion, für die Sie nicht einmal unbedingt ein Gartenbeet benötigen. Denn Sie können das Gras das ganze Jahr über auch in der Wohnung heranziehen und laufend ernten.

Trockenextrakte

Es gibt allerdings auch eine relativ bequeme und nicht ganz so teure Möglichkeit, die tägliche Ration Weizengrassaft einzunehmen. Allerdings muß man dabei deutliche Qualitätsverluste hinnehmen. Vor allem japanische und amerikanische Versandhäuser für Naturmedizin und alternative Ernährung bieten inzwischen Weizengrassaft oder Chlorophyllkonzentrate als Trockenextrakte an. Zu Recht weisen jedoch viele Experten darauf hin, daß damit das

Grundprinzip, das Dr. Ann Wigmore formuliert hat, durchbrochen ist: das Prinzip der »lebendigen Nahrungsmittel«.

Durch das Trocknen verändern sich die höchst empfindlichen Enzyme, und die Vitalstoffe werden teilweise zerstört. Daran ändern auch die äußerst schonenden Verfahren nichts, mit denen die Hersteller den Saft verarbeiten. Hochwertige Saftpulver werden aus frisch geerntetem Gras hergestellt, dem innerhalb weniger Stunden der Saft entzogen wird. In einem geschlossenen System, in das kein Sauerstoff eindringen und zu Oxidationen führen kann, wird der Saft dann sofort tiefgefroren und anschließend gefriergetrocknet.

Diese Konzentrate werden als reines Weizengrassaft-Pulver oder als Kombinationspräparate mit anderen Wirkstoffen angeboten, entweder als loses Pulver, eingefüllt in Kapseln oder in anderen Darreichungsformen. Die Hersteller preisen diese Konzentrate natürlich in den höchsten Tönen an, den herstellungsbedingten Verlust und die Qualitätsminderung der Wirksubstanzen erwähnen sie begreiflicherweise kaum.

Auch wenn bislang nur wenige wirklich zuverlässige Berichte über das Pulver von Weizengrassaft vorliegen, deuten die Erfahrungen vieler Therapeuten darauf hin, daß auch diese Trockenpräparate eine gewisse Wirksamkeit besitzen. Sie ist jedoch deutlich schwächer als die des unbehandelten, frischen Produktes. Die bislang veröffentlichten Erfahrungen und Untersuchungen lassen den Schluß zu, daß man die Trockenextrakte zumindest vorübergehend als Ersatz verwenden kann, solange man keinen frischen Saft bekommt, z. B. auf Reisen oder bei Klinikaufenthalten. Bei einigen Krankheitsbildern scheinen sogar kaum meßbare Unterschiede in der Wirksamkeit zwischen beiden Darreichungsformen zu bestehen.

Der Anbau von Weizengras

Sie sollten unbedingt versuchen, den frisch gepreßten Saft junger, sofort nach der Ernte ausgepreßter Pflanzen zu bekommen. Beachten Sie dabei folgende Grundregeln:

- Schneiden Sie das Weizengras erst unmittelbar vor dem Auspressen, denn sobald es abgeschnitten ist, beginnen Wirkstoffgehalt und Qualität zu sinken.

- Prüfen Sie vor dem Ernten, ob der Weizen auch wirklich gesund ist. Entfernen Sie vor allem braune oder gelbliche Blattspitzen, weil sie von schwachen, kranken oder überdüngten Pflanzen stammen. Sie liefern minderwertigen Saft.

- Verwenden Sie zum Pressen keinesfalls einen Haushaltsentsafter, der das Preßgut schnitzelt, mit einer Reibe zerfasert oder mit Messern zerreißt und durch Schleudern von den Festteilen trennt. Bei diesem Vorgang gelangt Sauerstoff in den Saft und greift die äußerst empfindlichen Moleküle des Chlorophylls und einiger Enzyme an. Sie oxidieren und verlieren dadurch enorm an Wert.

- Völlig ungeeignet sind Entsafter, die mit Wasserdampf arbeiten und die man z. B. für die Zubereitung von Gelees benutzt. Die Hitze zerstört die Proteine und macht aus Vitalstoffen tote Substanzen. Auch Vitamine gehen durch ein Erhitzen zugrunde.

- Bereiten Sie nur so viel Saft zu, wie Sie sofort und auf einmal trinken wollen. Der Wert des Safts sinkt bereits nach kurzer Zeit erheblich. Ideal ist es, wenn Sie den Saft unmittelbar nach dem Pressen trinken.

- Verwenden Sie den Saft pur, oder mischen Sie ihn entsprechend der Rezepturen, die im hinteren Teil dieses Buches stehen.

Weizen richtig kultivieren

Wenn Sie Weizengras von optimaler Qualität ernten wollen, das vor allem frei von schädlichen Rückständen ist, kommt es auf die folgenden Faktoren besonders an:

- Saatgut
- Saatbeet
- Pflanzgefäße
- Wasser

Saatgut

- Die Ertragsfähigkeit hängt sehr stark vom Wert des Saatguts ab. Verwenden Sie zum Anbau von Weizengras ausschließlich hochwertiges Saatgut aus biologischem oder biologisch-dynamischem Anbau. Gehen Sie selbst zu einem Bauern Ihres Vertrauens und lassen sich fachmännisch von ihm beraten: Er wird Ihnen nur Weizen von den Sorten verkaufen, die unter den klimatischen und sonstigen Umweltbedingungen Ihrer Region optimal gedeihen.

- Falls Sie keinen ökologisch wirtschaftenden Bauern kennen, können Sie gutes Saatgut auch in einem Ökoladen oder Reformhaus kaufen. Lassen Sie sich auch dort gut beraten.

- Für den Anbau von Weizengras sind Weizenkörner, die für die Müslibereitung oder zum Mahlen angeboten werden, weniger geeignet. Denn dieser Weizen wird nicht mit der Sorgfalt behandelt, die für gutes Saatgut notwendig ist. Daher sind die Körner oft verletzt, weisen Risse und Brüche auf. Solche Körner können entweder überhaupt nicht mehr keimen oder wachsen nur sehr kümmerlich. Wenn Ihnen solche Verluste nichts ausmachen, können Sie den Weizen aber trotzdem verwenden, er ist immer noch besser als gebeiztes Saatgut.

Saatbeet

- Wie das Saatgut muß auch die Erde absolut frei von schädlichen Rückständen sein. Aus diesem Grund scheiden die handelsüblichen Blumen- oder Aussaaterden für die Weizenkultur aus. Sie sind durch Behandlung mit Wasserdampf steril gemacht und meist auch künstlich gedüngt worden.

- Wenn Sie einen eigenen Garten haben, können Sie selbstverständlich frische, ungedüngte Erde daraus verwenden. Idealerweise sollten Sie etwas gut ausgereiften Kompost unterarbeiten, damit die keimenden Pflanzen ein optimales Nährstoffangebot haben. Das garantiert bei der Ernte vollen Wirkstoffgehalt.

- Fragen Sie Ihren Bio-Bauern oder -Gärtner, ob er Ihnen etwas Erde für Ihre Weizenkultur geben kann, denn auch sie ist rückstandsfrei.

- Haben Sie keinen eigenen Garten und auch keine andere Möglichkeit, wirklich gute Erde zu bekommen, dann sollten Sie sich im Bioladen einen kleinen Komposter kaufen, in dem Sie Obst- und Gemüseabfälle aus der Küche selber kompostieren. In diesen Spezialbehältern kann der Kompost gut belüftet, aber ohne üble Gerüche, heranreifen. Ein Komposter findet bequem auf jedem Balkon Platz.

- Weniger sinnvoll ist es, die Erde von einem Feld oder aus dem Wald zu holen. Denn in beiden Fällen wissen Sie nicht, welche Rückstände in dem Substrat enthalten sind, ob es zu sauer ist, ob es über- oder unterversorgt mit Nährstoffen ist. Außerdem gehört Ihnen der Boden nicht, und in vielen Wäldern ist die lebende Humusdecke ohnehin äußerst dünn und sollte nicht zusätzlich verringert werden.

- Achten Sie darauf, daß die Erde gut Wasser aufnehmen und speichern kann. Sie darf aber keinesfalls zu lehmig sein, weil dadurch stauende Nässe entsteht, in der die keimenden Körner regelrecht ertrinken würden.

- Haben Sie nur sehr wenig Erde zur Verfügung, können Sie die Pflanzgefäße zu zwei Dritteln mit wasserdurchlässigem Sand oder Pflanzgranulat füllen. Für die Kultur des Weizens bis zur Ernte reicht eine drei bis fünf Zentimeter dicke Erdschicht.

- Natürlich können Sie während der Frühjahrs- und Sommermonate den Weizen auch auf Beeten im Freiland oder im Gewächshaus aussäen. Allerdings besteht dort die Gefahr, daß Vögel oder Mäuse die Körner herauspicken und Blattläuse oder Schnecken die jungen, zarten Blätter befallen. Außerdem haftet dem Freilandweizen in der Regel Schmutz an, den Sie gründlich abwaschen müssen. Im Beet dauert es bis zu vier Wochen, ehe das Weizengras erntereif ist.

- Verwenden Sie die Erde nur einmal. Sie ist nach dem Auskeimen erschöpft, und außerdem können sich bei mehrmaliger Verwendung Bodenkrankheiten durch Pilze oder Bakterien ausbreiten und die Kultur möglicherweise schädigen oder vernichten.

Pflanzgefäße

- Besorgen Sie sich etwa 14 Töpfe mit einem Durchmesser von mindestens 14 cm. Diese können Sie immer wieder verwenden. Reinigen Sie die Töpfe zwischendurch regelmäßig gründlich mit heißem Wasser, damit sich keine Pilze oder Bakterien ausbreiten können.

- Hervorragend eignen sich auch Balkonkästen, die aber unbedingt einen Abfluß haben müssen, damit sich kein Wasser stauen kann. Falls die Kästen dicht sind, können Sie mit einem Bohrer oder einem Nagel einige kleine Löcher hineinbohren, um den Abfluß des Wassers sicherzustellen.

- Sie können auch Terrakottagefäße aller Art verwenden, soweit sie nicht glasiert sind. Dazu zählen auch die speziell für diesen Zweck angebotenen Gefäße aus dem Ökoladen oder Reformhaus. Sie sind allerdings meist teuer und auch nicht besser geeignet als ein sauberer »normaler« Blumentopf.

Wasser

- Auch das Wasser sollte hohen Qualitätsansprüchen genügen. Am besten verwenden Sie Leitungswasser, das mindestens einen Tag lang abstehen sollte, um sich mit Sauerstoff zu sättigen und die Umgebungstemperatur annehmen zu können. Ist das Wasser gechlort, sollten Sie es kurz aufkochen, ehe Sie es abstehen lassen.

- Sie können auch frisches Regenwasser sammeln, wenn die Luft in Ihrer Gegend halbwegs sauber ist. Das Wasser sollte aber nicht zu lange stehen, weil sich dann in der Luft enthaltene, möglicherweise gesundheitsschädigende Keime vermehren und das Weizengras verseuchen könnten. Diese werden auch durch das Waschen der Ernte mit kaltem Wasser nicht immer zuverlässig entfernt. Heißes Wasser sollten Sie möglichst nicht verwenden, weil sonst zu viele Vitalstoffe zerstört werden.

- Verwenden Sie zum Gießen eine Kanne mit Brauseaufsatz. Er verteilt das Wasser gleichmäßig und sanft. Dadurch werden die feinsten Würzelchen geschont, die der Samen sehr bald ausbildet. Außerdem werden keine Erdpartikelchen auf den Keimling geschwemmt, und das Gras bleibt sauber.

WARNUNG

Lassen Sie sich nicht von umweltfreundlich klingenden Namen irreführen. Bezeichnungen wie »Qualitäts-Saatgut« oder »Natur-Qualität«, die im Land- und Gartenfachhandel gern verwendet werden, bedeuten keineswegs, daß es sich um chemiefrei erzeugte Samen handelt. Sie sind teilweise mit hochgiftigen Mitteln zum Schutz gegen einen Befall von Pilzen, Bakterien oder tierischen Schädlingen behandelt worden. »Gebeiztes Saatgut« ist leider für den Laien nicht immer leicht erkennbar.

Die Aussaat

Um Weizengras kultivieren zu können, brauchen Sie neben Saatgut, Pflanzgefäßen, Erde (evtl. Sand oder Pflanzgranulat) und Wasser einige

- Frischhaltetüten oder durchsichtige Plastikfolie und für jeden Topf einen Gummiring,
- Etiketten zum Ankleben oder -stecken, und
- ausreichend Platz auf einem möglichst sonnigen Fensterbrett.

Weichen Sie am Abend vor dem Säen die Weizenkörner in Wasser ein. Dadurch quellen sie spürbar und werden weicher. Sie keimen dann schneller, müssen allerdings sehr vorsichtig behandelt werden, damit sie beim Aussäen keinen Schaden nehmen.

- Da das Befüllen der Pflanzgefäße mit Erde immer Schmutz macht, empfiehlt es sich, nicht jeden Tag nur einen Topf zu füllen, sondern jedesmal mehrere auf einmal. Die Töpfe, die Sie auf Vorrat gefüllt haben, sollten Sie ständig leicht feucht halten. Legen Sie alte Zeitungen unter, wenn Sie die Schmutzarbeit erledigen, dann fällt Ihnen das Saubermachen leichter.

- Notieren Sie auf den Etiketten unbedingt das Datum der Aussaat, und befestigen Sie den Aufkleber am Topf! So wissen Sie genau, wann der ideale Erntetag gekommen ist, und beugen Verwechslungen vor.

- Füllen Sie den Topf bis zwei Zentimeter unterhalb des Randes. Wenn Sie Granulat oder Sand als Dränageschicht einfüllen, müssen mindestens drei Zentimeter für die Aussaaterde frei bleiben. Drücken Sie die Erde leicht an!

- Gießen Sie die Erde leicht an, bis sie gut feucht, aber keinesfalls naß ist!

- Verteilen Sie die Samenkörner gleichmäßig und ganz dicht auf der Erde. Um Verschmutzungen zu vermeiden, wird die Saat nicht mit Erde bedeckt, sondern bleibt offen liegen. Die Körner dürfen dicht an dicht als geschlossene Schicht auf der Erde liegen, weil sie ja nur wenige Tage lang keimen und Blätter treiben sollen.

- Geben Sie jetzt eine Frischhaltetüte über den Topf, oder spannen Sie mit Hilfe eines Gummirings ein Stück Folie darüber. Weder Folie noch Tüte dürfen die Samenkörner berühren, sonst breiten sich in dem feuchtwarmen Klima unter der Folie Schimmel und Fäulnis aus.

- Da Weizen ein sogenannter Dunkelkeimer ist, dürfen die ausgesäten Körner an den ersten drei Tagen kein Licht bekommen. Stellen Sie den Topf entweder in einen dunklen, warmen Raum, oder decken Sie ihn mit Alufolie ab.

- Gießen Sie frühestens am vierten Tag, wenn die Triebspitzen zu sehen sind!

- Entfernen Sie die Folie oder Tüte, sobald die Blattspitzen die Höhe des Topfrands erreicht haben. Ab diesem Zeitpunkt müssen sie täglich mit wenig Wasser gießen.

- Die Pflanzen müssen möglichst viel Licht bekommen. Wächst die Kultur zum Fenster hin, sollten Sie die Töpfe täglich ein Stück drehen, damit das Gras gleichmäßig wächst.

Die Ernte

Bei der Ernte des Weizengrases geht es nach dem Motto: »Klasse vor Masse«. Denn seine besondere Wirksamkeit verdankt das Gras der Kombination aus den Kraftvorräten des Samens und den zum Leben erweckten Vitalstoffen, besonders dem Chlorophyll und den Enzymen.
Daher kommt es beim Weizengras ganz besonders auf den richtigen Zeitpunkt für die Ernte an. Je nach Temperatur- und Lichtverhältnissen dauert es zwischen sieben und zehn Tagen, bis die Pflanzen etwa zehn Zentimeter hoch gewachsen sind und geerntet werden können. Bei dieser Größe ist ihr Wirkstoffgehalt erfahrungsgemäß am höchsten.

In jedem Fall sollten die Kulturen spätestens am 14. Tag nach der Aussaat geschnitten werden, weil zu dem Zeitpunkt die aus den Samen stammenden Reserven weitgehend aufgebraucht sind und der Wirkstoffgehalt daher merklich absinkt. Außerdem werden dann die Zellwände wesentlich härter und dicker, so daß ihr Flüssigkeitsgehalt drastisch abnimmt.

Schneiden Sie das Gras in kleinen Büscheln direkt am Blumentopfrand entlang ab. In der Regel haften dann auch keine Erdkrümelchen an dem Schnittgut. Sie können es also auch ohne vorheriges Waschen – bei dem ja auch Wirkstoffe ausgeschwemmt werden – in den Entsafter geben.

Verwenden Sie zum Schneiden eine saubere, sehr scharfe, rostfreie Schere oder ein Messer aus Edelstahl. Denken Sie daran, daß Sie den Saft später roh trinken wollen. Ungeeignet sind normale Gartenscheren oder rostige Scheren, da sie den Saft verschmutzen und durch Metallspuren verfälschen.

Entfernen Sie jetzt die Reste der Weizenkultur aus dem Topf. Wenn Sie den Bewuchs vorsichtig abnehmen, können Sie die darunterliegende Erde bzw. Dränageschicht im Pflanzgefäß belassen und einige Male weiterverwenden. Lediglich die obere Erdschicht, in der die Pflanzen ihre Wurzeln gebildet haben, muß jedesmal erneuert werden.

Haben Sie Ihr Weizengras auf einem normalen Gartenbeet ausgesät, kann es bis zu vier Wochen dauern, ehe das Gras mit zehn bis 15 Zentimetern Höhe erntereif geworden ist. Da aber in dieser Zeit die Zellwände dicker geworden sind, müssen

TIP

Wie alle Gräser wächst auch der Weizen nach der Ernte der jungen Blätter weiter. Doch der zweiten Generation fehlen die wertvollen Vitalstoffe des Samens, so daß dieser Saft nicht mehr für eine Kur geeignet ist. Es hat daher keinen Sinn, die Kultur nach der Ernte weiterwachsen zu lassen.

Sie für die gleiche Saftmenge etwa ein Drittel mehr Gras ernten.

Die Gewinnung des Safts

Es gibt zwei Methoden, den Saft fachgerecht und in optimaler Qualität zu gewinnen. Die eine ist äußerst einfach und kostenlos: Kauen Sie die Blätter gründlich durch, und schlucken Sie den Saft. In der Regel werden die Blätter auch sehr junger Weizenpflanzen bereits sehr hart sein. Spucken Sie daher den »ausgelutschten« Rest einfach aus.

Diese Methode hat folgenden Vorteil: Sie können sich frische Blätter, die Sie am Morgen geerntet haben, auch zur Arbeit oder auf eine Reise mitnehmen. Ein Teil der Wirkstoffe wird zwar bis zur Einnahme bereits abgebaut sein, doch dieser Saft hat immer noch eine bessere Qualität als ein Trockenextrakt.

Normalerweise sollten Sie das Gras auspressen, denn dadurch nutzen Sie den Saftgehalt optimal. In großen Reformhäusern oder Naturkostläden erhalten Sie spezielle Entsafter, die ähnlich arbeiten wie ein Fleischwolf. Sie füllen die Blätter über einen Einfülltrichter in das Gerät und drehen sie mit Hilfe einer Kurbel durch. Dabei werden die Blätter mit einer schneckenförmigen Walze zerquetscht und mit großem Druck ausgepreßt. Auch die im Naturkosthandel angebotenen elektrisch angetriebenen Entsafter arbeiten nach diesem Prinzip.

Der nötige Druck entsteht, weil die Presse nach vorne konisch zuläuft und dadurch das Material immer stärker zusammendrückt. Wie beim Wolf werden dann die zerquetschten und entsafteten Teile am anderen Ende herausgeschoben. Da während des Quetschens und Pressens keine Luft an das Pflanzenmaterial gelangen kann, bleibt der Saft in einer optimalen Qualität erhalten. Der Saft fließt aus einer seitlichen Öffnung ab. Sie können ihn problemlos in einem Glas auffangen und gleich trinken.

Wenn Sie keine Presse besitzen und die Blätter auch nicht durchkauen wollen, können Sie sich notfalls auch mit einem Fleischwolf behelfen, durch den Sie das Weizengras drehen. Sie erhalten dann ein »Blätter-Hack«, das Sie in ein festes Leinentuch geben und auspressen können. Doch auch bei dieser Methode leidet die Saftqualität durch den Luftsauerstoff, der hinzutreten kann.

TIP

Wenn Sie eine der Rezepturen aus dem hinteren Teil dieses Buches herstellen, sollten Sie alle anderen Zutaten zuerst vorbereiten und verarbeiten. Erst dann pressen Sie frischen Saft und geben ihn unmittelbar danach hinzu.

Die wichtigsten Wirkstoffe

Was macht den Weizengrassaft so wirksam? Diese Frage ist gar nicht so einfach zu beantworten. Denn in wissenschaftlichen Analysen wurde eine ungeheure Vielzahl von einzelnen Elementen und Substanzen entdeckt. Jede einzelne von ihnen hat eine spezifische Wirkung auf unseren Organismus.

Was den Weizengrassaft dabei so besonders wertvoll macht, ist das Phänomen, daß die jungen Pflanzen wesentlich mehr dieser Wirkstoffe enthalten als die Weizenkörner. Das liegt zum einen daran, daß im Korn die Wirkstoffe in einer wasserfreien »Ruheform« vorliegen, also inaktiv sind. Zum anderen bauen die Graspflänzchen schon beim Quellen und vor allem beim Keimen und Wachsen sofort weitere Substanzen für das eigene Wachstum auf, die für unseren Körper eine heilende Wirkung haben.

Aber: Die Wirkung des Naturmittels Weizengrassaft ist etwas völlig anderes als die Summe vieler Einzelwirkungen. Das hat zum einen damit zu tun, daß jeder Organismus individuell auf die Nähr- und Wirkstoffe reagiert, die ihm zugeführt werden. Außerdem spielt es eine Rolle, ob, wie schnell und in welcher Menge die einzelnen Substanzen über die Verdauungsorgane aufgenommen und verwertbar gemacht werden können. Diese sogenannte physiologische Verfügbarkeit hängt wiederum davon ab, in welcher chemischen Verbindung die Substanzen vorliegen.

Im vitalen Weizengrassaft liegen lebenswichtige Substanzen in ausgesprochen gut verwertbaren Verbindungen vor. Als besonders wichtig für die Therapie gelten dabei vor allem:

- Chlorophyll
- Essentielle Aminosäuren
- Mineralstoffe und Spurenelemente
- Vitamine
- Enzyme

Kritiker der Weizengrastherapie behaupten, man würde all die Inhaltsstoffe des Safts auch bei einer vernünftigen normalen Ernährung in ausreichenden Mengen zu sich nehmen. Doch selbst bei einer optimal ausgewogenen Zusammenstellung der Nahrung treten immer wieder vorübergehende Mangelsituationen auf, weil die einzelnen Lebensmittel z. B. jahreszeitlich schwankende Nährstoffgehalte aufweisen. Außerdem werden bei der Zubereitung der Mahlzeiten oft viele Vitalstoffe zerstört.

Abgesehen davon profitieren selbst Leute, die sich streng an die Regeln der Vitalen Ernährung halten, sehr wohl davon, wenn sie regelmäßig oder zu bestimmten Gelegenheiten Weizengrassaft trinken. Wie läßt sich diese positive Wirkung erklären?

Chlorophyll

Chlorophyll ist ein grüner Farbstoff, der innerhalb der Pflanzenzellen auf hauchfeinen Membranen sitzt und dort die Energieversorgung sichert. Aus Wasser und Kohlendioxid, das wir ausatmen und das beim Verbrennen von organischem Material entsteht, bilden die Zellen mit Hilfe der Sonnenenergie Zucker, der entweder direkt verbraucht oder in Stärke umgewandelt und als Energiespeicher eingelagert wird.

Die für die Synthese nötige Energie gewinnt die Zelle mit Hilfe des Chlorophylls. Es ist in der Lage, in einer Art »Trichter« einzelne Lichtquanten einzufangen und sie in Energie umzuwandeln. Techniker haben wahrscheinlich dieses Prinzip vor Augen gehabt, als sie es lernten, mit Hilfe von Solarzellen aus Sonnenlicht Strom zu erzeugen.

Chlorophyll hat aber noch eine andere Eigenschaft, die für die heilende Wirkung des Weizengrassafts wichtig ist: Das Pflanzengrün ist vergleichbar mit dem roten Farbstoff unseres Blutes, dem Hämoglobin. Man vermutet, daß diese enge chemische Verwandtschaft das Chlorophyll so wertvoll macht. Allerdings: Chlorophyll ist nur physiologisch aktiv, so lange das eigentliche Farbmolekül an ein Protein (Eiweiß) gebunden ist. Auch wenn die Proteine selber an den chemischen Reaktionen nicht teilnehmen, sind sie für den Start und das Aufrechterhalten der Aktivität des Chlorophylls verantwortlich. Sie wirken damit als Enzyme.

Die Chlorophylltherapie ist bei uns, anders als z. B. in den USA, noch wenig verbreitet, obwohl man ihre Vorteile kennt. Das ändert sich derzeit langsam. Denn die Einnahme von Weizengrassaft ist eine der wichtigsten und effektivsten Methoden dieser Therapie. Sie geht davon aus, daß das Chlorophyll sozusagen als Türöffner auf die Zellen unseres Körpers wirkt. Durch die »geöffnete Tür« bahnt Chlorophyll den einzelnen Wirkstoffen des Safts den Weg und sorgt dafür, daß sie im Stoffwechsel wirksam werden können.

Essentielle Aminosäuren

Unser Körper besteht – wenn man das Wasser nicht berücksichtigt – zum überwiegenden Teil aus den unterschiedlichsten Eiweißen (Proteinen). Jedes Protein ist zusammengesetzt aus einer ganz bestimmten Folge kleiner Einzelbausteine, den Aminosäuren. Es gibt ungefähr 20 solcher Aminosäuren.

Als essentiell bezeichnet man eine Aminosäure, wenn ein Organismus sie nicht selbst herstellen kann. Tiere und Menschen nehmen einen Großteil der lebenswichtigen essentiellen Aminosäuren über die pflanzliche Nahrung auf. Fehlt auch nur eine von ihnen, können viele Proteine nicht mehr gebildet werden. Schlimmstenfalls kommt der gesamte Stoffwechsel zum Stillstand.

Essentielle Aminosäuren

Folgende Aminosäuren gelten als essentiell, weil sie der Körper nicht selber bilden kann:

- *Arginin*
- *Histidin*
- *Threonin*
- *Methionin*
- *Lysin*
- *Isoleucin*
- *Leucin*
- *Valin*
- *Tyrosin*
- *Phenylalanin*
- *Tryptophan*

Neben allen essentiellen Aminosäuren enthält Weizengrassaft noch weitere Eiweißbausteine, unter anderem: Alanin, Asparaginsäure, Glutaminsäure, Glycin, Prolin und Zystin.

Mineralstoffe und Spurenelemente

Insgesamt wurden über 85 Mineralstoffe und Spurenelemente im Weizengrassaft nachgewiesen. Die Übersicht zeigt, welche in größeren Mengen enthalten sind.

Mineralstoffe und Spurenelemente

- *Eisen*
- *Kalzium*
- *Kalium*
- *Magnesium*
- *Selen*
- *Zink*
- *Mangan*
- *Kupfer*
- *Kobalt*
- *Jod*
- *Schwefel*
- *Phosphor*
- *Natrium*

Die Aufgaben der Mineralstoffe und Spurenelemente sind äußerst vielfältig. Eine der wichtigsten ist die Regulation des Wasserhaushaltes im Körper (z. B. Kalium, Kalzium). Außerdem sind sie wichtige Bestandteile körpereigener Proteine und Enzyme (z. B. Schwefel, Eisen und Magnesium), ermöglichen die Energieproduktion im Körper (z. B. Phosphor), aktivieren Enzyme (fast alle genannten Stoffe), tragen zum Körperwachstum bei (z. B. Zink), bilden wichtige Salze wie die Knochensubstanz Kalziumphosphat (Kalzium und Phosphor) oder unterstützen die Übertragung von Nervenimpulsen (z. B. Natrium und Kalium). Die Schilddrüse benötigt Jod, um arbeiten zu können; Kupfer wird zum Aufbau von Hämoglobin gebraucht.

Mineralstoffe und Spurenelemente sind lebenswichtig. Schon der Mangel an nur einem Mineral oder Spurenelement kann zu ganz erheblichen Funktionsstörungen im Körper und in der Folge zu schweren Krankheiten führen.

Vitamine

Ähnlich wie die essentiellen Aminosäuren kann der menschliche Organismus auch die Vitamine nicht oder nur in viel zu geringen Mengen selber herstellen. So ist unser Körper z. B. nur in der Lage, die Vitamine D, H und K selbst zu produzieren. Da er die meisten Vitamine außerdem nicht speichern kann, sind wir darauf angewiesen, sie regelmäßig mit unserer Nahrung aufzunehmen.

Weizengrassaft enthält vor allem folgende Vitamine:

Vitamin	Funktion in unserem Körper
Carotin (Provitamin A)	*Wird in der Leber zu Vitamin A umgebaut*
Retinol/Axerophthol (Vitamin A)	*Bildet den Farbstoff der Netzhaut in den Augen, wichtig für gutes Sehen und gesunde, abwehrstarke Haut*
Thiamin (Vitamin B_1)	*Wichtig für den Kohlenhydratstoffwechsel, die Nervenfunktionen und Muskelkraft*
Folsäure (Vitamin B_2-Komplex)	*Blutbildung*
Lactoflavin (Vitamin B_2-Komplex)	*Wichtig für die Zellatmung, gesunde Haut und Verdauung, Wachstum*
Niacin (Vitamin B_2-Komplex)	*Gesunde Haut, gute Verdauung, Energiegewinnung*
Panthotensäure (Vitamin B_2-Komplex)	*Fettstoffwechsel, Haarfärbung*
Pyridoxin (Vitamin B_6)	*Leberstoffwechsel, Wachstum*
Cobalamin (Vitamin B_{12})	*Ausreifen der Blutzellen*
Ascorbinsäure (Vitamin C)	*Proteinbildung, Infektionsabwehr, baut Knochen und Bindegewebe auf, hält Blutkapillaren elastisch*
Calciferol (Vitamin D)	*Wichtig für Kalziumstoffwechsel, beugt Depressionen vor*
Tocopherole (Vitamin E)	*Spannkraft, Fruchtbarkeit*
Biotin (Vitamin H)	*Fettstoffwechsel, gesunde Haut, ein Mangel führt zu Lähmungen*
Phyllochinon (Vitamin K)	*Wichtig für die Blutgerinnung*

Enzyme

Sämtliche Stoffwechselprozesse im Körper, die uns am Leben halten, für eine intakte Immunabwehr sorgen, Wachstum und Fruchtbarkeit fördern, die Ernährung und Ausscheidung sicherstellen oder unsere Muskulatur in Gang halten, werden von Enzymen gesteuert. Außerdem haben die Enzyme folgende weitere Aufgaben in unserem Körper: Gewährleistung der Zellversorgung, Entfernen oder Abbauen von toxischen Stoffen sowie die Beschleunigung der Prozesse, die zur Gewinnung der notwendigen Energie erforderlich sind. Doch unser Organismus kann nicht alle diese biologischen Katalysatoren selber bilden. Der Saft von Weizengras führt unserem Körper unter anderem folgende Enzyme zu: Zytochrom-Oxidase, Lipase, Protease, Amylase, Katalase, Peroxidase, und Superoxid-Dismutase. Diese Enzyme sind unverzichtbare Bestandteile für die Verarbeitung von Zucker, Fett und Stärke im Körper, steuern also unseren Energiehaushalt.

Enzyme

Als Enzyme werden Substanzen bezeichnet, ohne die keine Stoffwechselreaktion ablaufen könnte. Dabei schaffen Enzyme die Voraussetzungen dafür, daß die Reaktion stattfinden kann, sie nehmen nicht direkt an ihr teil. Ohne Enzyme könnte daher keine Zelle und kein Organismus seinen Stoffwechsel aufrechterhalten. Enzyme werden auch als Bio-Katalysatoren bezeichnet.

So wirkt der Saft

Im Lauf der jahrhundertelangen Erfahrungen mit Weizengras in den verschiedensten Regionen der Welt haben sich meist ähnliche Einsatzgebiete und Behandlungsmethoden herausgebildet. Aus heutiger Sicht sind vor allem folgende Wirkungen auf den menschlichen Körper besonders wichtig.

Weizengrassaft

- wirkt vitalisierend und verschafft neue Energie
- reinigt das Blut
- fördert die Blutbildung
- beschleunigt die Wundheilung
- schwemmt Drogen und Gifte aus und entlastet die Leber
- reduziert das Schlafbedürfnis
- schützt vor Umweltgiften, neutralisiert und entfernt sie
- stärkt das Immunsystem
- regt den Kreislauf an
- schützt vor freien Radikalen
- verlangsamt Alterungsprozesse
- verbessert die Nährstoffversorgung
- verhindert unangenehmen Körpergeruch
- repariert möglicherweise entartetes Erbgut, z. B. in Tumoren
- verbessert das Säure-Basen-Gleichgewicht im Blut

Aufgrund dieser Eigenschaften kann die Einnahme von Weizengrassaft helfen bei Beschwerden und Krankheiten wie

- Krebs
- Allergien
- Gelenkentzündung (Arthritis)
- Blutarmut (Anämie)
- Dickdarmerkrankungen
- Bluthochdruck
- chronischem Müdigkeits-Syndrom
- Depressionen
- Halsentzündungen
- Fettsucht
- Haut- und Haarproblemen
- Gicht
- Asthma
- Hirnleistungsstörungen
- Herz- und Koronarkrankheiten
- krankem Zahnfleisch
- Erkrankungen der Lunge
- Leberschäden
- Pilzinfektionen (z. B. Candida)
- Migräne
- Nebenhöhleninfekten
- Schilddrüsenerkrankungen
- Ohrenkrankheiten
- Verdauungsbeschwerden
- Durchfall
- Verstopfung
- Geschwüren

- Verwirrtheit
- und vielen anderen Krankheiten, insgesamt sind heute über 100 Einsatzgebiete für den frischen Saft des jungen Weizengrases bekannt.

Täglich vorbeugen

Anders als in den Vereinigten Staaten ist bei uns Weizengrassaft noch relativ unbekannt. So fanden sich im Internet weit über 2000 Einträge unter der englischen Bezeichnung »wheatgrass«, unter dem deutschen Namen gibt es jedoch nur wenige. In den USA haben sich zahlreiche Versender, lokale Produzenten, Kliniken und Institute auf diese Therapieform spezialisiert. In vielen Städten kann man Weizengrassaft auch in Saftbars frisch gepreßt erhalten.

Auch wenn Sie keine akuten Beschwerden haben, sollten Sie es sich zur Gewohnheit machen, täglich ein Schnapsglas voll Weizengrassaft als vorbeugendes Mittel gegen die schädlichen Folgen unserer »zivilisierten«, ungesunden Umwelt zu trinken.

Nebenwirkungen sind unbekannt

Wenn Sie Weizengras zu sich nehmen, können Sie sicher sein: Die Angst vor schädlichen Nebenwirkungen ist völlig überflüssig, es sind bis heute trotz millionenfacher Anwendung keine bekanntgeworden. Es treten aber immer wieder unverhofft positive »Nebenwirkungen« ein, wenn verborgene Krankheiten oder chronische Beschwerden unter dem Einfluß der Therapie verschwinden.

Sie müssen auch nicht befürchten, daß der Saft die Wirksamkeit der Medikamente, die Ihnen Ihr Arzt verschrieben hat, beeinträchtigt oder es zu unerwünschten Wirkungssteigerungen kommt. Obwohl viele Schwerkranke und an mehreren Erkrankungen leidende Menschen aller Altersgruppen regelmäßig Weizengrassaft trinken, wurden bislang noch keine unerwünschten Einflüsse auf laufende ärztliche Therapien beobachtet, wohl aber sehr häufig positive.

HINWEIS

Keine Angst vor Allergien!
Auch wenn Sie an einer Überempfindlichkeit gegen Weizen leiden, z. B. einer Allergie gegenüber dem Klebereiweiß, brauchen Sie auf Weizengrassaft nicht zu verzichten. Nach bisherigen Erkenntnissen vertragen fast alle Menschen den Saft, auch wenn ihnen das Mehl nicht bekommt.

Dosierung und Anwendung

Weizengrassaft ist zwar ein sehr mildes, aber trotzdem hochwirksames Mittel der Naturmedizin. Sie sollten es daher gut dosieren und vor allem den Körper zunächst an die hochkonzentrierten Wirkstoffe gewöhnen. Denn eine der Hauptwirkungen, die Blutreinigung, setzt sehr schnell und effektiv ein. Empfindliche Menschen können darauf mit Beschwerden wie Übelkeit, Abgeschlagenheit und Müdigkeit reagieren.

Mit dieser Reaktion zeigt Ihr Körper, daß der Saft zu wirken beginnt. Durch die Reinigung von Blut und das Ausschwemmen bestehender Schadstoffablagerungen gelangen vorübergehend größere Mengen giftiger Substanzen in den Kreislauf und Stoffwechsel. Das belastet vor allem Leber, Galle, Darm und Niere; außerdem kann kurzfristig ein unangenehmer Körpergeruch auftreten, wenn Schlacken über den Schweiß ausgeschieden werden.

Solche unangenehmen und lästigen, aber harmlosen Begleiterscheinungen können Sie verhindern, indem Sie zunächst mit sehr geringen Dosierungen beginnen. Nehmen Sie am Anfang nicht mehr als 1 bis 2 Eßlöffel Weizengrassaft täglich, und zwar mindestens drei Tage lang. Dann können Sie die Dosis über mindestens eine Woche hinweg behutsam bis auf die Menge eines Wasserglases (0,2 Liter) steigern.

Die unangenehmen Begleiterscheinungen, die bei Beginn der Therapie auftreten können, sind meist innerhalb weniger Tage wieder verschwunden. Dauern sie jedoch länger an, sollten Sie zu einem naturheilkundlich ausgebildeten Arzt oder einem Heilpraktiker gehen, der die Ursachen fachmännisch abklären kann.

Die angegebene Menge von 0,2 Liter ist im Normalfall auch die höchste tägliche Dosis. Natürlich können Sie problemlos auch mehr Saft trinken, doch Sie erzielen damit in der Regel keine bessere Wirkung.

TIP

Um sich an den zunächst ungewohnten Geschmack des frischen Weizengrassaftes zu gewöhnen, können Sie ihn durchaus mit Wasser, stillem bzw. kohlensäurearmem Mineralwasser, vielen Fruchtsäften, Milch oder kalten Kräutertees mischen. Wegen seiner aggressiven Fruchtsäuren ist der Saft von Zitrusfrüchten (Orange, Zitrone, Grapefruit etc.) jedoch ungeeignet.

Wenn im folgenden Teil des Buches bei den »Anwendungen« nicht anders angegeben, bleibt es Ihnen überlassen, wann Sie den Saft einnehmen. Sie sollten es sich allerdings zur Regel machen, den Saft immer zur gleichen Zeit bzw. Gelegenheit zu trinken. Besonders vorteilhaft ist es, wenn Sie die Tagesdosis auf mehrere Portionen verteilen, die sie zu unterschiedlichen Tageszeiten zu sich nehmen. Dadurch können die Wirkstoffe des Weizengrases optimal aufgenommen und genutzt werden.

Doch solange Sie den frischen Saft nur durch die aufwendige Frischpressung bekommen, können Sie die Tagesration problemlos auch auf einmal einnehmen. Eine gute Kompromißlösung ist es auch, das Glas Saft in kleinen Schlucken im Lauf einer halben Stunde zu trinken.

Idealerweise sollten Sie den Saft morgens nach dem Aufstehen auf nüchternen Magen trinken. Warten Sie anschließend mindestens eine Viertelstunde, ehe Sie frühstücken, und trinken Sie auch erst dann Tee, Kaffee oder ein anderes Getränk. So erleichtern Sie die optimale Aufnahme der Wirkstoffe.

Achten Sie immer darauf, daß Sie keinen vollen Magen haben, wenn Sie den Saft einnehmen, vor allem auch abends vor dem Zubettgehen.

Wenn Sie das Pulver von Weizengrassaft verwenden, streuen Sie es am besten über ein kaltes Gericht wie Müsli, Joghurt oder Salat. Sie können es auch in ein Getränk einrühren. Die Tabletten bzw. Kapseln nehmen Sie entsprechend den Empfehlungen des jeweiligen Herstellers ein. Lesen Sie deshalb genau den Beipackzettel.

Eine gute Alternative: Grüne Weizensprossen

Wenn Ihnen die Produktion von Weizengrassaft zu aufwendig und der Kauf einer Presse zu teuer ist, dann sollten Sie es mit Weizensprossen versuchen. Diese bekommen Sie in guter Qualität in vielen Naturkostläden und Reformhäusern, auch Supermärkte bieten häufig Sprossen an.

Lassen Sie den Weizen einige Tage am Fenster stehen, damit die Keimblätter Chlorophyll bilden können, das entscheidend für die Heilwirkung des Weizengrases ist. Die Sprossen verwenden Sie für Müsli oder Salat, essen Sie sie aber in jedem Fall roh, um den vollen Wert zu erhalten.

Andere Gräser

Prinzipiell können Sie alle Gräser für die Saftgewinnung verwenden. Weit verbreitet sind z. B. die Dinkel- und die Gerstensafttherapie, für die hinsichtlich der Saftproduktion und der Heilwirkungen kaum Unterschiede bestehen. Auch Alfalfa wird häufig verwendet. In manchen Saftkonzentraten sind verschiedene Sorten enthalten.

Anwendungen

Grundsätzlich gilt, daß Sie Weizengrassaft in jedem Fall pur nach unserer Dosierungsempfehlung als wirksames Heilmittel für alle beschriebenen Krankheiten und Beschwerden einsetzen können. Ergänzend dazu sind Ratschläge und Rezepte aufgeführt, die nach bisherigen Erfahrungen die Wirkung des Safts unterstützen und sogar verstärken können.

WARNUNG

Die Rezepte in diesem Buch können und wollen eine ärztliche Behandlung nicht ersetzen, sondern lediglich ergänzen. Ernsthafte Erkrankungen und andauernde Beschwerden dürfen Sie keinesfalls allein behandeln, hier ist immer eine fachgerechte Diagnose erforderlich!

Bitte kommen Sie aber nicht auf die Idee, die angegebenen Mengen beliebig zu erhöhen oder zu reduzieren. Ein Zuwenig kann den Verzicht auf Heilwirkung bedeuten, eine Überdosierung bedeutet pure Verschwendung des wertvollen, sehr aufwendig hergestellten Mittels.

Besorgen Sie sich die in den Rezepten genannten Zutaten entweder in der Apotheke, im Reformhaus oder beim Fachhandel für Heilkräuter und ätherische Öle. Nur dann können Sie sicher sein, daß Sie auch qualitativ hochwertige und wirksame Zutaten erhalten. Kräuter können Sie natürlich auch selber sammeln, wenn Sie diese wirklich gut kennen und Verwechslungen mit unwirksamen Pflanzen ausgeschlossen sind.

Allergien

Vorbeugen: Nehmen Sie täglich ein Schnapsglas mit Saft zu sich, bei erhöhter Anfälligkeit können Sie auch 0,1 Liter Saft auf einmal trinken.

Behandeln: Fügen Sie dem Saft bei einer schon bestehenden Allergie oder einer allergischen Reaktion einige Tropfen Grapefruitkernöl zu.

Krankheitsbild: Zunehmende Verschmutzung und Vergiftung unserer Umwelt und des Körpers durch Rückstände, die wir beim Essen, Trinken und Atmen aufnehmen, können das Immunsystem so stören und reizen, daß es sehr heftig auf Stoffe reagiert, die an sich unschädlich sind. Solche Stoffe sind z. B. Blütenpollen,

Staub, Sonnenlicht, Kosmetika, Seifen und Waschmittel, Medikamente und bestimmte Nahrungsmittel.

Als Folgen einer Allergie treten unter anderem Hautausschläge, Heuschnupfen, Asthma, Erbrechen, Durchfälle und in schweren Fällen sogar ein lebensbedrohlicher Schock auf. Die auslösenden Stoffe werden Allergene genannt. Man sollte sie möglichst meiden. Allergien müssen unbedingt von einem erfahrenen Facharzt zuverlässig diagnostiziert werden.

Weizengrassaft senkt die Empfindlichkeit gegenüber vielen Allergenen und kann Allergien zum Abklingen bringen.

Hautkrankheiten

Akne

Vorbeugen: Jugendliche können spätestens zu Beginn der Pubertät mit der regelmäßigen Einnahme von 1 Glas Weizengrassaft pro Tag beginnen.

Behandeln: Wenden Sie den Saft auch äußerlich an, wenn sich Pickel gebildet haben. Tragen Sie den Saft pur auf, oder mischen Sie ihn in einem Schnapsglas mit folgenden ätherischen Ölen: 10 Tropfen Teebaum, je 5 Tropfen Schafgarbe, Wacholder, Kampfer, Palma rosa. Schütteln Sie die Mischung gut, und geben Sie evtl. 2 oder 3 Tropfen einer milden Waschlotion dazu. Betroffene sollten möglichst wenig Schweinefleisch essen, auch Tomaten können das Problem in manchen Fällen verstärken, ebenso mit viel Essig oder Zucker zubereitete Speisen. Meiden Sie die üblichen Pickelwässerchen, Lotionen und Puder, sie sind meist wirkungslos oder verursachen sogar selbst Reizungen der Haut.

Krankheitsbild: Umstellungen im Hormonhaushalt sowie falsche Ernährung führen bei vielen heranwachsenden Kindern und Jugendlichen zu Akne. Sie tritt überwiegend im Gesicht auf, kann aber auch den ganzen Körper befallen und ihn mit häßlichen, entstellenden Pickeln übersäen.

Ekzeme

Vorbeugen: Das tägliche Glas mit purem Weizengrassaft beugt vor und kann in vielen Fällen das Entstehen von Ekzemen verhindern.

Behandeln: Innerlich und äußerlich (als Kompresse dreimal täglich für 20 Minuten aufgelegt) hilft oft folgende Rezeptur: Kochen Sie 1 Eßlöffel Eichenrinde ca. 10 Minuten in einem Topf, der mit 1/2 Liter Wasser gefüllt ist. Verwenden Sie dabei keinen Deckel. Geben Sie dann 2 Eßlöffel Kamille, 2 Teelöffel Tormentill und 1 Teelöffel Zinnkraut hinzu. Lassen Sie alles kurz aufwallen. Seihen Sie das Getränk ab, und lassen Sie es dann langsam abkühlen. Mischen Sie die Flüssigkeit anschließend mit 1/4 Liter Weizengrassaft.

Krankheitsbild: Ekzeme sind meist Folge einer allergischen Reaktion der Haut und äußern sich durch nässende oder schuppige Ausschläge, quälenden Juckreiz und eine heftige Hautrötung.

Furunkel, Karbunkel

Vorbeugen: Waschen Sie die Haut nicht mit Seife, verwenden Sie auch milde Reinigungsmittel nur sparsam und so selten wie möglich. Weizengrassaft kann Entzündungen wirksam vorbeugen.

Behandeln: Legen Sie mit frischem Weizengrassaft getränkte Kompressen auf die Furunkel. Zur Hautpflege können Sie eine milde Hautcreme oder Lotion auf natürlicher Pflanzenbasis täglich frisch mit ein paar Tropfen Weizengrassaft verrühren und auf die betroffenen bzw. gefährdeten Stellen auftragen.

Krankheitsbild: Furunkel entstehen, wenn sich Talgdrüsen oder Haarwurzeln entzünden. Übertriebene Körperpflege mit zu scharfen Mitteln kann eine Ursache sein. Mehrere zusammenfließende Furunkel nennt man Karbunkel.

Fuß- und Hautpilz

Vorbeugen: Trinken Sie täglich ein Glas Weizengrassaft.

Behandeln: Besorgen Sie sich in der Apotheke bzw. im Reformhaus eine spezielle Kräutersalbe gegen Fußpilz, die unter anderem Schöllkraut, Wegwarte, Ginster und Lavendel enthalten sollte. Rühren Sie unmittelbar vor der Anwendung einige Tropfen Weizengrassaft unter.

Wechseln Sie täglich die Strümpfe, die aus Baumwolle bestehen und bei 60 Grad Celsius waschbar sein sollten. Trocknen Sie die Füße nach dem Waschen immer gut ab, und verwenden Sie das Handtuch nur einmal, um Neuinfektionen zu verhindern.

Pilzbefall auf der Kopfhaut verschwindet, wenn Sie die betroffenen Stellen mit Weizengrassaft behandeln, dem Sie ein paar Tropfen Teebaumöl beigemischt haben.

Krankheitsbild: Die Pilze befallen bevorzugt feuchte Hautfalten, aber auch behaarte Regionen und andere Hautpartien sind manchmal betroffen. Pilze werden in feuchtwarmen Räumen (Bäder, Saunen) oder durch Hautkontakt übertragen.

Gürtelrose

Vorbeugen: Trinken Sie täglich ein Glas Weizengrassaft.

Behandeln: Mischen Sie 1 Glas Weizengrassaft mit folgenden ätherischen Ölen: 50 Tropfen Tangerine, 20 Tropfen Wintergreen, je 30 Tropfen Teebaum und Propolis und 10 Tropfen Kürbiskern. Trinken Sie diese Mischung täglich auf 3 Portionen verteilt. Lassen Sie sich auf jeden Fall bei Verdacht auf Gürtelrose ärztlich untersuchen.

Krankheitsbild: Ursache der sehr schmerzhaften Krankheit ist eine Herpes-Infektion, die neben der Haut auch die Nerven angreift.

Hühneraugen

Vorbeugen: Tragen Sie geeignetes Schuhwerk, das groß genug ist, und vermeiden Sie Druckstellen.

Behandeln: Weichen Sie die Hühneraugen mit einer in Weizengrassaft getränkten Kompresse mehrere Stunden lang auf, und versuchen Sie dann vorsichtig, das Hühnerauge abzuschälen.

Noch stärker wirkt eine Mischung von zwei Schnapsgläsern Weizengrassaft mit einigen Tropfen folgender ätherischer Öle: Wintergreen, Teebaum, Grapefruitkern, Calendula. Geben Sie der Mischung ein paar Tropfen milde Waschlotion bei. Diese Rezeptur hilft auch gegen Warzen.

Krankheitsbild: Durch ungeeignete Schuhe entstehen Druckstellen an den Füßen, die äußerst schmerzhaft sein können.

Zellulitis

Vorbeugen: Die Störung ist hormonell bedingt, und daher kann man kaum vorbeugen. Allerdings steigert Übergewicht die Zellulitisgefahr deutlich.

Behandeln: Trinken Sie mindestens drei Wochen lang über den Tag verteilt folgende Mischung: 1 Glas Weizengrassaft sowie je 1/2 Teelöffel Jojobanuß-, Papaya- und Aloe-Vera-Extrakt sowie 10 Tropfen Mangoextrakt.

Herz-Kreislauf-Krankheiten und Gefäßerkrankungen

Vorbeugen: Verhindern Sie Übergewicht, oder reduzieren Sie Ihr Gewicht, wenn Sie übergewichtig sind. Verzichten Sie auf das Rauchen und übermäßigen (mehr als 1 Glas Wein oder Bier pro Tag) Alkoholgenuß, meiden Sie möglichst seelischen und körperlichen Streß. Lassen Sie Ihren Cholesterinspiegel ärztlich überwachen, und bewegen Sie sich möglichst viel. Ergänzend ist das tägliche Trinken von 1 Glas Weizengrassaft sinnvoll.

Behandeln: Die Behandlung aller Herz-Kreislauf-Krankheiten ist Sache des Arztes. Weizengrassaft stärkt Herz, Kreislauf und Blutgefäße. Außerdem wirkt er regulierend auf den Cholesterinspiegel und macht widerstandsfähiger gegen Streß.

Krankheitsbilder: Angina Pectoris, Bluthochdruck, koronare Herzkrankheit und Herzinfarkt treten familiär gehäuft auf, werden neben den erblichen Faktoren aber besonders durch ungesunde Lebensgewohnheiten wie Rauchen, häufigen Alkoholgenuß und Bewegungsmangel ausgelöst oder noch verstärkt.

Arteriosklerose
Vorbeugen: Es ist wichtig, daß Sie nicht rauchen. Eine gesunde, ausgewogene Ernährung, das Einhalten des »normalen« Gewichts, körperliche Aktivität und Weizengrassaft beugen der gefährlichen Krankheit ebenfalls vor.

Behandeln: Die Behandlung muß unbedingt ärztlich überwacht und gesteuert werden, da sie gefährliche Komplikationen auslösen kann, z. B. die koronare Herzerkrankung. Täglich ein Glas Weizengrassaft, dem Sie 1 Teelöffel Knoblauchsaft zugeben können, beugt der Entzündung von Blutgefäßen vor.

Krankheitsbild: Durch Ablagerungen von Cholesterin und anderen Substanzen »verkalken« die Schlagadern, ihre Wände werden starr und brüchig. An ihren Innenwänden entstehen immer wieder gefährliche Blutgerinnsel.

Krampfadern
Vorbeugen: Trinken Sie regelmäßig Weizengrassaft.

Behandeln: Vermischen Sie sehr gründlich 1 Glas Weizengrassaft mit 4 Eßlöffeln Avocadoöl und 50 g Roßkastanienextrakt. Lagern Sie die Flüssigkeit im Kühlschrank, und tragen Sie die Mischung täglich auf die betroffenen Stellen auf.
Dieses Rezept kann auch bei Hämorrhoiden hilfreich sein.

Krankheitsbild: In geschwächten, oft entzündeten Venen der Beine staut sich Blut, die Blutgefäße erweitern sich sackartig. Wegen der daraus resultierenden schlechten Durchblutung können sich leicht Geschwüre (»offene Beine«) bilden. Gefürchtete Folgen sind Blutgerinnsel, die in Lunge, Gehirn oder Herz kleine Adern verstopfen und Embolien, Infarkte oder Schlaganfälle auslösen können. Krampfadern müssen daher unbedingt vom Arzt behandelt werden.

Ödeme, Wassersucht
Vorbeugen: Legen Sie die Beine möglichst oft hoch. Weizengrassaft stärkt das Herz und die Blutgefäße und fördert so den Abtransport der angesammelten Gewebsflüssigkeit.

Behandeln: Mischen Sie 4 Teile Weizengrassaft mit 1 Teil frischem Zwiebelsaft (auch im Entsafter gepreßt), und trinken Sie 1 Glas davon. Sie können der Mischung auch einige Tropfen Kümmel-, Wacholder- oder Fenchelöl bzw. Knoblauchsaft zugeben. Bewegen Sie sich möglichst viel!

Krankheitsbild: Unter Ödemen versteht man Ansammlungen von Gewebsflüssigkeit in bestimmten Organen, z. B. der Lunge, den Beinen oder dem Unterhautgewebe (z. B. nach Sportverletzungen). Ursachen für Ödeme müssen unbedingt ärztlich diagnostiziert werden.

Thrombosen

Vorbeugen: Gerade bei Gerinnungsstörungen des Blutes erweist sich Weizengrassaft als hervorragendes Mittel zur Vorbeugung, zusätzlich wertvoll ist auch Knoblauch.

Behandeln: Neben dem reinen, frischen Saft ist es sinnvoll, einem Glas Weizengrassaft 1 Teelöffel Knoblauchöl oder -saft zuzugeben. Sie können auch 1/2 Teelöffel Niembaumöl unterrühren.

Krankheitsbild: Durch Störungen bei der Blutgerinnung oder des Wasserhaushaltes, Erkrankungen der Blutgefäße und bei vielen anderen Störungen wird das Blut sehr zähflüssig. Es kann die haarfeinen Kapillaren nicht mehr richtig durchströmen und verklumpt zu gefährlichen Pfropfen. Thrombosen sind häufig Ursachen für Herzinfarkt und Schlaganfall.

Immunkrankheiten und Infektionen

Abszesse

Vorbeugen: Trinken Sie täglich ein Glas Weizengrassaft.

Behandeln: Legen Sie äußerlich eine Kompresse auf, die getränkt ist mit einer Mischung aus 2 Eßlöffeln Weizengrassaft, je 20 Tropfen Wintergreenöl und Propolis.

Krankheitsbild: Abszesse entstehen durch Bakterien, die unter der Haut oder innerhalb von Organen zu heftig entzündeten Eiterblasen führen. Sie müssen in jedem Fall vom Arzt behandelt werden.

Darmbeschwerden, Durchfall

Vorbeugen: Essen Sie eine gesunde, ausgewogene Mischkost, verzehren Sie in tropischen Ländern keine Rohkost, und trinken Sie nur abgekochtes Wasser. Wenn Sie regelmäßig ein Glas Weizengrassaft trinken, beugen Sie ebenfalls vor.

Behandeln: Auch zur Behandlung der Infektionen durch Pilze oder Bakterien hilft der pure Weizengrassaft. Sie können auch einige Tropfen Teebaumöl und/oder Grapefruitkernöl hinzufügen. Die Rezeptur hilft auch bei einer Salmonelleninfektion und anderen Infektionen des Darmtraktes.

Krankheitsbild: Infektionen des Darms führen meist zu Durchfall, seltener zu Verstopfung. Dauern sie länger als drei Tage, müssen sie ärztlich diagnostiziert werden.

Erkältungen und Grippe

Vorbeugen: Neben Weizengrassaft haben sich auch Echinacintropfen als vorbeugendes Mittel bestens bewährt. Häufige Aufenthalte an der frischen Luft, körperliche Abhärtung, ausgewogene Ernährung und Saunagänge beugen ebenfalls vor.

Behandeln: Verzichten Sie nach Rücksprache mit Ihrem Arzt möglichst auf Medika-

mente mit starken Nebenwirkungen.
Mischen Sie Ihren Weizengrassaft mit der gleichen Menge eines abgekühlten Tees aus Berberitze, Hagebutte, Thymian, Holunderblüten oder einem anderen Erkältungstee. Trinken Sie täglich 2 bis 3 Gläser davon, nehmen sie zusätzlich bis 100 Tropfen Echinacintropfen über den Tag verteilt ein.

Fieber

Vorbeugen: Fieber entsteht durch Virusinfektionen, denen man nur durch eine starke Immunabwehr entgegenwirken kann. Trinken Sie täglich 1 Glas Weizengrassaft.

Behandeln: Fieber ist eine wichtige Reaktion des Körpers auf eine Infektion. Man sollte nicht grundsätzlich zu fiebersenkenden Mitteln greifen, solange es nicht auf 40 Grad oder mehr ansteigt. Unterstützen Sie den Organismus durch die Einnahme von Weizengrassaft, und trinken Sie zusätzlich Holundertee. Begeben Sie sich auf alle Fälle in ärztliche Behandlung.

Krankheitsbild: Die Temperatur steigt vor allem in den Abendstunden stark an und sinkt bis zum Morgen allmählich wieder ab, bleibt jedoch häufig über 38 Grad.

Hepatitis

Vorbeugen: Neben dem Vermeiden möglicher Infektionsquellen kann man dieser Viruserkrankung, die in den Typen A, B und C auftritt, nur mit einer Schutzimpfung vorbeugen.

Behandeln: Die Therapie dieser lebensgefährlichen Krankheit ist Sache des Arztes. Ergänzend trinken Sie 2 Gläser folgender Mischung über den Tag verteilt: Lassen Sie 0,3 Liter Wasser aufkochen, geben Sie 2 Teelöffel Rosmarin, 2 Teelöffel Salbei und 3 Teelöffel Thymian dazu. Lassen Sie die Mischung 10 Minuten bei leichter Hitzezufuhr ziehen. Seihen Sie dann ab, lassen Sie das Getränk auskühlen, und mischen Sie es dann mit 1 Glas Weizengrassaft.

Husten, Bronchitis

Vorbeugen: Wie gegen alle Infektionen beugt ein täglich getrunkenes Glas Weizengrassaft auch diesen Erkältungskrankheiten wirksam vor. Meiden Sie Räume mit verräucherter, verschmutzter Luft, gehen Sie viel ins Freie.

Behandeln: Mischen Sie Weizengrassaft mit einem abgekühlten Tee aus Pfefferminze, Knoblauch und Basilikum; trinken Sie täglich ein Glas.

Sie können auch 1 Eßlöffel Honig, 5 Tropfen Thymianöl und 2 Eßlöffel Apfelessig zu 1 Glas Weizengrassaft geben und diese Mischung über den Tag verteilt trinken.

Magengeschwür

Vorbeugen: Auslöser der Krankheit ist das Auftreten einer Infektion mit dem Bakterium *Helicobacter pylori*, das bei vielen Menschen im Magen siedelt, aber bei weitem nicht immer zu Beschwerden führt.

Vermutlich spielen Streß, seelische Belastungen, falsche Ernährung und Alkoholmißbrauch eine Rolle.

Behandeln: Vermischen Sie 2 Gläser Weizengrassaft mit folgenden Ölen: je 5 Tropfen römische Kamille, Zitronenkern, Salbei, Wintergreen, Teebaum sowie 5 Tropfen Aloe-Vera-Extrakt. Von dieser Mischung nehmen Sie dreimal täglich 1 Teelöffel voll. Sie sollten den Saft unbedingt im Kühlschrank aufheben und vor jeder Entnahme gründlich durchrühren.

Krankheitsbild: Meist bemerkt man die Krankheit zunächst durch Magenschmerzen, weil die Schleimhaut angegriffen und schutzlos dem Angriff der Magensäure preisgegeben wird. Oft färbt geronnenes Blut den Stuhl schwarz. Magengeschwüre müssen unbedingt ärztlich behandelt werden.

Soor, Candida albicans

Vorbeugen: Die Stärkung der Immunabwehr durch regelmäßige Einnahme von Weizengrassaft beugt zuverlässig vor.

Behandeln: Verstärken Sie die Heilkraft des Safts durch einen Tee: Lassen Sie 1/4 Liter Wasser mit 1 Teelöffel Kümmel, 1 Eßlöffel Wacholderbeeren aufkochen und 5 Minuten leicht köcheln; dann 1 Eßlöffel Thymian und 1 Teelöffel Bohnenkraut sowie 1 Prise Melisse zugeben, den Topf vom Herd nehmen und 10 Minuten ziehen lassen. Seihen Sie das Getränk ab. Lassen Sie es abkühlen, und mischen Sie es mit 1 Glas Weizengrassaft. Trinken Sie die Mischung über den Tag verteilt.

Seelische Störungen und Altersleiden

Alzheimersche Krankheit

Vorbeugen: Regelmäßige Einnahme von Weizengrassaft erhält die geistige Leistungskraft, kann aber die Krankheit selbst nicht verhindern.

Behandeln: siehe Gedächtnisschwäche

Depressionen

Behandeln: Depressionen sind ein ernsthaftes, lebensgefährliches Krankheitsbild, das unbehandelt in 70 Prozent aller Fälle zu einem Selbstmordversuch führt. Daher müssen Depressionen in jedem Fall vom Arzt psychiatrisch oder psychotherapeutisch behandelt werden. Die Behandlung kann wirksam unterstützt werden durch die regelmäßige Einnahme von folgender Rezeptur: Auf 1/4 Liter kochendes Wasser geben Sie eine Mischung von je 1 Teelöffel Kamille und Lavendel, 2 Teelöffeln Salbei und Melisse sowie 1 Teelöffel Johanniskraut. Lassen Sie alles 10 Minuten ziehen, und seihen Sie dann ab. Von diesem Konzentrat nehmen Sie 1 Schnapsglas (0,02 Liter) voll und mischen es mit 1 1/2 Gläsern Weizengrassaft. Diese Menge nehmen Sie teelöffelweise über einen Tag verteilt ein.

Krankheitsbild: Patienten mit Depressionen wirken antriebslos, sind zu nichts zu motivieren, haben Angst vor ihrer Umwelt, ziehen sich zurück, reden immer weniger. Oft, aber nicht immer, kommen Niedergeschlagenheit, Traurigkeit und Verzweiflung hinzu, manchmal auch starke innere Unruhe. Durch kompetente ärztliche und therapeutische Hilfe kann die Krankheit in den meisten Fällen geheilt werden.

Erschöpfung

Vorbeugen: Gegen seelisch bedingte Erschöpfung sollen schon die Kelten Weizengrassaft getrunken haben.

Behandeln: Optimieren Sie die Wirkung des Weizengrassafts nach folgendem Rezept. Rühren Sie in 1 Glas Saft je 1 Teelöffel Guarana- und Ginsengpulver, oder nehmen Sie 1 Ginsengkapsel mit dem Weizengrassaft, wenn Sie das Pulver nicht vorrätig haben. Trinken Sie die Mischung löffelweise über den Tag verteilt.
Außerdem hilft das Mittel gegen Depressionen. Achten Sie auf ausreichende, aber nicht übertriebene körperliche Aktivitäten, und gönnen Sie sich auch Erholungspausen, in denen Sie wirklich ausspannen und neue Kräfte »auftanken« können. Versuchen Sie, Streß so weit wie möglich zu vermeiden.

Krankheitsbild: Bedingt durch seelische oder körperliche Belastungssituationen fühlt man sich oft überfordert und kraftlos.

Gedächtnisschwäche, Hirnleistungsstörungen, nachlassende Konzentration

Vorbeugen: Regelmäßige geistige Aktivitäten – angefangen beim Lösen von Kreuzworträtseln über das Lesen der Zeitung bis hin zu Gehirnjogging – beugen den Leistungsstörungen vor, die beileibe nicht nur ältere Menschen betreffen.

Behandeln: Neben dem reinen Weizengrassaft haben sich Ginkgoextrakt und Rosmarintee besonders bewährt. In schwereren Fällen ist eine ärztlich überwachte Rehabilitation empfehlenswert.

Krankheitsbild: Man findet seine Schlüssel nicht sofort, der Name eines langjährigen Bekannten fällt einem nicht mehr ein, man weiß nach dem Lesen eines Abschnittes nichts mehr von dem Inhalt – so fängt es häufig an. Die Störungen entwickeln sich ohne ärztliche Therapie immer weiter und können schließlich zu absoluter Hilfs- und Pflegebedürftigkeit sowie geistiger Umnachtung führen.

Neurasthenie (Nervenschwäche), Vegetative Störungen

Vorbeugen: Versuchen Sie, übermäßigen Streß zu vermeiden. Achten Sie auf ausreichende Erholungsphasen, in denen Sie sich wirklich ausruhen. Eine ausgeglichene Lebensweise und eine gesunde, ausgewogene Ernährung sowie regelmäßige körperliche Bewegung durch Sport stärken Ihren Körper ebenfalls.

Behandeln: Trinken sie täglich 2 Schnapsgläser mit der folgenden Mischung: 1/4 Liter Weizengrassaft mit je 5 Tropfen der ätherischen Öle Majoran, Zitronengras, Lorbeer. Vermischen Sie alles gründlich mit dem Schneebesen oder Mixer, stellen Sie das Getränk dann kalt.

Sie können auch täglich 1 Glas Weizengrassaft mit 20 Tropfen Johanniskraut oder einem Glas abgekühltem Johanniskrauttee trinken.

Krankheitsbild: Unter diesen Begriffen werden viele sehr unterschiedliche Krankheiten und Beschwerden eingeordnet, die vor allem die Verdauung und das Gefühlsleben betreffen, z. B. Blähungen, Verstopfung, Durchfall, Reizmagen, Magenschmerzen, Magendruck, Appetitlosigkeit, Heißhungerattacken (soweit keine echte Eßstörung vorliegt), Kopfschmerzen, Übelkeit, Nervosität, Reizbarkeit, Stimmungsschwankungen oder Reizblase.

Verdauungsprobleme und Stoffwechselstörungen

(Informieren Sie sich dazu auch unter den entsprechenden Einträgen: Infektionen und seelische Störungen.)

Blähungen

Vorbeugen: Meiden Sie blähende Speisen wie Hülsenfrüchte, Kohlsorten, Rettich, Vollkornprodukte, Kleie und Zwiebeln, wenn Sie die Blähungen nach dem Essen stark belasten und Sie deshalb leiden. Wenn Sie Weizengrassaft trinken, beugen Sie unangenehmen Blähungen vor.

Behandeln: Tees und eine Wärmflasche lindern die Beschwerden. Blähungen verschwinden von allein, sobald die blähenden Speisen verdaut sind.

Krankheitsbild: Blähungen sind schmerzhafte, oft mit unangenehmem Geruch verbundene Darmwinde. Weizengrassaft wirkt ausgleichend und harmonisierend.

Erhöhter Cholesterinspiegel

Vorbeugen: Eine Ernährung mit wenig tierischem Fett, die Einnahme der natürlichen »Synthesehemmer« Weizengrassaft und Knoblauch (notfalls auch als Kapseln) können vorbeugend wirken.

Behandeln: Mischen Sie 2 Eßlöffel Knoblauchsaft und 1 Teelöffel Artischockensaft (Apotheke) mit 1 Glas Weizengrassaft, und trinken Sie mindestens 4 Wochen lang pro Tag 2 Gläser dieser Mischung.

Krankheitsbild: Cholesterin ist eine lebenswichtige Fettsubstanz, deren Spiegel bei falscher Ernährung oder bestimmten Krankheiten allerdings stark ansteigen kann. In diesem Fall drohen den betroffenen Menschen Arteriosklerose, Schlaganfall oder Herzinfarkt.

Fettsucht

Vorbeugen: Vertrauen Sie keinesfalls Hungerkuren oder Wunderdiäten. Sie sind gefährlich und führen dauerhaft zu keiner Gewichtsabnahme. Versuchen Sie, sich nach und nach fettarm (nicht fettfrei) und vielseitig zu ernähren. Gönnen Sie sich dabei durchaus ab und zu eine (süße) »Belohnung«, wenn Sie Appetit darauf haben.

Behandeln: Neben einer gesunden Ernährung hilft folgendes Saftrezept beim Abnehmen und beugt Mangelkrankheiten vor: Trinken Sie zusätzlich zur Tagesration Weizengrassaft auch 2 Schnapsgläser Fenchel-, 1 Schnapsglas Spargel- und 2 Eßlöffel Artischockensaft (alle gibt es auch im Reformhaus). Sie können zur Entgiftung auch Darmbäder durchführen.

Krankheitsbild: Wer zu viele Pfunde mit sich herumträgt, ißt in den meisten Fällen zuviel oder bewegt sich nicht ausreichend. Drüsenerkrankungen sind sehr selten. Neben falsch anerzogenen Ernährungsgewohnheiten können auch seelische und soziale Probleme eine krankhafte Eßsucht auslösen.

Gallenentzündung

Vorbeugen: Sprechen Sie mit Ihrem Arzt über eine mögliche Gallendiät.

Behandeln: Kochen Sie 2 Eßlöffel Rosmarinzweige und 1 Eßlöffel Wacholderbeeren mit knapp 1 Glas Wasser auf, lassen Sie es 10 Minuten köcheln, und seihen Sie dann ab. Mischen Sie dieses Getränk mit 1/2 Glas Weizengrassaft, und trinken Sie die Mischung über den Tag verteilt.

Gicht

Vorbeugen: Ernähren Sie sich fleisch- und eiweißarm, verzichten Sie weitgehend auf Kaffee, Alkohol und Schokolade. Regelmäßige Anwender von Weizengrassaft bekommen kaum Gicht.

Behandeln: Es reicht, täglich ein Glas Weizengrassaft zu trinken. Sie können die Wirkung noch verbessern, wenn Sie ihn mit folgendem, abgekühltem Tee mischen: Geben Sie in 1 Glas kochendes Wasser je 1 Teelöffel Löwenzahn, Veilchen, Brennnessel und Birkenblätter. Lassen Sie die Mischung etwa 5 Minuten ziehen, und seihen Sie den Tee dann ab.

Krankheitsbild: Wegen eines gestörten Harnsäurestoffwechsels lagern sich Kristalle dieser Säure in den Gelenken ab und rauhen die Knorpelschicht auf. Dadurch kommt es zu Entzündungen und heftigen Schmerzen.

Schilddrüsen-Unterfunktion

Vorbeugen: Essen Sie regelmäßig jodhaltige Nahrungsmittel wie Seefisch, und ergänzen Sie Ihre Nahrung durch Weizengrassaft. Jodhaltige Mineral- oder Heilwässer können einem Jodmangel ebenfalls vorbeugen.

Krankheitsbild: Die Schilddrüsenhormone sind unter anderem für die Steuerung des Stoffwechsels und das Wachstum zuständig. Außerdem steuern sie Stimmungslage und »Temperament«. Für die Hormonproduktion wird das Spurenelement Jod benötigt, das in Weizengrassaft relativ reichlich vorhanden ist. Eine Unterfunktion der Schilddrüse führt zu Wachstumsstörungen sowie Fettleibigkeit und Antriebsschwäche, weil der Stoffwechsel verlangsamt ist.

Sonstige Beschwerden

Asthma

Vorbeugen: Meiden Sie alle Reizstoffe in der Atemluft, achten Sie auf eine ruhige, ausgeglichene Lebensweise, und erlernen Sie Entspannungstechniken.

Behandeln: Die Krankheit kann durch Weizengrassaft nicht geheilt werden, doch die Gefahr der lebensbedrohlichen Anfälle läßt sich deutlich verringern. Kochen Sie 1 Eßlöffel Anissamen 10 Minuten lang in 1/4 Liter Wasser, nehmen Sie den Topf vom Herd, und geben Sie je 1 Eßlöffel Lavendel, Salbei und Minze zu. Lassen Sie die Mischung weitere 10 Minuten ziehen. Dann können Sie den Tee abseihen und abkühlen lassen. Füllen Sie das Getränk mit der gleichen Menge Weizengrassaft auf, und trinken Sie es sowohl vorbeugend, z. B. bei »gefährlichen« Wetterlagen, als auch bei einem Anfall, soweit dies gefahrlos möglich ist. Nach einem Anfall lindert das Mittel spürbar Ihre Beschwerden.

Krankheitsverlauf: Ausgelöst durch verschiedene Reize krampfen sich Luftröhre und Bronchien zusammen, die freie Atmung wird behindert. Dadurch entstehen neben akuter Atemnot auch Todesangst und ein gefährlicher Sauerstoffmangel, der zu Bewußtlosigkeit führen kann.

Blutarmut, Bleichsucht (Anämie)

Vorbeugen: Trinken Sie täglich ein Glas Weizengrassaft.

Behandeln: wie unter Vorbeugen, soweit Ihr Arzt, der unbedingt zugezogen werden muß, nichts anderes verordnet.

Krankheitsbild: Häufig kann der Körper bedingt durch einen Mangel an Eisen nicht ausreichend viele rote Blutkörperchen bilden, in denen das Hämoglobin, ein enger chemischer Verwandter des Chlorophylls, enthalten ist. Dadurch erscheinen die Betroffenen sehr blaß und haben eine »durchsichtige Haut«. Sie sind leicht ermüdbar, verspüren eine innere Unruhe und haben Haarausfall.

Da im Weizengrassaft mit dem Chlorophyll alle Bausteine des Hämoglobins und darüber hinaus sehr große Mengen an biologisch gut verwertbarem Eisen (viermal mehr als im Spinat!) enthalten sind, wird der Mangel sehr schnell und zuverlässig beseitigt.

Blutungen, Verletzungen

Vorbeugen: Soweit erkrankte Blutgefäße die Ursache sind, beugt regelmäßige Einnahme von Weizengrassaft vor.

Behandeln: Zur Stärkung der Blutgefäße kann der Weizengrassaft mit einem Tee angereichert werden, für den man 1/4 Liter Wasser mit 1 kleinen Zimtstange und 1 Eßlöffel Rosenblättern 10 Minuten lang kocht. Füllen Sie die Mischung mit 1/2 Glas Weizengrassaft auf, und nehmen Sie das Getränk mindestens einmal täglich ein. Bei Verletzungen kann man eine in Weizengrassaft getränkte Kompresse auflegen, die täglich gewechselt werden muß.

Impotenz

Vorbeugen: Vermeiden Sie unbedingt Streß und Leistungsdruck.

Behandeln: Neben einer Atmosphäre von Ruhe und Ungestörtheit und der Beseitigung von Problemen zwischen den Partnern kann Weizengrassaft mit seiner durchblutungssteigernden und ausgleichenden Wirkung bei der Lösung von Erektionsproblemen helfen. Sie können ihn auch mit der gleichen Menge abgekühltem Yogi-Tee mischen, den Sie nach Vorschrift zubereitet haben.

Karies

Vorbeugen: Trinken Sie den Weizengrassaft nicht nur, sondern verwenden Sie ihn auch zum Mundspülen und zur Pflege der Zähne.

Behandeln: Mischen Sie je 3 Tropfen Teebaum- und Grapefruitkernöl unter ein Glas Weizengrassaft, und spülen Sie damit dreimal täglich nach den Mahlzeiten und dem Zähneputzen den Mund.

Migräne

Vorbeugen: Beobachten Sie Ihre Schlaf-, Eß- und Lebensgewohnheiten. Versuchen Sie, ein ausgeglichenes Leben zu führen. Trinken Sie regelmäßig Weizengrassaft.

Behandeln: Verstärken Sie in hartnäckigen und schweren Fällen die Heilkraft des Weizengrassafts (1 Glas) durch die Zugabe folgender ätherischer Öle: je 15 Tropfen Basilikum, Lavendel und Immortella, 10 Tropfen Eukalyptus und Rosmarin. Rühren Sie alles sehr gründlich durch, und trinken Sie die Mischung über den Tag verteilt. Bewahren Sie das Mittel zwischendurch zugedeckt im Kühlschrank auf, und rühren Sie es vor jeder Einnahme gründlich um, damit sich die Öle gleichmäßig verteilen.

Literatur

Kulviskas, Victorias:
Sprouts for the Life of Everybody,
Pines International, Inc., PO Box 1107, Lawrence KS, 66044

Kulviskas, Victorias:
Survival into the 21st Century,
Pines International, Inc., PO Box 1107, Lawrence KS, 66044

Morowitz, Steve:
Wheatgrass: Nature's Finest Medicine,
The Sprout House, 314 Main Street, Great Barrington Mass. 0123

Schmid, Reiner:
Weizengrassaft – Medizin für ein neues Zeitalter, Verlag für Ernährung und Gesundheit, München 1995

Wheatgrass Express, Inc.
The Premier Supplier of Living Wheatgrass Products In The World,
http://www.wheat-grass.com

Wigmore, Ann:
Wheatgrass, Sprouts & Health,
Ann Wigmore Foundation, PO Box 140, Torreon NM 87061,
http://www.wigmore.org

Register zu Weizengras

Gertrud Teusen

Gesundheit und Wohlbefinden mit Hanf

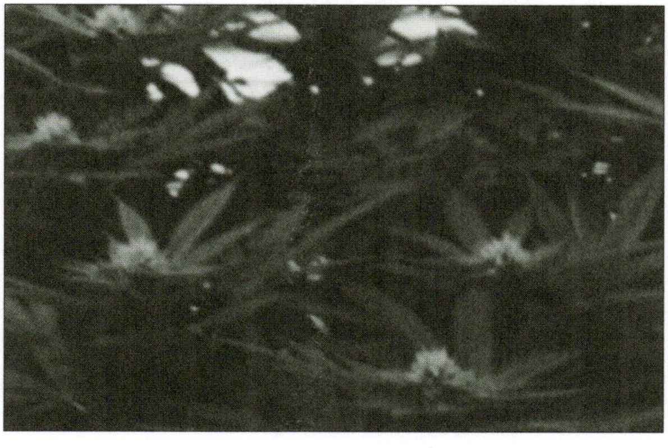

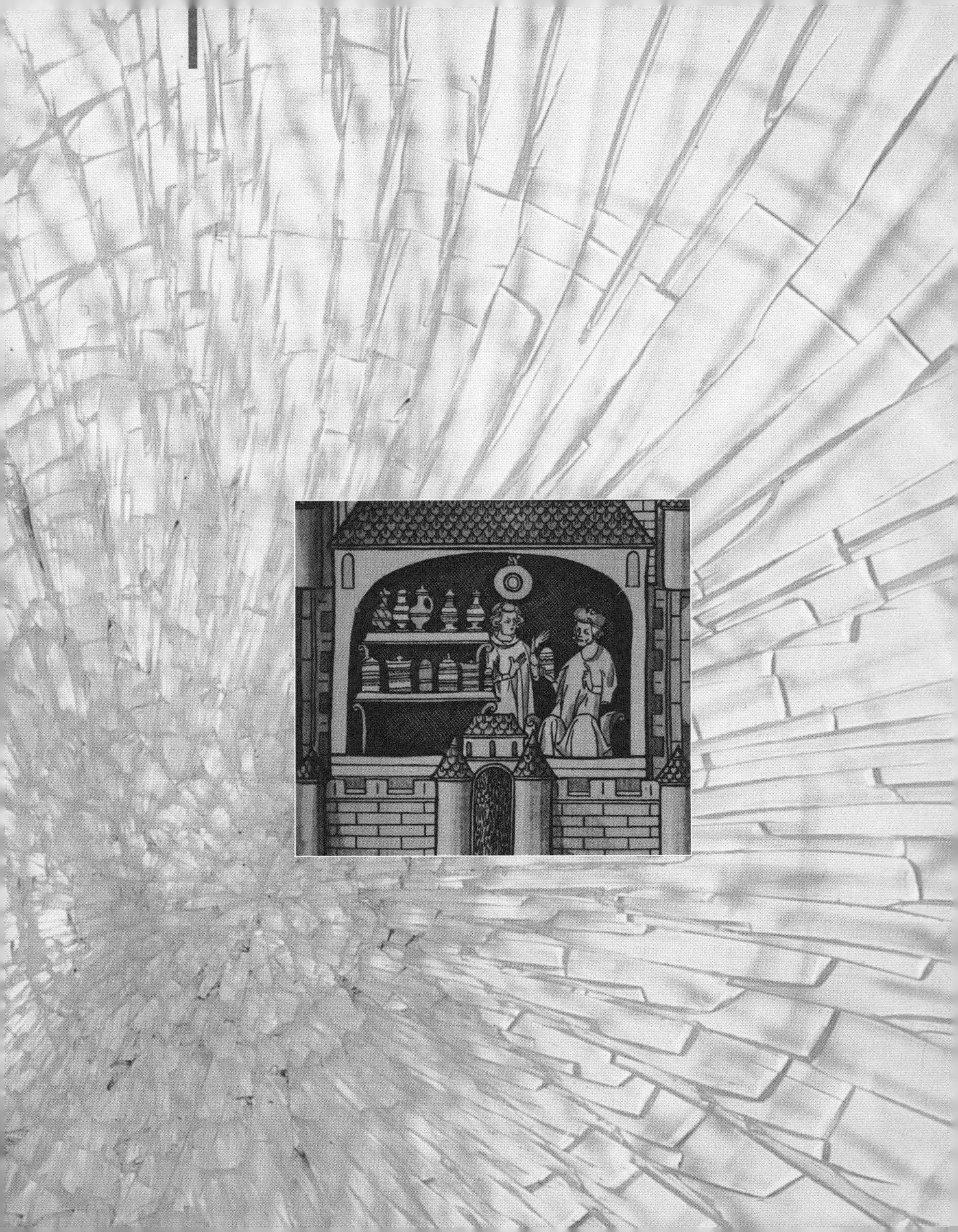

HANF – ZWISCHEN RAUSCHMITTEL UND ALLHEILMITTEL

In diesem Buch geht es um Hanf. Bei den meisten Menschen löst dieses Wort automatisch die Assoziation „Droge“ aus.

Aber darum soll es in diesem Buch nicht gehen. Sicher kann es kein Buch über die Heilwirkungen des Hanfes geben, ohne dass auch der drogenpolitische Aspekt zur Sprache kommt. Das wäre falsch. Deshalb steht dieses Thema gleich am Anfang und klärt dadurch gleichzeitig die Fronten.

Auf der einen Seite sind die Drogengegner, die den Hanf als Rauschmittel verdammen und in die Illegalität schieben. Dem gegenüber stehen die Hanf-Befürworter, die die medizinische Nutzung auch in Deutschland wieder einführen wollen.

Was ist eigentlich eine Droge?

Als Drogen werden ursprünglich Pflanzen und Pflanzenteile bezeichnet, aus denen Heilmittel gewonnen werden können.

Diese Bezeichnung ist in medizinischen Kreisen und in der Pharmakologie durchaus noch gebräuchlich. Auch der Begriff „Drogerie“ erinnert noch an diesen Sprachgebrauch.

Im engeren Sinne werden heute mit dem Begriff „Drogen“ legale und vor allem illegale Substanzen bezeichnet, deren Anwendung zur Abhängigkeit führen kann. Dazu gehören auch Kaffee und Tee, Alkohol und Nikotin sowie Morphium, Heroin, Tranquilizer und so weiter.

Den schlechten Ruf verdankt der Hanf seiner berauschenden Wirkung.

Einen deutlichen Hinweis auf legale Drogen findet man wiederum in der Wortwahl – wird von „Konsum" gesprochen, handelt es sich um ein Rauschmittel mit Abhängigkeitscharakter, das aber durchaus gesellschaftlich akzeptiert wird. Typische Beispiele sind Alkohol und Nikotin. Verwendet man allerdings den Zusatz „Missbrauch", so deutet dies auf einen illegalen Drogeneinsatz hin, zum Beispiel bei Heroin.

Und was ist nun Hanf?

Hanf und die entsprechenden Extraktionen, also Auszüge (Cannabinoide), gehören zu den Rauschmitteln. Sie beeinflussen die Wahrnehmung, intensivieren Eindrücke und erweitern die Erlebnisfähigkeit. Darüber hinaus besitzen die Wirkstoffe des Hanfes einen hohen medizinischen Stellenwert. Das ist Thema dieses Buches. Im angesehenen „Journal of the American Medical Association" hat der Harvard-Professor Lester Grinspoon die wichtigsten Einsatzgebiete so zusammengefasst:

- Cannabis hilft in der Chemotherapie bei Krebspatienten. Erbrechen und Übelkeit werden reduziert. Die Patienten fühlen sich besser und psychisch stabiler.
- Cannabis hilft als Appetitmacher bei Aidspatienten, die häufig innerhalb weniger Wochen sehr viel Gewicht verlieren. Zugleich kann es die Stimmung verbessern und Durchfällen entgegenwirken. Patienten, die das antivirale Mittel AZT nehmen, vertragen es häufig besser, wenn sie gleichzeitig Cannabis rauchen.
- Cannabis hilft bei der muskulären Lockerung von Verspannungen und Krämpfen. Auch bei Menstruationsbeschwerden kann es nützen.
- Cannabis dient als ein mildes Schmerzmittel bei Gliederschmerzen, Migräne und chronischen Schmerzzuständen und ist auch ein Schlafmittel.
- Cannabis hilft gegen den grünen Star (Glaukom), weil es den Augen-Innendruck senkt.

Und das ist nur ein Bruchteil der möglichen Einsatzgebiete. Was im Hanf alles steckt, ist nach wie vor weitgehend unerforscht, denn die meisten Arbeiten zum Thema sind bereits rund 100 Jahre alt. Der unerbittliche Feldzug gegen die gesellschaftliche Droge – so Grinspoon – hat auch gleich die medizinische Anwendung gestoppt. Während heute in Tausenden von Praxen synthetische Arzneimittel mit schwersten Nebenwirkungen und Risiken locker verschrieben werden, wird der Einsatz von Cannabis hartnäckig blockiert.

Cannabisprodukte gehören laut WHO-Definition nicht zu den suchtbildenden Drogen, erzeugen also keine Abhängigkeit – und doch werden sie mit den anderen Rauschgiften in einen Topf geworfen.

In Deutschland unterliegen alle Cannabisprodukte dem Betäubungsmittelgesetz. Im § 29 dieses Gesetzes heißt es: „Mit Freiheitsstrafe bis zu fünf Jahren oder mit Geldstrafe wird bestraft, wer (...) Betäubungsmittel ohne Erlaubnis nach § 3 Abs. 1 Nr. 1 (dort ist auch Cannabis aufgeführt, Anmerkung d. Verf.) anbaut, herstellt, mit ihnen Handel treibt, sie, ohne Handel zu treiben, einführt, ausführt, veräußert, abgibt, sonst in den Verkehr bringt, erwirbt oder sich auf sonstige Weise verschafft ...“. Im Gesetzestext § 29 wird weiter Folgendes festgelegt: „Das Gericht kann von einer Bestrafung (...) absehen, wenn der Täter die Betäubungsmittel lediglich zum Eigenverbrauch in geringer Menge anbaut, herstellt, einführt, ausführt, durchführt, erwirbt, sich in sonstiger Weise verschafft oder besitzt.“ Das bedeutet, dass Cannabisprodukte in Deutschland von den meisten Kranken illegal verwendet werden. Es ist aber gängige Rechtspraxis, dass beim Besitz von nur „geringen Mengen“ keine Strafverfolgung erfolgt. Die Definition von „geringen Mengen“ variiert in den einzelnen Bundesländern zwischen 30 und 0,5 Gramm. Wer die medizinische Verwendung in der Vergangenheit nachweisen konnte, ging meist straffrei aus. Ein Freibrief ist das allerdings nicht.

Die Hanfpflanze erlebt in der Fachwelt eine bemerkenswerte Renaissance.

Risiko „Illegalität“ – Nebenwirkungen unbekannt

Das größte Risiko bei dem Gebrauch von Cannabis (Hanf) ist die Illegalität des Wirkstoffes. Der Anbau der wirkstoffreichen Pflanzen ist hierzulande verboten, bei Produkten, die auf dem schwarzen Markt beim Drogenhändler erworben werden,

Das Bundesinstitut für Arzneimittel und Medizinprodukte bestätigte 1996 die therapeutische Wirkung von Cannabisprodukten.

Internationaler Schulterschluss für den Hanf: Im November 1997 fand eine Tagung der „Arbeitsgemeinschaft Cannabis als Medizin" statt. Wissenschaftler und Juristen aus Deutschland, den Niederlanden und der Schweiz nahmen daran teil.

gibt es keine Sicherheit bezüglich Inhaltsstoffe und Reinheit. Die Qualitäten sind schwankend und deshalb ist auch die Dosierbarkeit schwer zu beurteilen. Der laienhafte Verbraucher kann nicht beurteilen, was in dem Stoff alles steckt, dadurch werden Risiken und Nebenwirkungen unkalkulierbar. In diesem Zusammenhang kommt wiederum die Definition der WHO zum Tragen, denn Cannabis an sich macht nicht süchtig. Um den Kundenstamm langfristig zu sichern, arbeiten Drogenhändler mit Verschnitten, denen teils abhängig machende Substanzen beigemischt werden.

Ein weiteres Problem stellt die Darreichungform dar. Man könnte – mit entsprechender Forschung – Cannabinoide beispielsweise auch als Augentropfen (gegen den grünen Star) oder in Aerosolform (bei Asthma) auf den Markt bringen, was bei so speziellen Erkrankungen ideal wäre. Die Anwendung als Suppositorium (Zäpfchen) und als intravenöse Applikation wurde bereits getestet. All das setzt natürlich voraus, dass die medizinische Anwendung von Cannabinoiden legal gehandhabt werden muss.

Nachdem der Anbau und Gebrauch von Hanf 1961 sozusagen weltweit durch den UNO-Beschluss „Single Convention on Narcotic Drugs" verboten wurde, kamen alle Forschungen zum Stillstand. Auch Deutschland unterschrieb die Konvention zur Ächtung des Hanfes. In einigen Ländern, wie in Deutschland, wurde jedoch in den vergangenen Jahren die Möglichkeit geschaffen, einzelne Cannabisprodukte wieder zu verwenden.

So dürfen Cannabispflanzen zur Faser- und Samengewinnung angebaut werden. Der Hanf als Lieferant von Fasern für Textilien und technische Anwendungen sowie von wertvollem Öl für die Nahrung und die Körperpflege erlebt seitdem eine Renaissance. Die Verwendung zu pharmakologischen bzw. medizinischen Zwecken ist jedoch weiterhin untersagt.

Hanf als Politikum

Die Misere rund um den Hanf wird deutlich – aber es gibt Hoffnung, dass Cannabis doch in nicht allzu ferner Zukunft als Arzneimittel wieder eingesetzt werden kann. Im November 1997 wurde erstmals eine

Ausnahmegenehmigung erteilt, sodass jetzt Professor Gorter vom Krankenhaus Moabit in Berlin eine internationale Vergleichsstudie über die medizinische Verwendung von Cannabis starten kann. Seit März 1998 kann Marihuana in den niederländischen Apotheken gegen ärztliches Rezept an Aids- und Krebskranke abgegeben werden. Das entsprechende Medikament wird in Kapselform hergestellt und verkauft. Auch in den USA tut sich etwas: 1996 entschieden die Einwohner von Arizona und Kalifornien per Volksbegehren die Legalisierung von Marihuana für medizinische Zwecke. Auch die schleswig-holsteinische Landesregierung startete ein Modellprojekt, bei dem Marihuana bzw. Haschisch in Apotheken an einen bestimmten Personenkreis mit ärztlicher Bescheinigung abgegeben werden soll. Dieser Vorstoß scheiterte jedoch.

Cannabinoide bleiben also weiter ein Politikum, doch Ansätze, die medizinischen Einsatzgebiete zu legalisieren, werden gemacht – aber der Weg vom Teufelszeug zum Allheilmittel ist weit. Dabei begann die Geschichte des Hanfes doch so viel versprechend.

Hanf, Haschisch, Cannabis, Marihuana – eine Pflanze mit vielen Namen

Cannabis ist die allgemeine lateinische Bezeichnung für die Gattung der Hanfpflanzen. Der vollständige botanische Namen lautet „Cannabis sativa L.". Die Pflanze wurde früher in mehrere Arten unterteilt, zum Beispiel „Cannabis indica" und „Cannabis ruderalis". Dadurch wollte man eine Klassifizierung vornehmen, die sich im Wesentlichen an den Anteil der berauschenden Substanz, des so genannten THCs (Tetrahydrocannabinol) orientierte. Auch die unterschiedlichen Erscheinungsformen, wie Größe, Fruchtgehalt und Faseranteil wurden damit gleichsam kategorisiert.

Man unterschied demnach:

- **Cannabis sativa** – der gewöhnliche Hanf, der einen relativ geringen Anteil des berauschenden THCs enthält. Dafür ist die Pflanze reich an Fasern und eignet sich deshalb gut zur Papierherstellung und anderer Stoffe. Die Pflanze ist dickstämmig und wird bis zu vier Meter hoch.

THC-arme Hanfsorten, deren Gehalt unter 0,3 % liegt, dürfen in der EU wieder angebaut werden. Die Hanfproduktion wird sogar subventioniert.

Hanf wächst wie Unkraut, ja manche behaupten sogar noch besser. Jegliche Pflege der Pflänzchen ist absolut überflüssig.

- **Cannabis indica** – der indische Hanf hat den höchsten THC-Anteil und ist deswegen für die medizinische Nutzung besonders interessant. Der Stamm ist nicht so dick und die Pflanze wird auch nur etwa 1,2 Meter hoch.
- **Cannabis ruderalis** – der wilde Hanf ist im Gegensatz zu den beiden ersten keine Kulturpflanze. Sie wächst eher buschig und hat einen mittleren THC-Anteil.

Diese Einteilung gilt heute allerdings als überholt und so kennen Botaniker nunmehr die allgemein gültige Bezeichnung Cannabis sativa L. Die nächsten Verwandten des Hanfes sind die Hopfengewächse. Die Cannabispflanzen sind zweigeschlechtlich. Das heißt, es gibt sowohl männliche als auch weibliche Pflanzen. Die männlichen sind eher hoch und lang gewachsen; die weiblichen wachsen niedrig und breiter. Die weiblichen Hanfpflanzen sondern während der Blütezeit einen Harz ab. Dieser gleicht für die Pflanze bei hohen Außentemperaturen den Feuchtigkeitsverlust aus und schützt sie vor dem Vertrocknen. Die harzige Flüssigkeit ist landläufig als Haschisch bekannt. Je nachdem, wie viel THC die Pflanze beinhaltet, hat auch der Harz einen entsprechenden Gehalt. Die getrockneten Blüten und Blätter der Hanfpflanze werden als Marihuana bezeichnet. Da diese Pflanzenteile selbst kein THC enthalten, sondern nur das Harz, das noch an Blüten und Blättern haftet, ist Marihuana nicht so stark wie Haschisch. Der Pflanzenstamm enthält keine heilkräftigen Substanzen und wird ausschließlich zur Fasergewinnung verwendet. Umgangssprachlich haben die Hanfprodukte noch vielerlei Namen. So nennt man Haschisch auch „Shit“ und Marihuana „Gras“. Worum sich beim Hanf allerdings alles dreht, sind die Inhaltsstoffe. Rund 60 verschiedene sollen es sein und dennoch interessiert (fast) alle nur der eine – das Tetrahydrocannabinol (THC). Der Anbau von Cannabispflanzen mit hohem THC-Anteil ist in Deutschland verboten.

Hanf – die älteste Kulturpflanze der Welt

Am Anfang war der Hanf – das ist keineswegs übertrieben, denn die Geschichte dieser Pflanze reicht über 12 000 Jahre zurück. Die Hanfnutzung ist so alt wie die Menschheit. Das belegen eindeutig historische Grabfunde von Hanfsamen bei Eisenberg/Thüringen, die aus dem Jahre 5500 v. Chr. stammen. In China wird seit ungefähr 10 000 Jahren Hanf als Speisezutat, als medizinisches Mittel und zur Textilherstellung verwendet. Man setzte Hanf auch zur Papiergewinnung ein. In den Keltengräbern (500 v. Chr.) von Hochdorf fand man Reste von Hanfstoffen. Auch die Mongolen, Skythen, Thrakier und Römer haben diesbezüglich historische Zeugnisse hinterlassen. Und schließlich hätte sich die berühmte Gutenberg-Bibel längst in Staub aufgelöst, wenn sie nicht im 16. Jahrhundert auf Hanfpapier gedruckt worden wäre.

Cannabis – Geschichten vom Aufstieg und Fall einer Heilpflanze

Für mehr als 3500 Jahre hatte Cannabis oder Hanf einen hohen, in manchen Kulturen sogar den höchstmöglichen Stellenwert unter den Heilpflanzen. Ob in China, Indien, dem Mittleren und Nahen Osten, in Afrika und dem vorchristlichen Europa (bis 400 v. Chr.) – auf der ganzen Welt schätzte man die Heilwirkung dieser Pflanze.

Die berauschenden Inhaltsstoffe kannte man bereits in vorchristlicher Zeit. Sie dienten den Schamanen und Heilkundigen in vielen Kulturen als Mittel für religiöse Riten und Heilungszeremonien. In

Die Abbildung zeigt die Papierherstellung mit Hanf im 17. Jahrhundert.

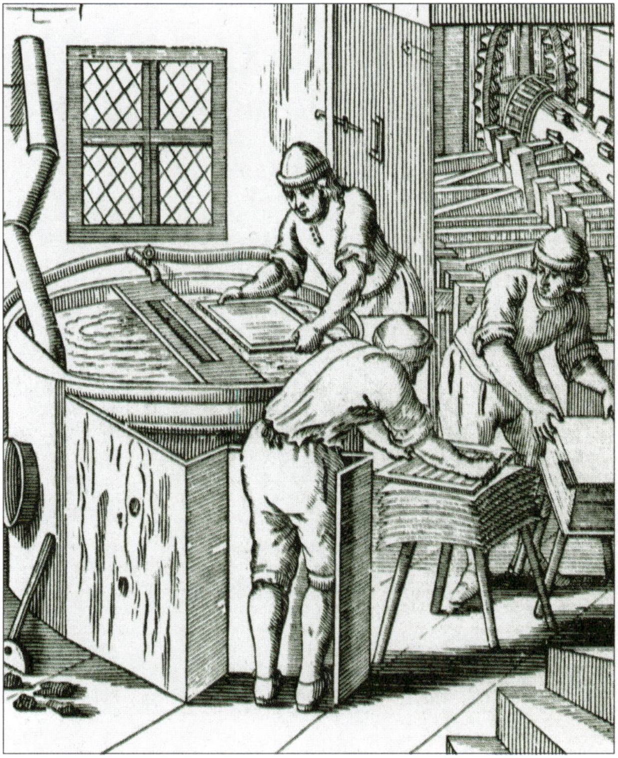

Die Yang-Shao-Kultur in China wird auf die Zeit um 4200 v. Chr. datiert. Aus dieser Zeit stammen erste historische Belege für die Nutzung des Hanfs als Textilpflanze und Nahrungslieferant.

den frühen Kulturen gab es keine strikte Trennung zwischen kultischer und medizinischer Anwendung. Entweder nahmen die „Arzt-Priester" die Droge selbst, um das Bewusstsein zu erweitern und hellseherische Fähigkeiten zu entwickeln, oder sie verabreichten sie Kranken, um deren Schmerzen zu lindern. Im Laufe der Zeit entstand daraus eine Art Erfahrungsmedizin, bei der Hanf eine bedeutende Rolle spielte.

Hanf in China und Indien

Erste Erwähnung fand Cannabis im klassischen Arzneimittelbuch der chinesischen Medizin, das aus dem Jahre 2732 v. Chr. stammt. Dieses Werk – das Shen Nung Ben Ts'ao – beschreibt unter anderem den Gebrauch von Cannabis, der im Chinesischen „Ma" heißt. „Ma" ist ein Wort, das negativ belegt ist, was wahrscheinlich auf unerwünschte psychische Nebenwirkungen zurückzuführen ist. Aber gemäß diesem Buch wurde Cannabis bereits damals bei rheumatisch bedingten Schmerzen, Gicht, Frauenleiden und Malaria empfohlen. Neben den Drogen-Inhaltsstoffen wurde aber auch der Hanfsamen medizinisch verwendet. Aufzeichnungen darüber gibt es im China aus dem 14. Jahrhundert n. Chr. – ein dauerhafter Genuss versprach ein langes und gesundes Leben. Hanfsamen wurden gegen Menstruationsbeschwerden, bei Verstopfung und krankhaften Erbrechen verabreicht. Auch damals war schon die äußerliche Anwendung von Samen, Öl und Pflanzensaft bekannt. Bei Hautkrankheiten, Geschwüren und Lepra kamen die antibiotischen Eigenschaften (durch die Cannabonoide und Gamma-Linolensäure) zum Einsatz. Cannabissaft war schon damals ein beliebtes Anti-Wurm-Mittel. Erst jüngste Forschungen ergaben, dass die chemische Struktur der Cannabonoide der von Hexylresorcinol, einem modernen Wurmmedikament, ähnelt.

In Indien wurde Hanf erstmals zwischen 1500 und 1200 v. Chr. als Heilpflanze beschrieben. Allerdings sprach man dabei von „Bhang", was die Bezeichnung für die getrockneten Blätter der Hanfpflanze ist. Im größten Standardwerk indischer Medizin, dem Súsruta-Samhita, wurde Cannabis im 7. Jahrhundert

n. Chr. als Mittel gegen Magen-Darm-Beschwerden, Durchfall und Fieber aufgeführt. In der ayurvedischen Lehre – der traditionellen hinduistischen Medizin – fand Bhang als appetitanregendes Mittel und Arznei gegen Lepra-Erkrankungen Erwähnung. Außerdem sei es gut gegen Schlafstörungen, es fördere die Lebensenergie und den Sexualtrieb. Seit vielen Jahrhunderten werden in Indien Cannabis-Zubereitungen auch bei Epilepsie, Kopfschmerzen, neuralgischen Schmerzen und zur Betäubung bei kleineren Operationen eingesetzt. Auch Atemwegserkrankungen stehen auf der Indikationsliste. Auch im antiken Griechenland und Italien war der Hanf als Heilpflanze bereits entdeckt. Es ist jedoch überraschend, dass die Römer und Griechen offenbar den psychogenen Effekt des Cannabis nicht kannten. Sie beschränkten sich auf die äußere Anwendung von Pflanzensaft, Wurzelabkochungen und Samenbrei.

Der Hanf erobert Europa

Bis zum Ende des Mittelalters war Hanf in Europa in erster Linie eine Nutzpflanze. Man stellte aus ihren Fasern Stoffe und Seile her. Erst Hildegard von Bingen (1098–1179), die heilkundige Äbtissin, erwähnte den Hanfsamen als schmerzlinderndes Mittel.

Sie war im Europa des Mittelalters eine der Ersten, die über die bewusstseinsbeeinflussende Wirkung des Hanfkrautes schrieb: „Dem gesunden Kopf und dem vollen Gehirn schadet er nicht." Der „Cannabus" spielte in ihrer Klosterapotheke eine wichtige Rolle.

Peter Schoofer verfasste im Jahre 1485 ein Kräuterbuch, in dem er den Hanf bei Blähbauch, Wassersucht, Schmerzen im Analbereich und als Pflaster bei Geschwüren und Karbunkeln empfahl.

Erst im Jahre 1640 entwickelte der englische Kräuterarzt John Parkinson neue Aspekte in der Anwendung von Hanf – als Hustenmittel, bei Gallenkoliken und Gichtschmerzen.

Der wichtigste Forscher der modernen Hanfanwendung – einschließlich der psychotropen Wirkungen – war der Schotte Sir William Brooke O'Shaughnessys. Als Angestellter der British East India Company entdeckte er 1833

Die Erfahrungen aus Indien gelangten als erste nach Europa – und legten den Grundstein für die systematische Erforschung des Hanfes.

In Amerika entdeckten Forscher als Erste, dass Cannabis sich auch zur Suchtentwöhnung beispielsweise bei Morphinen eignet.

den Hanf in Indien und brachte ihn nach Europa. Zunächst befasste er sich nur mit der volksmedizinischen Anwendung, dann begann er selbst mit Cannabis zu experimentieren. Seine Ergebnisse waren erstaunlich: Schmerzlinderung stand im Vordergrund, bei Tetanus und Tollwut konnten die typischen Spasmen eingedämmt werden und bei der Behandlung von Cholera erzielte er sogar ausgezeichnete Ergebnisse. Durch die Erfolge O'Shaughnessys etablierte sich Cannabis bald zum akzeptierten Medikament und gelangte auf diesem Weg nach Amerika.

Die Studien von O'Shaughnessys waren nur der Anfang. Im 19. Jahrhundert gab es einen regelrechten Boom in der Cannabisforschung. Rund 100 Studien wurden bis zu Beginn des 20. Jahrhunderts veröffentlicht. Man entdeckte die Wirkung bei neuralgischen Schmerzen, die appetitanregende Komponente ebenso wie den Geburts unterstützenden Effekt. Mehrere Fälle von Chorea Huntington (Veitstanz) konnten mit Cannabis gut therapiert werden, ebenso Asthma und Menstruationsbeschwerden. Noch Anfang dieses Jahrhunderts wurde Cannabis in der Medizin als Wundermittel gefeiert, doch dann begann der unaufhaltsame Abstieg – vom Allheilmittel zum Rauschgift.

Hanf als Spielball von Macht und Geld

Anfang des 20. Jahrhunderts geriet der Hanf ins Zwielicht und damit ins Hintertreffen. Zwar verkauften Apotheken Asthmazigaretten mit Cannabis und Hühneraugenpflaster Marke „Haschisch" waren noch auf dem Markt, doch die sollten bald verschwinden. Drogeninitiativen brachten den Hanf in Misskredit und die forcierte Entwicklung von synthetischen, schnell wirkenden Arzneimitteln führte zur Verdrängung der Naturheilmittel. Der Hanf als schnell wachsende und robuste Heilpflanze versprach den Pharmakonzernen weit weniger Profit als die synthetisch hergestellten Medikamente.

Zum anderen schwenkte auch die Papierindustrie zur Herstellung ihrer Produkte auf Holz um, weil das wesentlich höhere Gewinne versprach. Fast zeitgleich wurde die Herstellung von Plastik aus Öl auf dem Markt eingeführt, was dem Hanf zusätzliche Verluste einbrachte. Industriebosse rund um den Globus waren sich einig, dass der Hanf als umweltfreundliche Konkurrenz vom Markt verschwinden musste, um neue Gewinn bringende Produkte zu platzieren.

Damals entstand die Mär von der Mörderdroge Cannabis. Dem Leiter der staatlichen Rauschgift- und Drogenbehörde (FBNDD) in den USA, Harry J. Anslinger, wurde es zum Lebensziel Cannabis zu verbieten. Seine Bemühungen wurden nur während des Zweiten Weltkrieges kurzfristig blockiert. Da war nämlich Hanf als strapazierfähiges Material überaus gefragt. Aber danach setzte Anslinger seinen Feldzug gegen Hanf fort. Nach 31 Jahren als Leiter der FBNDD hatte er es schließlich geschafft – der Hanf wurde per UNO-Resolution weltweit als Rauschgift geächtet.

Bei seiner Pensionierung gestand Harry Anslinger: „Sicher ist Marihuana eher harmlos, aber Verbote stärken die Autorität des Staates."

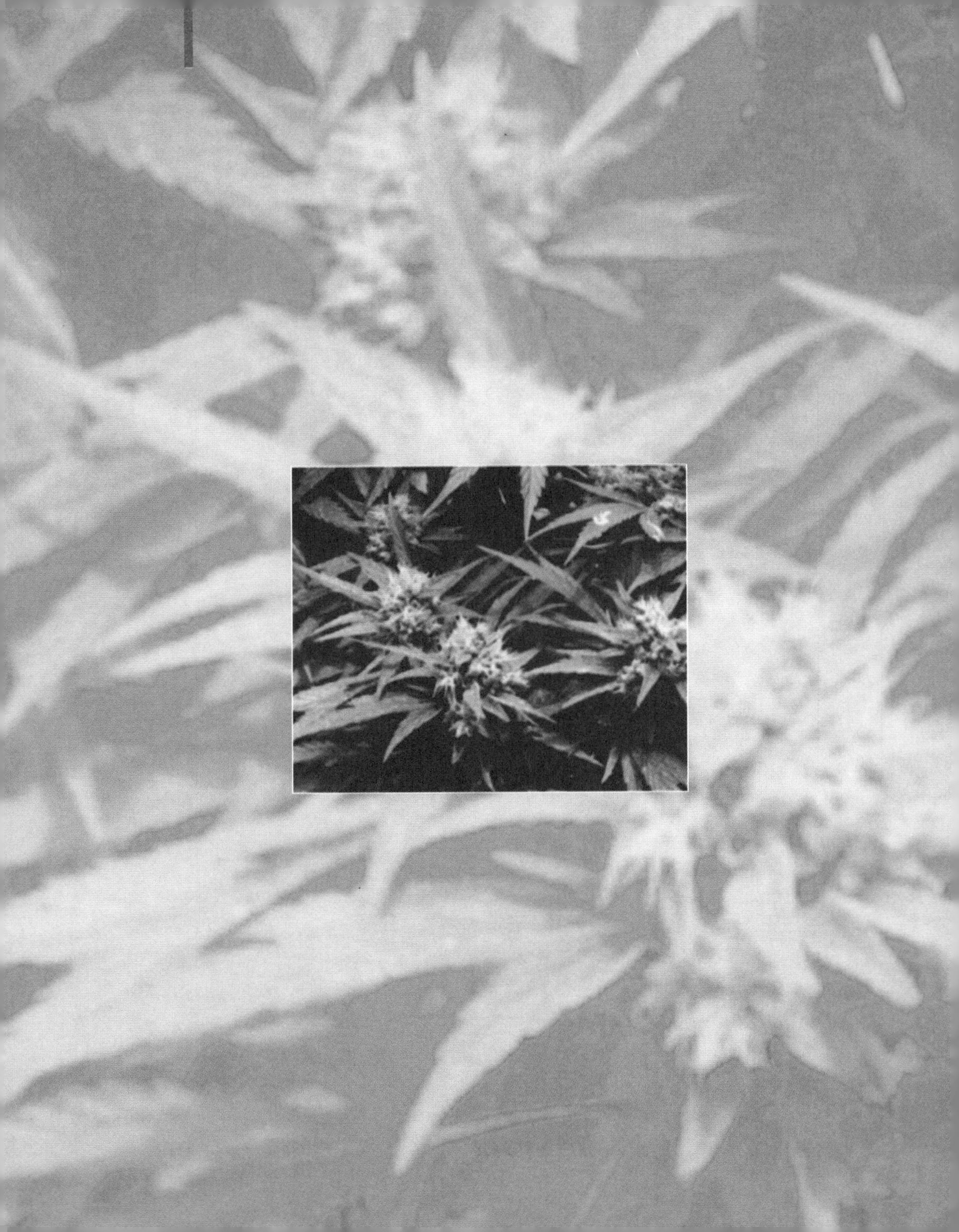

VIELFALT AUS DER NATUR

Die erstaunliche Vielfalt der Hanfprodukte hat eine lange Tradition. Schon die Phönizier der Antike fuhren mit Hanfsegeln über die Weltmeere. Noch ehe der Hanf eine anerkannte Heilpflanze war, war er schon wertvoller Rohstoff für allerlei Gebrauchsgut und nicht zuletzt auch Lieferant für Nahrungsmittel. Aber auch in den schönen Künsten war Hanf geschätzt: Maler wie Rembrandt verwendeten Hanfleinwände für ihre Werke und die leuchtenden Farben wurden durch Hanföl konserviert. Schließlich druckte auch Gutenberg seine erste Bibel auf Hanfpapier, dessen Beständigkeit es zu verdanken ist, dass man sie immer noch bewundern kann.

Die Hanfpflanze hat vielerlei Vorteile. Einige davon gewinnen heute wieder an Bedeutung, denn in einer Welt, die sich über versiegende Ressourcen sorgen muss, sind nachwachsende Rohstoffe natürlich sehr begehrt.

Alles Hanf – von der Hose bis zum Treibstoff

Die Hanfpflanze ist – im Idealfall – vollständig verwertbar. Sie hinterlässt keine Rückstände oder schädlichen Abfallprodukte. Sie wächst schnell und ist robust – und die Verarbeitung ist wesentlich umweltfreundlicher als bei anderen Naturmaterialien.

Hanf für die Bekleidung

Als Naturfaser lässt sich Hanf mit Baumwolle und Leinen vergleichen. Allerdings sind Hanfprodukte wesentlich strapazierfähiger. Bestes Beispiel ist die beliebte Jeans. Ihren Ruf, unverwüstlich zu sein, erhielt sie, weil Levi Strauss sein erstes Modell aus Hanfstoff fertigte. Die industriellen Bekleidungshersteller haben den Hanf noch nicht wieder entdeckt – allerdings hauptsächlich aus Profitgründen. Denn wer will

Der bayerische Schneider Levi Strauss nietete in San Francisco Mitte des letzten Jahrhunderts die erste Jeans aus Hanfstoff zusammen.

schon Kleidung herstellen, die ein Leben lang hält?

Hanf für die Ernährung

Hanfsamen und Hanföl sind eine wichtige Nahrungsergänzung und Bereicherung der Küchenlandschaft. Hanföl kann jedes andere Speiseöl ersetzen und liefert zugleich dem Stoffwechsel wichtige Bausteine. Hervorzuheben ist der hohe Anteil an ungesättigten Fettsäuren. Eine gesunde Kombination aus Proteinen, Vitaminen, Mineralstoffen und Spurenelementen bieten die Hanfsamen. Lesen Sie mehr auf Seite 212.

Zellulose ist der Grundstoff für viele Produkte. Holz, der am häufigsten verwendete Grundstoff, enthält 70 Prozent Zellulose. Hanf enthält zehn Prozent mehr, wird aber noch nicht eingesetzt.

Hanf als Farbe

Ökologisch unbedenkliche Farben lassen sich mit dem völlig ungiftigen Hanföl herstellen. Vor allem für Wohnräume wäre das ideal. Es gibt bereits Lackölfarben auf Hanfölbasis.

Hanf als Kunststoff-Ersatz

Schon während des Zweiten Weltkrieges versuchte man, aus Hanf eine Kunststoff-Alternative zu fertigen. Bereits 1941 verwendete Henry Ford – der amerikanische Autohersteller – Gussteile aus Hanf für seine Automobile. Auch Kunststoffrohre beim Hausbau lassen sich durch Hanfrohre ersetzen, ebenso sieht es mit Dämmmaterialien aus. Völlig neue Verfahren dazu wurden von einer österreichischen Firma entwickelt. Sie plant in nicht allzu ferner Zukunft alle möglichen Kunststoffe (inklusive PVC) durch Hanf-Alternativen zu ersetzen. Besonders interessant sind diese Möglichkeiten wegen der toxikologischen Unbedenklichkeit.

Hanf als Papier

Für die Wälder dieser Erde wäre die Umstellung der Papierproduktion auf Hanf ein wahrer Segen. Hanf ist ein nachwachsendes Naturprodukt, das bei der Herstellung und Entsorgung keine Umweltschäden anrichten würde. Leider sind die Voraussetzungen für eine großzügige Umstellung noch nicht gegeben. Noch wird zu wenig Hanf angebaut und entsprechend sind die Preise zu hoch.

Hanf als Treibstoff

Bislang setzte man auf der Suche nach einem nachwachsenden, natürlichen Treibstoff hauptsächlich auf Raps. Eine andere Möglichkeit wäre allerdings auch der Hanf, der sehr ölhaltig ist.

Naturkosmetik mit Hanf

Zur Herstellung von pflegenden Kosmetikprodukten sind Hanfsamen und Hanföl gleichermaßen gut geeignet. Beides enthält pflegende Substanzen, die Haut und Haar zugute kommen. Über die Inhaltsstoffe lesen Sie später mehr in diesem Kapitel.

Die gute Verträglichkeit der Hanfprodukte rührt daher, dass Hanföl dem menschlichen Hautfett am ähnlichsten ist. Nur Avocado- und Mandelöl stehen dem in nichts nach.

Hanföl wird gut von der Haut aufgenommen und dringt bis in die tieferen Hautstrukturen ein. Darüber hinaus galt Hanfsamen und -öl seit je als gutes Heilmittel bei Hauterkrankungen. Es ist entzündungshemmend und antibakteriell.

Produkte, die Hanfsamen oder -öl enthalten, werden bereits von einigen Naturkosmetikherstellern angeboten. Es gibt aber auch zahlreiche Möglichkeiten, Cremes, Masken und Haarspülungen selbst herzustellen.

Das steckt im Hanf – Inhaltsstoffe und Wirkungsweisen

Die Hanfpflanze enthält eine Vielzahl sehr unterschiedlicher Wirkstoffe. Mindestens 60 Substanzen gelten als wirksame Bestandteile von Medikamenten und Naturheilmitteln.

Die wichtigsten im Überblick:

- Delta-9-Tetrahydrocannabinol (Delta-9-THC)
- Cannabidiol (CBD), Cannabinol (CBN), Cannabigerol (CBG), Cannabichromen (CBC)

Hanföl pflegt schön

- *Bei trockener Haut helfen Badezusätze aus Buttermilch und Hanföl.*
- *Dem normalen Waschgel kann man Hanföl beimischen, um es für trockene Haut verträglicher zu machen.*
- *Hanfsamen und Milch mischt man für Gesichtsmasken für normale Haut – bei trockener Haut verrührt man Hanfsamen mit süßer Sahne.*
- *Angegriffenes Haar behandelt man nach dem Waschen an den Spitzen mit Hanföl.*
- *Für trockenes Haar werden Hanföl und Eigelb zu einer Kurpackung vermischt.*

- Aminosäuren, Proteine, Glykoproteine
- Ätherische Öle, nicht cannabinoide Phenole, Flavonoide
- Vitamine, einfache und mehrfach ungesättigte Fettsäuren.

Wenn von der medizinischen Bedeutung der Hanfpflanze gesprochen wird, so dann zumeist von den Cannabinoiden. Diese sind nur in der Hanfpflanze zu finden. Sie kommen in unterschiedlichen Mustern und Verbindungen vor, pharmakologisch besonders interessant ist dabei das Delta-9-Tetrahydrocannabinol, kurz Delta-9-THC oder nur THC genannt. Es wirkt unter anderem antibiotisch, muskelentspannend, antiepileptisch, Brechreiz hemmend, stimmungsaufhellend, appetitanregend, fiebersenkend, augeninnendrucksenkend, bronchienerweiternd, beruhigend und schmerzstillend.

Erst 1964 entdeckten Forscher das Delta-9-THC und lösten damit einen wahren Forschungsboom rund um den Hanf aus.

Da die natürlichen Wirkstoffe verboten sind, hat man versucht, das THC synthetisch nachzubauen. Das Ergebnis ist ein Medikament, das unter anderem unter den Namen Marinol oder Nabilone angeboten wird. Es dient vorwiegend zur Appetitanregung und gegen Unwohlsein bei Aidspatienten, ist allerdings nicht frei von Nebenwirkungen.

Cannabidiol (CBD) hat keine psychotrope, also das Gehirn beeinflussende, Wirkung. Es verstärkt allerdings die beruhigenden und schmerzhemmenden Eigenschaften des THCs. Auch diese Substanz wirkt antiepileptisch, angstlösend, antibiotisch und augeninnendrucksenkend.

Die anderen Cannabinoide sind wissenschaftlich noch wenig erforscht. Es ist deshalb durchaus möglich, dass auch diese in der Zukunft medizinisch eingesetzt werden können. Von Cannabichromen weiß man, dass sie beruhigend und entzündungshemmend wirken. Cannabigerol ist antibiotisch und senkt ebenfalls einen erhöhten Augeninnendruck.

Hanfsamen und Hanföl – Gesundheit zum Essen

Hanfsamen und Hanföl sind heutzutage relativ unbekannte Nahrungsmittel. Zwar reicht auch ihre Tradition Jahrtausende zurück, doch die Rennaissance lässt noch auf sich warten. Hanföl ist ein sehr hochwertiges Speiseöl, das mit Walnuss- oder Haselnussöl vergleichbar ist. Es wird in der Regel kaltgepresst, um die wertvollen Inhaltsstoffe nicht zu schädigen. Hanfsamen und -öl sind reich an essenziellen Aminosäuren und essenziellen Fettsäuren. Sie wirken cholesterinsenkend und vorbeugend gegen Herz-Kreislauf-Erkrankungen. Mit Hanfsamenöl lassen sich zahlreiche Erkrankungen bessern – zum Beispiel Neurodermitis, rheumatoide Arthritis und diabetische Neuropathie, eine Spätfolge der Zuckerkrankheit. Hanfsamen und Hanföl enthalten keine oder nur verschwindend geringe Spuren von THC. Sie wirken auf ganz andere Weise gesundheitsfördernd.

In Hanfsamen findet man durchschnittlich 30 Prozent Fett, 25 Prozent Eiweiß und 30 Prozent Kohlenhydrate sowie einen hohen Anteil der B-Vitamine, Vitamin E, Kalzium, Magnesium, Kalium und Eisen. So wertvoll wie der Samen ist auch das Öl, das daraus gewonnen werden kann. Proteine und Fette reagieren allerdings sehr empfindlich auf Wärme und deshalb wird Hanföl zumeist in Kaltpressung hergestellt.

Das Besondere an Hanfsamen und -öl sind die ungesättigten Fettsäuren. Im Gegensatz zu den gesättigten Fettsäuren, die durch tierische Fette aufgenommen werden, sind die ungesättigten Fettsäuren sehr gesundheitsfördernd. Bei den ungesättigten Fettsäuren unterscheidet man wiederum essenzielle und nicht essenzielle Fettsäuren. Essenziell sind Fettsäuren, die nicht vom Körper selbst hergestellt werden können, die der Organismus allerdings zum reibungslosen Funktionieren braucht. Linolsäure und Alpha-Linolsäure gehören dazu und sind beide im Hanföl enthalten.

Zwar gibt es Pflanzenöle, die ebenfalls Linolsäure enthalten, doch das Hanföl bietet eine weitere Besonderheit. Aus Linolsäure bildet der Organismus eine weitere wichtige Fettsäure – die Gamma-Linolensäure. Diese kommt nur sehr selten in Pflanzen vor, die Ausnahme bilden Hanf, Nachtkerze und Borretsch. Bei Letzteren ist der Anteil relativ hoch, beim Hanf eher gering. Es gibt nun Menschen, bei denen der normale Umwandlungsprozess im Körper gestört ist, sie sind auf eine externe Zufuhr von Gamma-Linolensäure angewiesen. Aller-

Anandamide sind Botenstoffe, die der Körper selbst produziert. 1992 wurde entdeckt, dass Cannabinoide die Aufgaben dieser körpereigenen Substanzen imitieren können. Welchen medizinischen Nutzen das haben kann, weiß man noch nicht.

Hanföl enthält 51 % Linolsäure und 25 % Linolensäure.

Bei welchen Beschwerden und Erkrankungen die Wirkstoffe der Hanfsamen und des Hanföls zum Einsatz kommen, können Sie in den folgenden Kapiteln nachlesen.

dings schmecken Nachtkerzen- und Borretsch-Öle ausgesprochen bitter und werden deshalb nur in Kapselform angeboten. Nur Hanföl ist als Nahrungsmittel geeignet, das den Körper mit diesem wichtigen Stoff versorgen kann.

Was Hanf alles kann

Beim Hanf handelt es sich um ein wahres Allroundtalent unter den Heilpflanzen. Zwar kam nach dem Verbot die Forschung quasi zum Erliegen, doch selbst das wenige, was man weiß, ist geradezu atemberaubend. Hanf in seiner Gesamtheit hilft gegen schwere Erkrankungen ebenso wie bei leichten Befindlichkeitsstörungen. Cannabis steht in dem Ruf, sowohl antibakterielle als auch antivirale Eigenschaften zu besitzen. Es wirkt appetitanregend und Brechreiz hemmend, bronchienerweiternd ebenso wie antiepileptisch. Auch gegen Entzündungen kann man es einsetzen, es stillt Schmerzen und senkt das Fieber. Durch Cannabis wird man müde und schläfrig, aber gleichzeitig können sich auch die Stimmung aufhellen und die Gefühle intensivieren. Positiv sind auch die Faktoren, die sowohl das Tumorwachstum als auch den Gerinnungsfaktor positiv beeinflussen. Und das alles bei allgemein guter Verträglichkeit.

Die richtige Dosis – gar nicht so einfach

Die rechtliche Situation in Deutschland macht es momentan sehr schwierig, dieses Thema zu behandeln. Ärzte, die Cannabis für ein probates Mittel halten würden, dürfen es nicht verordnen. Deshalb bleiben derzeit folgende Behandlungsmöglichkeiten:

- Die Anwendung von NABILON (o. Ä.): Dieses synthetisch hergestellte Cannabinoid ist das einzig rezeptierbare Medikament, das zur Zeit auf dem deutschen Markt zur Verfügung steht. Es muss aber aus dem Ausland importiert werden.
- Im Rahmen von Forschungsvorhaben bekommen Patienten mit schwersten Erkrankungen synthetisches THC verabreicht.
- Es ist zwar verboten, aber es besteht die Möglichkeit, sich Haschisch oder Marihuana zur Selbsttherapie auf dem illegalen Drogenmarkt zu besorgen.

- In den Niederlanden gibt es Cannabinoid in Kapselform in der Apotheke.
- Der Anbau von THC-haltigem Hanf ist verboten, aber theoretisch möglich.

Die Behandlung mit natürlichen Cannabinoiden gestaltet sich also schwierig. Es bleibt für alle Schwerkranken zu hoffen, dass die Gesetzeslage bald in Bewegung gerät und dadurch ein legaler Einsatz dieses Naturheilmittels möglich ist.

Wie verwendet man dieses Heilmittel?

Eine Frage, die nur schwer zu beantworten ist, da die meisten Darreichungsformen momentan in Deutschland entweder verboten oder noch nicht einsatzbereit sind.

Innere Anwendung

Das Rauchen von Cannabispräparaten ist derzeit die gängigste Form der Darreichung. Die Wirkung tritt dabei innerhalb von fünf bis 15 Minuten ein. Das hat den Vorteil, dass man die Wirkung gut dosieren kann. Der Nachteil beim Rauchen ist die Belastung der Schleimhäute – Rauch enthält immer auch Krebs erregende Substanzen. Geraucht werden entweder Marihuana-Zigaretten – auch Joints genannt –, eine Pfeife oder Wasserpfeife. Wann immer möglich sollten Filter verwendet werden.

Man kann Cannabispräparate auch essen oder trinken. Die orale Aufnahme wird von den meisten Kranken bevorzugt, weil sie eine länger anhaltende Wirkung bei niedriger Dosierung erlaubt. Haschisch und Marihuana können in Backwaren integriert werden oder als Zusatz in Tees. Den höchsten Wirkungsgrad erzielt man bei Nahrungsmitteln, die nur kurzfristig erhitzt werden. Da Fett die Aufnahme des THCs verbessert, sollten die Getränke mit Sahne oder Butter verfeinert werden. Bei Gebäck sollte man darauf achten, dass sie ausreichend Fett enthalten. Problematisch ist die orale Aufnahme insofern, als dass die Wirkung zum Teil erst nach 30 Minuten bis zu zwei Stunden eintritt. Das verführt dazu, mehr aufzunehmen, als man braucht.

Rauchen oder Essen – was ist besser?

Beides hat Vor- und Nachteile. Beim Rauchen gelangt durchschnittlich

Die Natur imitieren, das scheint momentan der Ausweg aus dem Verbotsdilemma. Doch die synthetische Variante ist nicht frei von Nebenwirkungen.

Schwester Mary, eine Krankenschwester in Amerika, stellte 1974 für ihre Aidspatienten Plätzchen her, die Marihuana enthielten. Sie trotzte damit den strengen Gesetzen ihres Landes.

15 bis 20 Prozent des THCs der Zigarette in die Blutbahn. Beim Essen werden etwa sechs bis acht Prozent des THCs vom Magen-Darm-Trakt aufgenommen – bei der gleichzeitigen Einnahme von Fett kann dieser Wert auf zehn bis 20 Prozent erhöht werden.

Äußerliche Anwendung

Getrocknete Hanfblätter werden für eine äußerliche Anwendung zerrieben und mit Wasser zu einer breiigen Masse verrührt. Diese Paste kann man auf Furunkel, Karbunkel oder Hautgeschwüre auftragen. Die zerriebenen Blätter können darüber hinaus auch als Juckreiz stillendes und desinfizierendes Pulver aufgetragen werden.

Cannabis in der Homöopathie

In der Homöopathie wird ebenfalls mit Cannabis sativa gearbeitet. Der Urvater dieser Naturheilkunde, Samuel Hahnemann, beschäftigte sich seinerzeit sehr intensiv mit dem Hanf. Es gibt zwei unterschiedliche Homöopathika: Cannabis sativa wird aus dem THC-armen Hanf gewonnen und gegen vielerlei Beschwerden eingesetzt.

Cannabis indica wird aus dem THC-reichen Hanf gewonnen und nimmt unter den homöopathischen Mitteln eine Sonderstellung ein. Diese homöopathischen Mittel sind nicht in deutschen Apotheken erhältlich – sehr wohl aber in den Niederlanden oder Dänemark.

Hanföl – unglaublich wertvoll

Kaltgepresstes Hanföl kommt sowohl in der Küche als auch in der Kosmetik zum Einsatz. Es kann sowohl innerlich als auch äußerlich angewendet helfen.

- Regelmäßiger Genuss von Hanföl stärkt das Immunsystem, beugt Arterienverkalkung vor und stärkt Haut und Haare.
- Die äußerliche Anwendung von Hanföl ist gut bei Neurodermitis. Es eignet sich als Massageöl und in der Kosmetik vor allem zur Pflege bei trockener Haut.

Hanfsamen – sehr gesund

Hanfsamen sind reich an Vitaminen, Proteinen und Spurenelementen. Zerstoßene Hanfsamen können auch wie Mehl verarbeitet werden. Daraus ergeben sich in der Küche und in der Kosmetik zahlreiche Verwendungsmöglichkeiten. Hanfsamen sind, innerlich wie äußerlich angewendet, sehr gesund.

Hanfsamen stärken das Immunsystem und beugen Arterienverkalkung vor. Nach dem Essen eingenommen helfen sie gegen Blähungen und mit Milch aufgekocht ergeben sie ein gutes Hustenmittel.

Hanfsamen können, mit Milch oder Wasser aufgekocht, auch äußerlich angewendet werden. Mit lauwarmen Hanfsamen-Umschlägen lassen sich so Wundauflagen herstellen. In kalter Form hilft Hanfsamenbrei auch bei Sonnenbrand.

Wurzeln und Pflanzenstamm – die Volksmedizin schwört darauf

Wurzeln und Stamm der Hanfpflanze – ganz gleich welcher Gattung – enthalten kein THC. Dennoch schreibt die Volksmedizin beidem Heilkräfte zu. So kann man die zerstoßenen Wurzeln in viel Wasser aufkochen und den Sud trinken. Er lindert Kopfschmerzen und hemmt Entzündungen.

Der Stamm des Hanfes kann ebenfalls zu einem Sud abgekocht werden – daraus entsteht ein stark entwässerndes Mittel. Zur äußerlichen Anwendung wird aus den Wurzeln ein Brei gekocht. Kalt aufgelegt lindert er Schmerzen, die durch Zerrungen und Verstauchungen entstanden sind.

Alle Teile der Hanfpflanze lassen sich irgendwie medizinisch verwenden.

Die richtige Dosis

Problematisch ist im Zusammenhang mit Hanf immer die Dosierung des THCs. Dazu Hinweise zu geben, ist relativ schwierig und darf wiederum nur theoretisch verstanden werden. Die zu verwendende Tagesdosis liegt zwischen 0,1 und maximal zwei Gramm. Es gilt in erster Linie auszuprobieren, wie stark die Droge wirkt, da die Inhaltsstoffe von Produkt zu Produkt variieren, weil keine standardisierten Formen vorliegen.

Vorsicht und Bedacht sind also geboten. Ein marokkanisches Sprichwort sagt: „Kif (also Cannabis) ist wie Feuer: Mäßig erwärmt es, stark verbrennt es“ und bringt es somit auf den Punkt. Weniger ist besser. Wichtig ist auch zu bedenken, wie man Cannabis nimmt. Beim Rauchen hat man eine schnelle Wirkungskontrolle, beim Essen ist diese stark verzögert. Die jeweilige

Cannabis hat viele Namen: Gras, Shit, Pot, Bang, Charas, Dagga, Kif, Dianba, Liamba, Maconha und so weiter …

Wirkungsintensität hängt auch immer von der eigenen Tagesform ab. Außerdem: Nicht alle Krankheiten und Beschwerden brauchen die gleiche Dosis. Bislang liegen nur spärliche Erfahrungen vor. In der Regel benötigen Schwerstkranke mehr als andere Patienten.

Drogenzubereitung

THC-haltige Cannabisprodukte werden von der blühenden oder gerade verblühten Hanfpflanze gewonnen. Dabei wird der Harz, der auf Blättern und Blüten haftet, durch Abstreifen oder Abschneiden der Blätter und Blüten gesammelt. Je nachdem von welchem Pflanzenteil der Harz stammt, variiert der THC-Anteil. Daraus werden im Wesentlichen zwei Produkte hergestellt – „Haschisch" und „Marihuana".

Haschisch ist das arabische Wort für „Gras". In Bezug auf Hanf versteht man darunter allerdings eine harzhaltige Zubereitung, die in Plattenform angeboten wird. Diese ist oft mit Henna, Gewürzen und Sand gestreckt. Die unterschiedlichen Methoden der Gewinnung lassen auf die Herkunft schließen. Haschisch aus dem Mittelmeerraum ist grünlich oder rotbraun, Haschisch aus Asien eher schwarz. Der Begriff Marihuana wurde vom mexikanischen Wort „maranguanquo" abgeleitet. Das ist die Bezeichnung für eine rauschentwickelnde Pflanze. Auch Marihuana wird mit anderen Pflanzen gestreckt – zum Beispiel Tabak, Lavendel oder Oregano.

Haschisch enthält in der Regel mehr THC als Marihuana. Außerdem lassen sich im Haschisch mehr unerwünschte Stoffe „einbauen" – leider auch oft suchterzeugende Substanzen.

Zukunftsvisionen

Wenn man von den wenigen Präparaten absieht, die es heute schon mit THC in Kapselform gibt, sind die Darreichungsformen von Cannabis eher primitiv. Wären die Wirkstoffe erlaubt, dann könnte die Einnahme für die Patienten wesentlich erleichtert werden. Vorrangig ist dabei sicher die Herstellung von Augentropfen gegen Glaukom und die Aerosolform für Asthma-Patienten. Mit Zäpfchen und Injektionslösungen wurde bereits experimentiert. Doch solange sich die Gesetzeslage nicht ändert, bleiben solche Darreichungsformen noch Zukunftsmusik.

Risiken und Nebenwirkungen – was man wissen muss

Cannabis und Cannabinoide sind im Allgemeinen gut verträglich und haben nur geringe Nebenwirkungen. Gelegentlich kommt es zu Bindehautreizungen der Augen, trockenem Mund und Rachen, Kopfschmerzen und Herzfrequenzsteigerung. Selten sind Übelkeit, Erbrechen und Blutdruckabfall. Als unangenehmer werden die psychotropen Wirkungen empfunden, vor allem dann, wenn man noch keine Erfahrungen damit gemacht hat. Die Wirkung lässt sich schwer beschreiben und deshalb entsteht oft eine falsche Erwartungshaltung. Medizinisch relevant sind natürlich die Nebenwirkungen des Rauchens, die im Wesentlichen die Schleimhäute schädigen. Die aktive Teilnahme am Straßenverkehr und die Fähigkeit, Maschinen zu bedienen, kann stark eingeschränkt sein.

Beim Cannabisgenuss wird natürlich nicht nur ein einzelner medizinischer Effekt erzielt, sondern es wird ein Bündel von Reaktionen ausgelöst. Benutzt man es beispielsweise, um Migräneanfälle in den Griff zu bekommen, so wird unter Umständen gleichzeitig der Appetit angeregt. Wer ohnehin unter Gewichtsproblemen leidet, kann die appetitfördernde Wirkung als negativ empfinden.

Risiken – kein Allheilmittel für alle

Dass Hanfprodukte generell gut verträglich sind, bedeutet nicht, dass die Einnahme für bestimmte Personenkreise nicht doch risikoreich sein kann.

- **Schwangerschaft und Stillzeit:** Es gibt zwar keine Hinweise auf eine fruchtschädigende Wirkung oder auf Missbildungen beim Kind, doch in der Schwangerschaft sollte man auf den Cannabiskonsum verzichten. Das gilt auch für stillende Mütter, da Cannabinoide in der Muttermilch nachweisbar sind. Zwar werden Hanfprodukte teils in der Volksmedizin zur Erleichterung der Geburt verwendet, darauf sollte man jedoch nicht zurückgreifen.
- **Herzkranke:** Da die Herzfrequenz ansteigen kann, kommt es zu einem erhöhten Sauerstoffbe-

Heilpflanzen haben zumeist komplexe Wirkstoff-Kombinationen. Das bedeutet, sie lösen oft mehrere Effekte gleichzeitig aus.

Jeder Mensch reagiert anders auf Cannabis, deshalb kann man die psychotrope Wirkung so schwer beschreiben.

Wie die Psyche auf Cannabis reagieren kann

- *Die sinnliche Wahrnehmung wird intensiviert. Intellektuelle Fähigkeiten wie logisches, zielgerichtetes oder abstraktes Denken können beeinträchtigt werden. Man hat den Eindruck, schneller zu denken.*
- *Die Wahrnehmungsfähigkeit wird gesteigert und intensiviert. Man beobachtet fast mikroskopisch genau, bleibt aber immer auf dem Boden der Realität.*
- *Er werden keine neuen Fähigkeiten geweckt, sondern nur Eigenschaften gefördert, die latent vorhanden sind. Die Wahrnehmung wird nicht verzerrt oder künstlich erweitert.*
- *Wie Cannabinoide wirken, hängt stark von dem psychischen Zustand des Konsumenten ab.*

***Wichtig:** Das soll keine Verharmlosung der Drogen sein, sondern nur der Versuch einer Beschreibung.*

darf des Herzens. Für Koronarkranke ist das ein eindeutiger Risikofaktor.

- **Lungenkranke:** Zwar haben die Wirkstoffe des Cannabis einen eindeutigen bronchienerweiternden Effekt, Rauchen jedoch schädigt die Schleimhäute der Atemwege. Wenn, dann kommt also nur eine orale Aufnahme bzw. die in Aerosolform infrage.
- **Erkrankungen der Psyche:** Cannabis zeigt bei vielen psychischen Störungen gute Wirkung, bei schweren affektiven Störungen jedoch ist es kontraindiziert. Psychisch labile Patienten sollten beim Cannabiskonsum eher zurückhaltend sein.
- **Wechselwirkungen mit anderen Medikamenten:** Unter Cannabis kann es zu Wechselwirkungen mit anderen Arzneimitteln kommen. Die antiepileptische Wirkung von Diazepam, die hypokinetische Wirkung von Reserpin und die analgetische Wirkung der Opiate werden durch Delta-9-THC gesteigert. Auch Wirkstoffe wie Theophyllin und Physostigmin vertragen sich nicht mit Cannabinoiden. Auch

sollten Cannabisprodukte nicht zusammen mit Alkohol konsumiert werden.

Gewöhnungseffekt – Macht Hanf abhängig?

Laut Feststellung der WHO entsteht beim Genuss von Cannabis keine Abhängigkeit, so wie man sie von anderen Rauschmitteln her kennt. Von einer Sucht kann also nicht gesprochen werden, jedoch von gewissen Gewöhnungseffekten, die mit dem Weglassen der Substanzen wieder verschwinden. Bei Cannabis kommt es aber zu einer Toleranzentwicklung: Der Körper gewöhnt sich an die Substanz und reagiert nicht mehr so stark mit Nebenwirkungen oder Begleiterscheinungen darauf. Stimmungsveränderungen, Herzfrequenzsteigerung und die Beeinträchtigung der motorischen Fähigkeiten nehmen ab. Doch diese Veränderungen sind reversibel.

Was beim kontinuierlichen Cannabiskonsum allerdings beobachtet wurde, ist der „Rebound-Effekt". Das Wort kommt aus dem Englischen und bedeutet Rückschlag. In der Medizin beschreibt man damit die Verstärkung von Symptomen nach dem Absetzen eines Medikaments. Vorübergehend treten dann die alten Beschwerden wieder verstärkt auf. So kann es bei Patienten, die THC bekommen, um den Augeninnendruck zu senken, beim Absetzen nach längeren Gebrauch für einen kurzen Zeitraum zu einer Erhöhung des Augeninnendrucks kommen. Dieser ist jedoch minimal und kurzfristig.

Cannabis und Alkohol vertragen sich nicht. Sie können die Wirkungsweise gegenseitig verstärken.

Warnhinweise

- *Hanfprodukte, vor allem solche, die einen hohen Anteil von THC enthalten, sollten nie leichtfertig ausprobiert werden.*
- *THC-haltige Nahrungsmittel dürfen auf keinen Fall Unerfahrenen ohne deren ausdrückliche Einwilligung untergeschoben werden.*
- *Nach dem Genuss von THC-haltigen Nahrungsmitteln und -produkten sollte man nicht am Straßenverkehr teilnehmen.*
- *Schaden entsteht immer dann, wenn Missbrauch am Werk ist. Deshalb sollte man sich an die möglichst geringen Dosierungsangaben halten.*
- *Wie alle Medikamente sollten auch Cannabinoid für Kinder nicht zugänglich sein.*
- *Illegal verschafftes Cannabinoid kann mit anderen Substanzen, die eine Abhängigkeit erzeugen, vermischt sein.*
- *Der Einsatz von THC-reichen Cannabisprodukten ist verboten und deshalb strafbar.*

EINE HOFFNUNG FÜR DIE HOFFNUNGSLOSEN

In den meisten Kulturen hatte der Hanf einst als Heilmittel einen hohen Stellenwert. In Indien, China, dem Mittleren und Nahen Osten, Afrika und dem vorchristlichen Europa war er geschätzt und beliebt. Wäre sein Aufstieg Anfang dieses Jahrhunderts nicht so jäh gebremst worden, wüsste man heute bei weitem mehr über seine heilkräftige Wirkung. Ärzte und Juristen, die sich in der Arbeitsgemeinschaft „Cannabis als Medizin" zusammengefunden haben, fordern deshalb eine „Entmystifizierung" des Cannabis. Denn nur so könne ein realistisches Bild der Einsatzmöglichkeiten und Nebenwirkungen aufgezeigt werden. Die Drogenpolitik dürfe nicht länger die medizinische Anwendung blockieren.

Was im Cannabis alles steckt, ist noch lange nicht umfassend erforscht. Dr. Raphael Mecholam und seine Forscherkollegen kamen 1976 schon zu dem Schluss, dass im Falle einer Legalisierung unverzüglich zehn bis 20 Prozent aller verschreibungspflichtigen Medikamente ersetzt werden könnten. Langfristig scheint den Experten auch ein Anteil von rund 50 Prozent nicht utopisch – allerdings müssten dafür Forschungsprojekte sich auch mit Extrakten der Cannabispflanze beschäftigen.

Der Vorteil des Hanfes ist dort offensichtlich, wo sich mehrere Cannabiswirkungen ergänzen und subsummieren. Bei Aids beispielsweise leiden die Patienten unter Übelkeit und Erbrechen – Cannabis sorgt für einen besseren Appetit, eine rasche Gewichtszunahme, normalisiert die Darmtätigkeit und vertreibt noch dazu depressive Stimmungslagen.

Die „Arbeitsgemeinschaft Cannabis als Medizin" hat ihren Sitz in Köln.

Ein anderes Beispiel: Epileptikern bietet Cannabis sowohl antispastische Wirkung als auch antiataktische (also den Bewegungsablauf harmonisierende) Eigenschaften. Solch eine sinnvolle Kombination hat kein synthetisches Medikament.

Allen guten Argumenten zum Trotz ist die medizinische Anwendung derzeit blockiert. Es bleibt die Hoffnung, dass sich in Zukunft etwas ändert. Doch bis dahin ist es noch ein weiter Weg. Viele schwerstkranke Menschen können jedoch nicht so lange warten. Sie bauen jetzt und heute auf die Hilfe des Hanfes – manchmal finden sie auch verständnisvolle Ärzte, die ihnen dabei helfen.

Aids und Hanf – mit der Natur gegen die Geißel des 20. Jahrhunderts

Aids steht als Abkürzung für „Acquired Immune Deficiency Syndrome" – zu Deutsch „erworbenes Immundefekt-Syndrom". Erstmals wurde 1981 Aids als eigenständiges Krankheitsbild beschrieben. Dabei kommt es, durch einen Virus ausgelöst, zu einer extremen Schwächung des Immunsystems. 1983 wurde das dazugehörige HI-Virus entdeckt. Die Ansteckungsmöglichkeiten sind landläufig bekannt, was aber im Körper bei dieser Krankheit geschieht, wissen nur wenige. Der Immunschwäche-Virus verändert die Menge bestimmter weißer Blutkörperchen zueinander. Dadurch werden die körpereigenen Abwehrkräfte gegen Krankheiten immer schwächer, bis schließlich jede Infektion zur Schwerstkrankheit wird.

Man unterscheidet bei dieser Krankheit zwischen HIV-Infizierten und Aidskranken Patienten. Das heißt, wer das Virus im Blut hat, muss noch nicht daran erkrankt sein. Die Inkubationszeit kann bis zu zehn Jahre andauern. Trotz intensiver Forschung gibt es noch kein wirksames Gegenmittel gegen diese Krankheit.

Die Behandlung verläuft also symptomatisch. Das bedeutet, man versucht einerseits das Virus zu unterdrücken, Infektionen vorzubeugen und das Immunsystem zu stärken. Dabei kommen verschiedene Medikamente zum Einsatz – die meisten haben relativ hohe Nebenwirkungen. Ähnlich wie bei der Chemotherapie bei Krebspatienten gehören Übelkeit und Erbrechen, Abmagerung und Durchfälle mit dazu.

Der appetitanregende Effekt durch THC bei Aidspatienten konnte 1991 erstmals in einer amerikanischen Studie nachgewiesen werden. Schon eine geringe Dosis von 5 mg pro Tag genügten, dass die Patienten nicht weiter ab-, sondern sogar zunahmen. Diese Ergebnisse – und einige andere – führten 1995 dazu, dass das synthetische THC-Präparat „Marinol" auch für Aidspatienten zugelassen wurde.

Bei Aidspatienten kommt darüber hinaus die mehrfache Wirkung des THCs zum Tragen: Übelkeit und Erbrechen verschwinden, der Appetit wird angeregt und es kommt nicht zur Abmagerung. Darüber hinaus verschwinden Stress und Unruhe, gleichzeitig hellt sich die Stimmung auf und die Schmerzen verschwinden.

Aber auch die anderen Wirkstoffe des Hanfes erleichtern den Aidspatienten das Leben: Die im Hanföl und -samen enthaltenen Vitamine, Mineralstoffe, Proteine und Aminosäuren stärken das Immunsystem. Äußerliche Anwendung empfiehlt sich auch bei Hauterkrankungen, wie Abzessen und Furunkeln, unter denen auch von Aids Betroffene häufig leiden.

Die gängige Therapie von Aids wird von vielen Erkrankten als Tortur empfunden. Sie leiden unter der Krankheit ebenso wie unter den zahlreichen Nebenwirkungen.

Krebs – mit Hanf lassen sich Begleitsymptome lindern

Krebs ist immer noch eine niederschmetternde Diagnose. In den sechziger Jahren entwickelte man die erste wirkungsvolle Chemotherapie, mit der manchen Krebsarten Einhalt geboten werden kann. Im Wesentlichen werden dabei dem Körper Zellgifte zugeführt, die die Krebszellen abtöten sollen, aber auch gesunde Zellen angreifen. Heute weiß man um die zahlreichen Nebenwirkungen dieser Therapieform und versucht – durch parallel gegebene Medikamente – die Begleitsymptome einzudämmen. Leider gelingt das nicht immer und so muss die Therapie eingestellt oder zumindest die Dosis so reduziert werden, dass ein Erfolg zweifelhaft ist. 1975 wurde die erste Studie veröffentlicht, in dem THC als

Die Wirkungsvielfalt macht Cannabis für Krebspatienten zu einem besonders interessanten Mittel.

Wirkstoff zur Unterstützung der Chemotherapie eingesetzt wurde. Vom Erfolg dieser Untersuchung motiviert, wurde dieses Anwendungsgebiet gut erforscht. Eindeutig kann THC Krebspatienten über die belastenden Nebenwirkungen während der Chemotherapie hinweghelfen. Übelkeit und Brechreiz lassen sich eindämmen, noch dazu wird die Stimmung positiv beeinflusst. Üblicherweise kommen heute die synthetischen Formen des THCs zum Einsatz. Das Naturprodukt, im Gegensatz dazu, bietet wiederum die Wirkungsvielfalt – also auch die schmerzlindernde und entspannende Komponente.

Interessant in diesem Zusammenhang ist auch die offensichtliche Tumorwirksamkeit von Cannabis. In der Volksmedizin war das schon lange bekannt. Studien am Medical College of Virginia kamen zu dem Ergebnis, dass sich mit Cannabis Erfolge in der Eindämmung vieler gutartiger Tumoren und in der Bekämpfung bösartiger Krebsgeschwülste erzielen lassen.

Epilepsie nannte man früher im Volksmund auch „Fallsucht". Die Betroffenen erkannte man daran, dass sie einen Kopfschutz trugen.

Auch das Hanföl kann die Krebsbehandlung positiv unterstützen. Studien fanden heraus, dass Linolsäure das Absterben von Krebszellen beschleunigt und dass Gamma-Linolensäuren ein Enzym blockieren, das für die Metastasenbildung verantwortlich ist. Hanföl bietet also die Möglichkeit, die gewöhnlichen Therapieformen gut zu unterstützen.

Epilepsie – Hanf entkrampft

Die Epilepsie ist eine Krankheit, bei der die Betroffenen aus unterschiedlichen Gründen (zum Beispiel Gehirnverletzungen oder erbliche Veranlagung) Anfälle bekommen. Die Anfälle gehen häufig mit Krämpfen einher, die durch unterschiedliche Reize oder einfach durch den Körper selbst verursacht werden. Während eines Anfalls kommt es häufig zu Zuckungen des ganzen Körpers, röchelndem Atem und Bewusstlosigkeit. Die Anfälle kommen unverhofft und führen deshalb nicht selten dazu, dass sich die Patienten verletzen.

Früher gab es für diese Patienten nur wenige Medikamente, unter den Naturheilmitteln war deshalb Cannabis das Mittel der Wahl. Heute sind Antiepileptika auf dem Markt, die sehr effektiv wirken.

Trotzdem zeigt Cannabis bei zwei Dritteln aller Epilepsien eine positive Wirkung. Man kann sogar sagen, dass es bei vielen Formen der Epilepsie das beste Heilmittel ist, weil es nur geringe Nebenwirkungen hat. Psychoaktive Wirkstoffe des Cannabis, aber ebenso die anderen, zum Beispiel das nicht berauschende CBD, setzen die Krampfschwelle deutlich herab. Leider fehlen auf dem Gebiet der Epilepsie aktuelle Forschungen, sodass der Stellenwert des Cannabis bei dieser Erkrankung nicht eingeschätzt werden kann.

Glaukom – mit Hanf das Augenlicht retten

Glaukom ist der wissenschaftliche Ausdruck für den „grünen Star" – eine der gefährlichsten Augenerkrankungen und auch wichtigste Erblindungsursache heutzutage. Den grünen Star zu beschreiben ist nicht ganz einfach, denn die Tatsache, dass bei dieser Erkrankung der Augeninnendruck zu hoch ist, sagt dem Laien zunächst wenig. Was ist also der Augeninnendruck? Dazu muss man Folgendes wissen: Im Augeninneren ist ein gewisser Druck notwendig, damit das Auge seine Form behält. Andernfalls würde es – wie ein Fahrradschlauch, aus dem Luft entweicht – zusammenfallen und könnte seine Funktion nicht mehr erfüllen. Der notwendige Druck wird durch das Kammerwasser, einer glasklaren Flüssigkeit, die im vorderen Augenabschnitt zwischen Hirnhaut, Iris und Linse zirkuliert, erzeugt. Kammerwasser wird im Ziliarmuskel, der hinter der Iris liegt, gebildet. Durch ein fein entwickeltes Drainagesystem wird es zum Augen geleitet und nach einer gewissen Zeit auch wieder abtransportiert. Zwischen Produktion und Ableitung besteht im Normalfall ein ideales Gleichgewicht. Ist dieses gestört, weil zu viel Kammerwasser produziert oder zu wenig abgeleitet wird, erhöht sich der Augeninnendruck. Das ist die Ursache für ein Glaukom.

Das Fatale daran ist, dass es keine Beschwerden beziehungsweise Schmerzen macht, so wird der grüne Star oft eher zufällig diagnostiziert. Was die Betroffenen zumeist selbst nicht registrieren, ist, dass sich ihr Blickfeld immer weiter ein-

Diabetes mellitus zieht eine Reihe von Folgeerkrankungen nach sich. Eine davon ist die diabetische Neuropathie – ein Nervenleiden. Die diabetische Neuropathie lässt sich – das haben Studien bewiesen – durch die prophylaktische Anwendung von Hanföl (12 Gramm täglich) verhindern.

Das Glaukom wird im Volksmund „grüner Star" genannt. Das kommt daher, dass sich der Reflex der Linse im Verlauf der Krankheit grünlich färbt.

schränkt. Das kann schlussendlich zu einer Erblindung führen, wenn nicht durch Medikamente regulierend eingegriffen wird. Manchmal ist auch eine Operation notwendig.

Konventionelle Medikamente vermindern entweder die Produktion von Kammerwasser oder fördern den Abfluss. Cannabisprodukte tun beides: Sie drosseln einerseits die Neuproduktion von Kammerwasser, andererseits vergrößern sie die Abflussmenge um ein Zwei- bis Dreifaches. So lässt sich der Augeninnendruck oft um 50 Prozent senken. Hinzu kommt, dass Cannabis kaum Nebenwirkungen hat und Leber- und Nierenfunktion nicht negativ beeinflusst werden.

Infektionskrankheiten mit Hanf behandeln

Cannabis hat eindeutig antivirale und antibakterielle Eigenschaften. In der Volksmedizin findet es deshalb auch bei unterschiedlichen schweren Infektionskrankheiten Anwendung. Zum Beispiel bei …

- ***Hepatitis:*** *Die Gelbsucht behandelte man im 17. Jahrhundert mit einer Emulsion aus Hanföl und Hanfsud. In Tibet löst man Haschisch in Buttertee auf gegen diese Viruserkrankung. In der Homöopathie wird Cannabis sativa gegen einige Hepatitis-Varianten eingesetzt.*
- ***Malaria:*** *Indische und chinesische Ärzte verordnen ihren Patienten Haschisch zur Fiebersenkung.*
- ***Cholera:*** *Diese bakterielle Darmerkrankung lässt sich nicht mit Cannabis heilen, aber die Begleitsymptome wie Durchfall und Erbrechen können eingedämmt werden.*
- ***Tuberkulose:*** *In Kambodscha wird selbst Tuberkulose mit Marihuana-Rauch therapiert. Es weitet die Bronchien und regt den Appetit an.*
- ***Tripper:*** *Diese Geschlechtskrankheit behandeln indische Ärzte mit einem Pulver aus getrockneten Hanfblüten, die zum Tee aufgegossen werden. Selbst in der Homöopathie wird Cannabis sativa gegen Gonorrhö eingesetzt.*

Multiple Sklerose – Ursache unbekannt

Multiple Sklerose ist eine Nervenerkrankung mit noch unbekannter Ursache. Man vermutet heute, dass es sich um eine genetisch veranlagte, überschießende Reaktion des Immunsystems auf bestimmte Viren handelt. Nach einer längeren Inkubationszeit treten allerdings auch Autoimmunreaktionen auf.

Sie beginnt zumeist schleichend im Alter zwischen 20 und 40 Jahren. Die Symptome sind unspezifisch. Ein typisches Frühsymptom sind kurze, vorübergehende Sprach- und Gehstörungen. Blasen- und Darmentleerung sind gestört. Da oft auch der Sehnerv betroffen ist, kommt es zum so genannten Schleiersehen. Die Betroffenen haben das Gefühl, alles durch eine Milchglasscheibe zu betrachten. Zum anderen kommt es auch zu Missempfindungen und Kribbeln in den Extremitäten – was bis zur völligen Gefühllosigkeit führen kann. Spastische Lähmungen, Zittern und Muskelkrämpfe machen MS-Patienten das Leben schwer.

Multiple Sklerose hat unterschiedliche Verlaufsformen und deshalb ist die Therapie auch entsprechend individuell. 1989 und 1994 gab es Tierversuche, die die Wirkung des THCs bei multipler Sklerose untersuchten. Man fand dabei heraus, dass Cannabis durchaus in der Lage zu sein scheint, die Symptome zu mildern und eventuell auch die Ursachen zu bekämpfen.

Spastische Lähmungen können durch multiple Sklerose, aber auch bei Querschnittlähmung auftreten. Dabei kommt es zu unkontrollierten Muskelzuckungen, die die Betroffenen stark belasten. Auch in diesem Zusammenhang wurde THC getestet. Die Ergebnisse sind jedoch widersprüchlich. Nicht immer konnten durch Cannabisprodukte die Symptome unterdrückt werden.

Wenn die Schmerzen unerträglich sind …

Rund sechs Millionen Menschen in Deutschland leiden unter chronischen Schmerzen, etwa 500 000 davon gelten als Problempatienten, denen medikamentös nur unzureichend geholfen werden kann. Die

Autoimmunkrankheiten sind Erkrankungen, bei denen das Immunsystem Antikörper bildet, die gegen den eigenen Körper bzw. Organe gerichtet werden.

In der asiatischen Volksmedizin wird Cannabis bei den unterschiedlichsten Erkrankungen eingesetzt. Oft geht es darum, die Symptome zu lindern, seltener werden die Ursachen mit Hanf bekämpft.

Bei aller Heilkraft darf man nicht vergessen, dass Cannabis ein verbotenes Rauschmittel ist.

Palette der Schmerzmittel reicht vom der Acetylsalicylsäure (als Aspirin bekannt) bis zu starken Opioiden. Das Problem stellen zumeist Unverträglichkeiten, Nebenwirkungen und Risiken dar.

Schmerzen sind immer nur ein Symptom und können die unterschiedlichsten Ursachen haben. Oft ist es aber so, dass die Ursachen nicht beseitigt werden können und deshalb der Schmerz zum ständigen Begleiter wird. Viele Patienten suchen deshalb Alternativen, die ein möglichst beschwerdefreies Leben ermöglichen. THC-reiche Cannabisprodukte können eine solche Alternative sein – eine verbotene allerdings. Sie wirken nachweislich schmerzlindernd und haben beispielsweise für Krebs- oder Aidspatienten zusätzliche positive Nebeneffekte.

Urlaub von der Krankheit – Cannabis gehört für diese Schwerstkranken zu den kleinen Fluchten aus dem grauen Alltag.

Hanf wirkt auf die Seele

Für manche Menschen steht die psychotrope Wirkung des THCs bei Cannabisprodukten im Vordergrund. Sie erhoffen sich dadurch eine Flucht aus dem Alltag, ein Licht am Ende eines dunklen Tunnels. An diesem Punkt muss nochmals und eindrücklich darauf hingewiesen werden, dass THC-haltige Cannabisprodukte verboten sind und das sinnlose Experimentieren mit psycho-wirksamen Drogen kein harmloses Spiel ist. Bei allen Erkrankungen ist ärztlicher oder therapeutischer Rat unerlässlich.

Hanf hebt die Stimmung

Cannabis ist ein beliebtes Rauschmittel, weil die Konsumenten das Gefühl „high“ zu sein besonders genießen. Medizinisch lässt sich dieser Effekt insofern nutzen, dass viele schwerstkranke Menschen ab und an etwas Entlastung von dem körperlichen und seelischen Stress brauchen, den ihre Krankheit mit sich bringt. Mit quälenden Fragen und Vorwürfen plagen sie sich selbst und drehen sich so im Kreis, der keinen Ausweg zu haben scheint. Insofern könnte der Einsatz von THC-haltigem Cannabis Sinn machen, denn die vorübergehende Befreiung von den Erschwernissen der Krankheit macht den Blick vielleicht klarer für die eigene Situation und lässt Lebenskrisen unter Umständen bewältigbar erscheinen. Darüber hinaus ist Mut und Hoffnung ein hilfreicher Wegbegleiter bei der Bewältigung von körperlichen Krankheiten.

Depressionen – wenn die Seele Trauer trägt

Depressive Verstimmungen kennt jeder Mensch, Depressionen jedoch haben eine ganz andere Qualität. Das ist ein Tunnel ohne Licht, ein Sog ohne Entkommen. Wer in diesem Teufelskreis einmal gefangen ist, braucht dringend fachmännische Hilfe. Oft werden die Patienten mit stimmungsaufhellenden Medikamenten behandelt, um die Depression in den Griff zu bekommen. Es gibt inzwischen einige Antidepressiva, die aber allesamt mit hohen Nebenwirkungen belastet sind. Gegen depressive Stimmungslagen wird auch vielfach auf ein anderes pflanzliches Mittel zurückgegriffen. Das Johanniskraut hat in leichteren Fällen gute Wirkung gezeigt. Depressive Stimmungslagen ließen sich – wenn nicht verboten – auch gut mit Cannabisprodukten behandeln. In Indien gilt Haschisch als „Freudenspender" und „Beschwichtiger des Kummers". Medizinisch wirksam sind Cannabisprodukte eindeutig jedoch bei endogenen Depressionen – der schwersten Verlaufsform.

Hanf als Anti-Sucht-Mittel?

Die eine Sucht mit einem anderen Rauschmittel behandeln, das erscheint zunächst widersinnig. Bei näherer Betrachtung ist es das jedoch nicht, denn zwar lässt sich mit THC-haltigem Cannabis ein Rauschzustand herbeiführen, es entsteht jedoch keine Abhängigkeit. Die Erfahrungen bei der Behandlung von Alkohol- und Opiat-Abhängigkeit durch Cannabisprodukte ist schon mehr als hundert Jahre alt. Dabei dient Cannabis dazu, die Begleitsymptome des Entzugs zu mildern. Zwar erscheint auch der Rauschzustand den Betroffenen als angenehm, aber viel wichtiger ist – medizinisch betrachtet – die Unterdrückung der Entzugserscheinungen. Zittern und Unruhe verschwinden, das Verzichten auf die Droge fällt leichter.

Cannabis ist ein natürlicher Schlaf-Förderer, sodass andere Mittel nicht mehr gebraucht werden. Außerdem beruhigt es und sorgt für Entspannung in Stresssituationen.

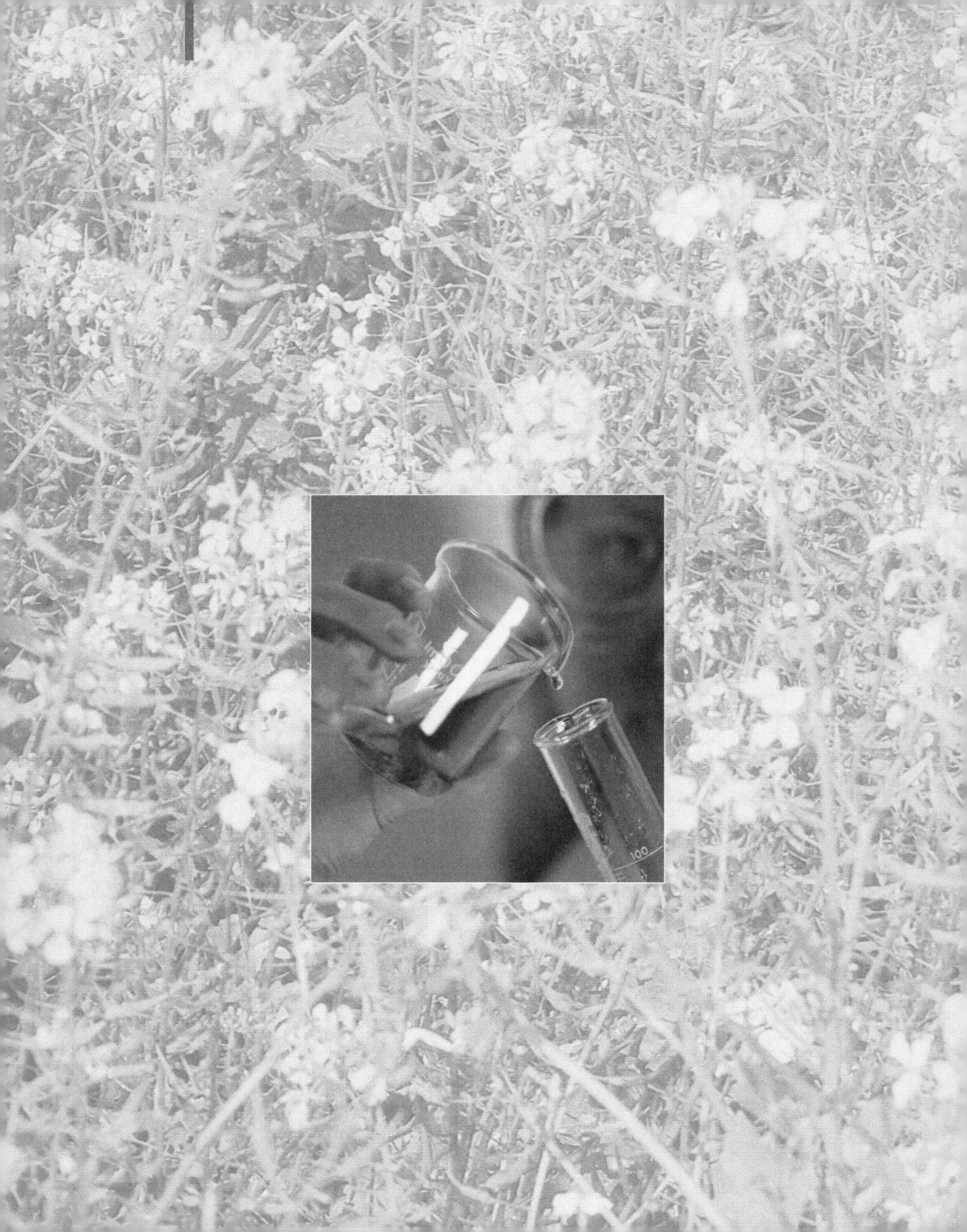
100

HANF IN DER MEDIZIN – MULTITALENT AUS DER NATUR

Hanf ist so vielseitig wie kaum eine andere Heilpflanze. Das Erstaunliche daran ist aber, dass fast alle seine Pflanzenteile in irgendeiner Form wirkungsvoll sind. Von der Blüte bis zur Wurzel steckt der Hanf voll heilkräftiger Substanzen.

Anorexie – Hunger bis zum Tod

Anorexie ist die wissenschaftliche Bezeichnung für krankhafte Appetitlosigkeit. Die andauernde Essverweigerung führt bei den Patienten teils zu lebensbedrohlichen Mangelerscheinungen. Bekannt ist die Anorexia nervosa, von der hauptsächlich Mädchen und Teenager betroffen sind. Sie hungern meist aus psychischen Gründen. Die resolute Nahrungsverweigerung führt zu einem dramatischen Gewichtsverlust, sodass manche Fälle sogar tödlich ausgehen. Zu lebensbedrohlicher Abmagerung kann es aber auch bei Aids- und Krebspatienten kommen. Als Appetitanreger hat sich Cannabis bestens bewährt, wie der Einsatz gerade bei Schwerstkranken und in der Chemotherapie zeigte. Darüber hinaus berichten die meisten Cannabiskonsumenten, dass Cannabis einen wahren Heißhunger auslöst.

Asthma – gefährliche Atemnot

An dieser Atemstörung leiden immer mehr Menschen. Asthma kann unterschiedliche Ursachen haben,

Der Einsatz bei Asthmapatienten wäre segensreich. Noch mangelt es an den idealen Darreichungsformen.

fast zwei Drittel sind allergiebedingt. Die Betroffenen haben dabei Probleme mit der Ausatmung. Diese ist bei einem Anfall von einem pfeifenden Geräusch begleitet. Da das Ausatmen immer schwerer fällt, bleibt immer mehr Sauerstoff in den Lungen – schließlich kann der Patient kaum noch etwas einatmen und dadurch wird eine bedrohliche Atemnot ausgelöst.

Die Anwendung von Hanfprodukten bei Asthma hat eine jahrtausendealte Tradition. Das Rauchen von Cannabis könnte über 80 Prozent der Betroffenen helfen. Vor dem Verbot von Hanfprodukten wurden sogar in den Apotheken so genannte Asthmazigaretten verkauft. Der THC-haltige Rauch wirkt bronchienerweiternd und damit ließe sich der Asthmaanfall stoppen. Das haben amerikanische Studien bewiesen.

Einziges Problem dabei: das Nikotin, das in den heute gebräuchlichen Marihuanazigaretten mitverwendet wird. Deshalb plädieren Experten für eine Cannabisvariante in Aerosolform. Zwar tritt dabei die Wirkung gegenüber anderen Asthmamitteln leicht verzögert ein, dafür hält sie länger an.

Psoriasis ist die wissenschaftliche Bezeichnung für Schuppenflechte.

Chronische Entzündungen in den Griff bekommen

Der menschliche Organismus produziert Stoffe, die dazu dienen, Entzündungen im Körper zu steuern und kontrollieren. Allerdings können zu viele dieser Substanzen schädigend wirken, vor allem wenn es sich um chronische Krankheitsbilder handelt. Verschiedene Untersuchungen haben gezeigt, dass N-3-Fettsäuren, wie sie beispielsweise im Hanföl enthalten sind, diese extreme Reaktion unterdrücken können und somit Erleichterung bringen.

Eine italienische Studie 1996 beschäftigte sich beispielsweise mit Morbus-Crohn-Patienten. Bei der „Crohn-Krankheit“ handelt es sich um eine Entzündung der Darminnenwand, hauptsächlich sind der Dünn- und Dickdarm davon Betroffen. Die Patienten leiden an dauerhaften Durchfällen, Fieber, Übelkeit und Gewichtsverlust. Die Behandlung der Crohn-Patienten bei dieser Studie mit etwa 13 Gramm Hanföl täglich zeigte eine deutliche Verbesserung der Entzündung.

Als weitere Anwendungbereiche von Hanföl im Zusammenhang mit chronischen Entzündungen wurden rheumatoide Arthritis (dazu später mehr in diesem Kapitel), Blasenentzündungen, Psoriasis und Colitis ulcerosa genannt.

Schnupfen, Husten, Fieber

Lästige grippale Infekte plagen viele Menschen vor allem in den Wintermonaten. Im alten China und in Indien wurde das Rauchen von Marihuana bei allen möglichen Erkältungssymptomen eingesetzt. Nachweislich wirkt Cannabis bronchienerweiternd, andere Wirkstoffe haben eine antibiotische Wirkkraft. Wer regelmäßig Hanföl zu sich nimmt, stärkt dadurch das Immunsystem.

- **Husten:** Cannabis ist ein ganz natürlicher Schleimlöser, der die Lungen von allerlei Sekret und Schadstoffen reinigt. Gegen trockenen Husten soll Milch mit aufgekochten Hanfsamen helfen. Auch im Tee haben die Samen den gleichen Effekt. Verboten hingegen ist das Inhalieren von THC-haltigen Cannabisprodukten, obwohl auch das bei Husten positiv wirkt.
- **Schnupfen:** Auch beim Schnupfen sind es die angeschwollenen Schleimhäute, die die Atmung behindern. Die verbotene Inhalation von Cannabisrauch könnte Erleichterung bringen.
- **Fieber:** Durch die Erhöhung der Körpertemperatur versucht der Körper mit den Krankheitserregern fertig zu werden. Insofern braucht Fieber keine Therapie. Allerdings können zu hohe Temperaturen den Körper auch über Gebühr schwächen. In Mexiko werden gezuckerte Hanfblüten in Alkohol eingelegt und als Fiebermittel eingenommen. Zur Fiebersenkung kann man auch Wadenwickel mit kalten Hanf-Wurzel-Sud bereiten.

Die Inhalation von THC-haltigem Cannabis senkt die Körpertemperatur automatisch und sorgt für erholsamen Schlaf – diese Anwendungsform ist allerdings nicht erlaubt.

Hauterkrankungen – wenn's juckt und kratzt

Erkrankungen und Entzündungen der Haut werden immer häufiger. So robust die Haut scheint, reagiert sie doch sehr sensibel auf äußere und innere Einflüsse. Die Folge sind

Krankheiten, die sich durch juckende, nässende und schmerzende Körperstellen zeigen. Hanf ist bei diesen Hauterkrankungen ein gutes Hausmittel.

- Die Volksmedizin weist vor allem den Hanfsamen als gutes Mittel gegen alle **Hautentzündungen** und **allergischen Reaktionen** aus. Aus Hanfsamen und zerstoßenen Hanfblättern lassen sich Wundauflagen herstellen, die den Juckreiz nehmen und die Wunden desinfizieren.
- **Nässende Ausschläge** wurden in Indien mit einem Pulver aus getrockneten Hanfblättern behandelt. Dieses hilft auch gegen Juckreiz.
- **Abszesse** werden in vielen Kulturen noch heute mit Breiauflagen aus Hanfsamen therapiert.
- **Furunkel** lassen sich ebenfalls mit einer oben beschriebenen Hanfsamen-Auflage behandeln.
- **Leichtere Verbrennungen**, beispielsweise auch Sonnenbrand, werden mit kühlen Hanfsamen-Breiauflagen gelindert. In manchen Ländern verwendet man auch frische, zerstoßene Hanfblätter, die auf die Hautstellen aufgelegt werden.

Schon in der Antike wusste man: Hanf hilft gegen Herpes.

- Zu einer besonders lästigen Hauterkrankung gehören die **Herpes-Infektionen.** Das Virus ist den meisten Menschen als Windpockenerreger oder als lästiges Lippenbläschen bekannt. Aber auch die gefährliche Gürtelrose hat ihren Auslöser in einem Herpeserreger. Amerikanische Forscher entdeckten ein Rezept der alten Römer wieder neu: eine Tinktur aus Hanfblättern und -blüten in Alkohol. Frische Hanfblätter, in Alkohol eingelegt und auf die betroffenen Hautpartien aufgetragen, können die Heilung beschleunigen. Bei jeder Gürtelrose muss man den Arzt konsultieren, aber schmerzlindernd wirkt eine Auflage aus Hanfsamenbrei.

Neurodermitis – Hilfe durch Hanföl

Immer mehr Menschen leiden unter Neurodermitis, einer allergischen Krankheit, die sich vor allem durch heftig juckende Hautausschläge in den Kniebeugen, an den Ellbogen und Handgelenken, am Haaransatz und im Gesicht zeigt. Man weiß noch nicht genau, welche Faktoren eine Neurodermitis auslösen. Lebensmittel scheinen ebenso wie psychische Faktoren eine Rolle zu spielen.

Hauptsymptom der Neurodermitis ist der quälende Juckreiz, besonders in der Nacht. Talg- und Schweißdrüsen von Neurodermitikern arbeiten auffallend träge, die Haut ist trocken. Essenzielle Fettsäuren regulieren den Wassergehalt der Haut und helfen gleichzeitig gegen Hautveränderungen, wie sie auch bei der Neurodermitis typisch sind.

Hanföl wird in der systematischen Behandlung sowohl äußerlich als auch innerlich eingesetzt. Neurodermitiker haben einen chronischen Mangel an essenziellen Fettsäuren. In einer Studie, die die Forscher Wright und Burton 1982 durchführten, konnten sie bei 30 Prozent der Neurodermitis-Patienten (bei einer täglichen Gabe von 12 mal zwei Teelöffeln Hanföl) signifikante Verbesserungen feststellen. Eine andere Studie testete den Einsatz an Kindern, die unter Neurodermitis litten. Sie bekamen 100 ml Hanföl täglich.

Auch diese Untersuchung zeigte erstaunliche Erfolge. Vor allem wies die Hanföl-Therapie keine Nebenwirkungen auf.

Herz-Kreislauf-Erkrankungen – mit Hanf positiv beeinflussen

Nicht in allen Regionen der Erde sind Herz-Kreislauf-Erkrankungen so weit verbreitet wie in den Zivilisationsländern. Das mag zum Großteil an der Ernährung liegen. In diesem Zusammenhang ist interessant, dass Hanföl auch in diesem Bereich äußerst hilfreich sein kann. Die im Öl enthaltenen Gamma-Linolensäuren senken nachweislich den Cholesterinspiegel des Blutes und beugen damit Arterienverkalkung vor. Forscher fanden heraus, dass bereits eine tägliche Gabe von 20 Gramm Hanföl den Cholesterinwert drastisch sinken lässt. Auch andere Untersuchungen, wie die von Lands aus dem Jahre 1984, kamen zu dem Schluss, dass N-3-Fettsäuren das Thromboserisiko senken. N-3-Fettsäuren werden in der Regel in Form von Fischöl-Kapseln verordnet. Aber auch das Hanföl enthält diese Substanzen. Die richtige Dosis liegt dabei bei rund 25 Gramm Hanföl täglich. Bemerkenswert auch eine Studie aus

Eine Ernährungsumstellung auf Hanföl kann Neurodermitis-Kranken ihr Leiden erleichtern.

Bislang wurden Fischöl-Kapseln bei Herz-Kreislauf-Erkrankungen eingesetzt, Hanföl hat den gleichen Effekt.

Frankreich (1994). Dabei wurde die Wirkung der Alpha-Linolensäuren (aus dem Hanföl) bei Herzinfarkt-Patienten getestet. Das Risiko eines erneuten Infarktes sank darauf bei den meisten ganz erheblich.

Alle Untersuchungen kamen zu dem gemeinsamen Schluss, dass allein der regelmäßige Einsatz von Hanföl bei der Nahrungszubereitung einen positiven Einfluss auf die Vorbeugung von Herz-Kreislauf-Erkrankungen hat. Im Gegensatz zum THC-haltigen Cannabis hat Hanföl keine Nebenwirkungen – auch nicht für die Risikogruppe der Herz-Kreislauf-Patienten.

Magen-Darm-Probleme – Hanf tut gut

Die Volksmedizin setzte Hanf als Mittel gegen alle möglichen Verdauungsbeschwerden ein.

Im Tierversuch konnte die Wirksamkeit von THC gegen Magengeschwüre bewiesen werden. Auch Gallenkoliken lassen sich durch Cannabis günstig beeinflussen. Übelkeit und Erbrechen sind ebenfalls traditionelle Einsatzgebiete der Cannabinoide. Allerdings ist die Anwendung verboten. Aber auch die Hanfsamen und das Hanföl tragen viel zu einem reibungslosen Verdauungsprozess bei:

- Bei allen möglichen Verdauungsbeschwerden hilft es, nach den Mahlzeiten Hanfsamen zu essen. Ein Brei aus zerstoßenen Hanfblättern als Leibwickel löst Magenkrämpfe.
- Vorbeugend gegen Völlegefühl und Magendrücken hilft die Zubereitung von Nahrungsmitteln mit Hanföl oder -samen.
- Hanfsamen sind auch sehr effektiv gegen Blähungen.
- Bei Durchfall löst ein Breiumschlag aus Hanfsamen schmerzhafte Darmkrämpfe.

Frauenleiden – ein Fall für den Hanf

Zwar gibt es zahlreiche historische Dokumente, die den Einsatz von Cannabis bei der Geburt belegen, aber darauf soll hier nicht eingegangen werden. Mögliche Risiken – und natürlich das Verbot der Substanz – stehen nicht dafür. Auch Menstruationsbeschwerden gehören zu dem klassischen Einsatzgebiet des Cannabinoids. Die schmerzlindernden und krampflösenden Eigenschaften kommen hier voll zum Tragen.

Interessanter ist allerdings der Einsatz von Hanfprodukten beim sogenannten „Prämenstrualen Syndrom", kurz PMS genannt. Darunter versteht man körperliche und psychische Veränderungen in den Tagen vor der Regelblutung. Kopf- und Rückenschmerzen, Spannungsgefühle in der Brust, Völlegefühl und Verdauungsbeschwerden, Hitzewallungen und Gewichtszunahme durch Wassereinlagerungen sind die typischen Begleiterscheinungen. Untersuchungen haben gezeigt, dass Frauen, die unter PMS leiden, auch eine Fettstoffwechselstörung haben. Die Fähigkeit, Linolsäure in Gamma-Linolensäure umzuwandeln, fehlt. In einer Untersuchung 1989 fanden Forscher heraus, dass schon eine tägliche Einnahme von drei Gramm Hanföl das Prämenstruale Syndrom positiv beeinflusst.

Migräne – das Messer im Kopf

Der schwere, oft halbseitige, Kopfschmerz kann Stunden oder auch Tage anhalten und macht die Betroffenen quasi handlungsunfähig. Brechreiz und Übelkeit, Lichtempfindlichkeit und teils neurologische Ausfälle kennzeichnen diese Krankheit. Cannabis erweitert die Arterien und entspannt gleichzeitig die Venen. Dieser Effekt führt dazu, dass Migräneanfälle durch den Einsatz von Cannabis schnell abklingen. Neben dem – verbotenen – Einsatz von THC-haltigem Cannabis können auch Auflagen mit Hanfwassertüchern den schmerzhaften Druck lindern.

Rheuma und Rückenschmerzen – Hanf entspannt

Eine hohe Wirksamkeit gegen rheumatoide Arthritis konnten Forscher beim Hanföl nachweisen. Bestimmte Fettsäuren, die darin enthalten sind, haben einen entzündungshemmenden und immunstimulierenden Effekt.

Tate und Kollegen forschten 1989 mit Gamma-Linolensäure. Sie konnten bei Arthritispatienten durch eine Gabe von 35 Gramm Hanföl täglich eine deutliche Verbesserung der Erkrankung feststellen. Studien aus dem Jahre 1993 untermauerten die Ergebnisse.

Ausfluss wurde im alten China mit Hanftee kuriert.

Auch die Volksmedizin hat Hinweise darauf, dass Hanf gut gegen allerlei Gelenkerkrankungen hilft. Man behandelte geschwollene Gelenke mit zerstoßenen, frischen Hanfblätter-Auflagen. Auch Breizubereitungen kamen dabei zum Einsatz.

Register zu Hanf